現場のナースや
技士が実際に困っ
た問題を質問！

エキスパートが
疑問・悩みを
スッキリ解決！

すべての回答に
エビデンスレベル
を掲載！

そこが知りたい

透析ケア
Q&A
第3版

― 透析現場からの質問 102 ―

●編集●

田部井　薫

南魚沼市民病院 透析センター長
自治医科大学 名誉教授

総合医学社

執筆者一覧

編集 **田部井　薫** 南魚沼市民病院透析センター長/自治医科大学　名誉教授

執筆者（掲載順）

Q1, 22, 79	**田部井　薫**	前掲
Q2, 18, 26, 67	**中里　優一**	友愛クリニック
Q3, 59, 73, 88	**青木　路子**	日本医科大学腎臓内科学教室／苑田第二病院
Q4, 7	**新倉　崇仁**	さいたま赤十字病院腎臓内科
Q4, 7, 66, 101, 102	**雨宮　守正**	さいたま赤十字病院腎臓内科
Q5, 33, 34, 56	**佐藤　順一**	調布東山病院透析センター
Q6, 30	**加藤　仁**	友愛クリニック
Q8, 15, 50, 86	**内田　隆行**	友愛みぬまクリニック
Q9, 14, 17	**安藤　勝信**	練馬光が丘病院医療技術部臨床工学室
Q10	**小藤　誠也**	自治医科大学附属さいたま医療センター透析科
Q11	**森野　諄紀**	自治医科大学附属さいたま医療センター腎臓内科
Q11, 35, 39, 65	**伊藤　聖学**	自治医科大学附属さいたま医療センター腎臓内科
Q12, 19, 38, 49	**山路　安義**	JCHO埼玉メディカルセンター腎臓内科
Q13, 48, 77, 93	**岡本日出数**	益子腎臓内科透析クリニック
Q15	**堀籠　啓太**	友愛みぬまクリニック
Q16, 40, 90, 97	**金森　成水**	やまぶきクリニック
Q20, 47, 68, 89	**川崎小百合**	さいたま つきの森クリニック
Q20, 47, 68, 89	**栗原　怜**	さいたま つきの森クリニック
Q21, 51, 69	**堀川　和裕**	偕翔会 豊島中央病院
Q23, 24, 57, 71	**植田裕一郎**	さいたまほのかクリニック
Q25, 63, 64, 85	**星野　太郎**	さいたま赤十字病院腎臓内科
Q27, 52, 55, 81	**賀来　佳男**	西東京中央総合病院腎臓内科/透析科
Q28, 36, 58	**大河原　晋**	自治医科大学附属さいたま医療センター腎臓内科
Q29, 37, 53, 91	**吉田　泉**	公立碓氷病院内科
Q31, 32, 82, 87	**鶴岡　昭久**	東葉クリニック 八日市場
Q35	**睦好　祐子**	自治医科大学附属さいたま医療センター腎臓内科
Q41, 42, 45, 46	**平井　啓之**	自治医科大学附属さいたま医療センター腎臓内科
Q43	**原　宏明**	埼玉県立循環器・呼吸器病センター腎臓内科
Q44, 60	**黒川　仁**	友愛日進クリニック
Q54, 61, 74, 80	**森　穂波**	JCHO さいたま北部医療センター腎臓内科
Q58, 83	**宮澤　晴久**	自治医科大学附属さいたま医療センター腎臓内科
Q59, 73	**葉山　修陽**	さいたま つきの森クリニック
Q62, 70, 75	**茂木さつき**	女子栄養大学
Q66	**稲村優芽佳**	東京慈恵会医科大学腎臓・高血圧内科
Q71	**小塚　陽子**	さいたまほのかクリニック
Q72, 100	**笠井　昭男**	南魚沼市民病院内科
Q76, 78	**金内　則子**	東都大学幕張ヒューマンケア学部理学療法学科
Q84	**進藤　充稔**	グリシナクリニック湘南台
Q92	**下山　正博**	友愛クリニック
Q94	**嶋田カオル**	南魚沼市民病院臨床工学人工透析科
Q95, 96	**塚田　祐子**	自治医科大学附属さいたま医療センター医療福祉相談室
Q95, 96	**大塚　智秋**	自治医科大学附属さいたま医療センター医療福祉相談室
Q98	**佐藤留美子**	南魚沼市民病院臨床工学人工透析科
Q99	**下山　博史**	友愛日進クリニック

はじめに

　現代の医療の中で，透析医療ほどチーム医療を必要としているものはないと考えています．すなわち，医師，看護師，臨床工学技士に加えて栄養士，薬剤師，医療相談士等が共同して一人の患者に向き合っているのが現状です．以前より，そのことに留意して，医師の考え方，思いを，援助してくれるスタッフに伝えるための勉強会を行ってきました．

　私が自治医科大学附属さいたま医療センターに赴任したのは1998年（平成10年）4月ですが，その翌年から「大宮地区透析療法勉強会」を開催し，周辺の透析施設の看護師，臨床工学技士を中心に勉強会を始めました．2015年（平成27年）3月の退官までに第99回になりました．

　『透析ケアQ&A』は，その勉強会に出席してくれた看護師，臨床工学技士から寄せられた質問に答えるための本として企画されました．第1版は，私の恩師であり，元日本腎臓財団理事長，浅野泰先生に監修をお願いし，元自治医科大学腎臓科教授の草野英二先生とともに編集を行い，自治医科大学腎臓科出身者を中心に回答をいただきました．2013年（平成25年）4月8日には，第2版を出版しました．回答者は，自治医科大学附属さいたま医療センターを中心に医療連携を行っている先生たちにお願いしました．それから，早11年が経過し，日本透析医学会からは様々なガイドラインが発表され，透析医療に対する考え方も変化してきています．

　そこで，今回第3版を出すこととしました．本来ならば新たな質問を募集して再度構成を考える方法もありましたが，あえて，第1・2版と同じ質問項目のままとして，回答者を変更することで，新しい本を目指すことにしました．一部は，現在私が勤務している，南魚沼市民病院のスタッフにもご協力いただきました．

　それぞれの質問に対する回答には，前回と同様，論文で明らかな証拠がある答え（エビデンスレベルⅠ），不十分だが支持する論文がある答え（エビデンスレベルⅡ），筆者の経験または意見である答え（エビデンスレベルⅢ）に分けて，それぞれの答えをどの程度信用してよいのかの指標となるようにしました．また，ワンポイントアドバイスも強調し，忙しいときには，答えとワンポイントアドバイスのみ読んでもらうだけでもよいように構成しました．

　最後に，今回の改訂では，質問が同じであるために，前回ご回答いただいた先生方の貴重な記載を，今回の回答者が参考にさせていただいていることが多く，著作権の問題が憂慮されますが，ご理解をいただきたいと存じます．

　本書が透析医療に携わるスタッフの日常臨床に少しでもお役に立てば幸いです．

2024年11月

田部井 薫

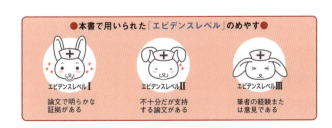

目　次

1章　腎臓の働きについて

Q　1　腎機能低下と腎臓におけるメサンギウム細胞の変化について教えてください ……………… 2

Q　2　腎不全になると腎臓組織はどうなるのでしょうか? ……………………………………… 5

Q　3　HD 導入後も尿量が保たれている人がいますが,なぜですか? ……………………………… 7

Q　4　長期透析患者では腎萎縮後の嚢胞ができるのは,なぜですか? ……………………………… 9

Q　5　長期透析患者で血圧が高い人がいますが,レニンとの関係について教えてください ………… 11

Q　6　残腎機能をなるべく維持させるためには,どうしたらよいのでしょうか? ………………… 13

Q　7　透析導入期の尿量減少について教えてください …………………………………………… 15

2章　透析療法の理論,実践について

Q　8　静脈圧,透析液圧,TMP の関係について教えてください ……………………………… 18

Q　9　液圧が透析中にマイナスになるのは,どんな場合ですか? ……………………………… 20

Q　10　ホルダーの高さやダイアライザーの形状が圧力に影響するのでしょうか? ……………… 23

Q　11　ダイアライザーはどのように選択したらよいのでしょうか? …………………………… 25

Q　12　ダイアライザーの膜の種類・違い,メリット・デメリット,対象者について教えてください ……… 27

Q　13　ダイアライザーの PVP 含有量における生体適合性について教えてください ……………… 29

Q　14　透析液の組成と浸透圧の関係は? ………………………………………………………… 31

Q　15　RO 水に含まれているエンドトキシンの基準値を教えてください ………………………… 35

Q　16　HDF(血液透析濾過)の適応は? ……………………………………………………… 37

Q　17　透析後半の血液濃縮はどのように解決したらよいでしょうか? ………………………… 39

Q　18　シャントを長く使用するためのシャント管理,治療について教えてください ……………… 42

Q　19　透析中のシャント肢の血管痛の原因は何ですか? またその改善方法はありますか? ……… 44

Q　20　ダブルルーメンカテーテルの長期使用について教えてください …………………………… 46

Q　21　低血圧のため除水ができずドライウエイト維持が困難な患者さんへの対応は? …………… 48

Q　22　透析中に血圧低下が頻繁に起こる患者さんで,除水を残して終わるべきか,判断に迷うとき,どうすれ
　　　 ばよいのですか? ……………………………………………………………………… 50

Q　23　穿刺時疼痛の解決策は? …………………………………………………………………… 54

Q　24　血圧と QB とは関連しないのでしょうか? ……………………………………………… 57

Q 25 Na 静注とリサーキュレーションについて教えてください ……………………………… 59

Q 26 HDF の置換量は何 L ほどで効果があるのでしょうか? ……………………………… 61

Q 27 維持透析と運動について教えてください ……………………………………………… 63

Q 28 除水と血圧は,どう関係しているのですか? ………………………………………… 66

Q 29 ヘパリン使用時の ACT での測定のタイミングと測定値の目安を教えてください ……… 68

Q 30 ECUM と HD, HF, HDF について教えてください. また, オキサロール® の適応は? ……… 70

Q 31 ECUM (イーカム) って何ですか? …………………………………………………… 73

3章　尿毒症について

Q 32 透析患者が透析を行わなかった場合, どのくらいで尿毒症になってしまうのでしょうか? ……… 76

Q 33 尿毒症の症状と注意点について教えてください ……………………………………… 78

4章　透析中の合併症について

Q 34 「つれ」への対応策は? ………………………………………………………………… 82

Q 35 血圧が下がると, どうして嘔気が出現するのですか? ……………………………… 84

Q 36 糖尿病性腎症の透析中の血圧コントロールについてよい方法がありましたら教えてください ……… 86

Q 37 血圧が 60〜80 mmHg と低血圧なのに, 平気なのはなぜですか? ………………… 88

Q 38 透析低血圧への対策を教えてください ………………………………………………… 90

Q 39 透析低血圧で薬を使う場合に注意することは何ですか? …………………………… 92

Q 40 透析中の不整脈への対応は? ………………………………………………………… 94

Q 41 心胸比が大きい場合, 考えられることは? …………………………………………… 96

Q 42 透析中の発熱で考えられる原因は? ………………………………………………… 98

Q 43 かゆみを改善する方法は? …………………………………………………………… 100

Q 44 色素沈着への有効な対策は? ………………………………………………………… 102

Q 45 透析低血圧治療薬「ドプス®」の効果的な服用法は? ……………………………… 104

Q 46 ビタミン D パルス療法って何ですか? ……………………………………………… 106

Q 47 高リン血症と高カルシウム血症が同時に起こる患者さんへの対応は? ………………… 108

Q 48 二次性副甲状腺機能亢進症の治療薬で生じる消化器症状の対策法は? ……………… 110

Q 49 フサン® やヘパリンが透析患者に与える影響は? …………………………………… 114

Q 50 透析開始直後の血圧低下はなぜ起こるのですか? …………………………………… 116

5章　透析患者の長期合併症について

Q 51　リクセル® の使用上の留意点について教えてください ……………………………… 120

Q 52　リクセル® で副作用が出た患者さんへの対応は？ ……………………………………… 122

Q 53　いったん沈着したアミロイドは，外科的方法以外では取れないのでしょうか？ …… 124

Q 54　透析アミロイドーシスを予防するにはどうしたらよいのでしょうか？ …………… 126

Q 55　プレドニン® が透析に及ぼす影響はありますか？ ……………………………………… 128

Q 56　いったん沈着した石灰化は取れないのでしょうか？ ………………………………… 130

Q 57　長期透析合併症で自律神経失調症との関連は何があるのでしょうか ……………… 132

Q 58　restless legs syndrome への対処方法で有効なことはありますか？ ……………… 134

Q 59　関節痛で苦しむ患者さんが多いのですが，どのように対処したらよいのでしょうか？ ……… 136

6章　透析看護で悩むこと

Q 60　透析医療，食事制限等でストレスを抱える患者さんへの対応は？ ………………… 140

Q 61　一人暮らしのお年寄りには，どのような援助が必要でしょうか？ ………………… 142

Q 62　体重増加の多い患者さんへの水分管理の上手な（怒らせないような）指導法はありますか？ ……… 145

Q 63　きっちりとした水分管理の指導は本当に必要なのでしょうか？ …………………… 147

Q 64　高齢者への食事指導で大切なことは何でしょうか？ ………………………………… 149

Q 65　体重増加量が多く，自己管理が難しい患者さんへの対応法を教えてください …… 151

Q 66　透析を拒否される患者さんに対して，どのような精神的アプローチをしたらよいのでしょうか？　153

Q 67　高齢者・認知症症状のある患者さんの透析導入に制限はあるのでしょうか？ …… 155

Q 68　高齢透析患者への精神的援助のコツ，下肢の引きつりの対策法を教えてください …… 157

Q 69　カリウム制限ができているのに，カリウム高値の患者さんへの対応は？ ………… 159

7章　透析患者の食事療法について

Q 70　透析患者には，どのような食生活が望ましいのでしょうか？ ……………………… 162

Q 71　食生活を変えていく動機づけを教えてください ……………………………………… 164

Q 72　明らかに高カリウム血症なのに，心電図上変化がみられないのはなぜですか？ … 166

Q 73　体重増加率の適正範囲は？ ……………………………………………………………… 168

Q 74　リン，カリウム摂取で気をつけることは何ですか？ ………………………………… 170

Q 75　上手な蛋白質の摂取方法は？ …………………………………………………………… 173

Q 76	糖尿病性腎症患者の食事療法について教えてください	175
Q 77	エネルギー補助食品について教えてください	177
Q 78	お酒はどの程度飲んでよいのでしょうか？	182

8章　透析患者の検査値の意味について

Q 79	検査値異常と臨床症状の関係を教えてください	186
Q 80	ドクターは，どの検査項目を重視してデータを読むのでしょうか？	189
Q 81	自覚症状のない，カリウム高値の患者さんへの対応は？	191
Q 82	リン，PTH および Ca（カルシウム）値による骨に対する値の見方を教えてください	193
Q 83	intact PTH 値はなぜ測定するのですか？ また PTx 治療を検討する基準はありますか？	195
Q 84	貧血の治療で，鉄剤はどのようなときに投与するのですか？	198
Q 85	貧血の検査データの見方，ESA の使用基準について教えてください	200
Q 86	透析後の TP 値が透析前より下がる場合，考えられることは？	202
Q 87	心疾患をもつ透析患者の hANP 値は？	204
Q 88	B 型肝炎について教えてください	206
Q 89	データを見て蛋白質の摂取量を算出する等，効率計算とか役立つ計算式を教えてください	208

9章　透析患者の生活指導について

Q 90	排便コントロールの方法を教えてください	212
Q 91	下剤を拒否される患者さんに対して，排便のコントロールはどのようにしたらよいですか？	214
Q 92	透析（HD）中の心負荷は，運動にするとどのくらいですか？	217
Q 93	長期透析・高齢・一人暮らし・認知症が進行している患者さんの服薬・投薬は，どのようにしたらよいですか？	219

10章　その他

Q 94	透析にかかる費用について教えてください	224
Q 95	透析患者が利用できる社会資源について教えてください	226
Q 96	通院に利用できるサービスについて教えてください	228
Q 97	透析施設のスタッフ数について，何か基準はあるのでしょうか？	230
Q 98	感染者の扱い（対応，消毒）について教えてください	232

Q 99　腎移植後の残存腎について教えてください ……………………………………………… 234

Q100　補体，サイトカイン，活性酸素種（ROS）についてくわしく教えてください ……… 236

Q101　スタッフの災害時の心得について教えてください ……………………………………… 238

Q102　コロナに関して ……………………………………………………………………………… 240

索　引 …………………………………………………………………………………………………… 243

本書の記載事項に関しましては，出版にあたる時点において最新の情報に基づくよう，編集者，執筆者ならびに出版社では最善の努力を払っております．しかしながら，医学・医療の進歩により，記載された内容が，すべての点において完全，正確であることを保証するものではありません．実際の使用に際しては，医薬品添付文書や機器・試薬の説明書などで確認のうえ，細心の注意を払われることをお願いいたします．医学・医療の進歩により，治療法，医薬品，検査などが本書の発行後に変更された場合，それに伴う不測の事故に対して，編集者，執筆者ならびに出版社はその責任を負いかねますのでご了承ください．

1章
腎臓の働きについて

1章 腎臓の働きについて

Q1 腎機能低下と腎臓におけるメサンギウム細胞の変化について教えてください

A メサンギウム細胞は，糸球体毛細血管の間にあり，糸球体濾過量の調節をしています．腎機能は，糸球体で濾過される水分量（糸球体濾過量）で表されますが，腎機能低下とメサンギウム細胞の障害は，関連はありますが，その変化は原因，腎機能の程度等により大きく異なります[1]．

エビデンスレベルⅠ

回答者 田部井 薫

1 腎臓の構造

- 腎臓は，動脈，糸球体，尿細管，静脈，間質細胞から成り立っています（図1）．

2 糸球体の構造

- 糸球体は，内皮細胞，基底膜，上皮細胞，メサンギウム細胞から成り立っています（図2）．

3 腎臓の機能

- 腎臓の機能は，**糸球体濾過量**（glomerular filtration rate：GFR）で表されます．正常では 120 mL/分ですが，これは，糸球体数が両腎で 200 万ですから，一つの糸球体の濾過量が 60 nL/分であることを意味します．

4 メサンギウム細胞とは

- メサンギウム細胞とは，腎小体，つまり糸球体に存在するもので，糸球体毛細血管をつなぎ合わせる細胞です（図3）．細胞の性質は，血管平滑筋細胞としての性質と**マクロファージ**としての性質をあわせもつものです．
- メサンギウム細胞は，糸球体毛細血管の間に存在しますが，その細胞は毛細血管をすっかり覆っています．その結果，メサンギウム細胞が収縮すると毛細血管の面積が減少し，濾過量が減少します．
- したがって，メサンギウム細胞は糸球体濾過量の微調整に関与しています．同時に，メサンギウム細胞に何らかの傷害が起こると，それを治癒させるための変化が起こります．

5 糸球体障害とは

- 糸球体障害には，内皮細胞，基底膜，上皮細胞，メサンギウム細胞のそれぞれの傷害があります．

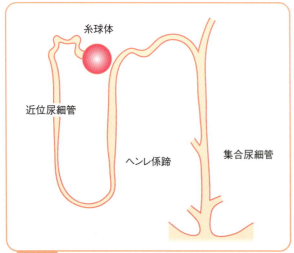

図1 腎臓の構造

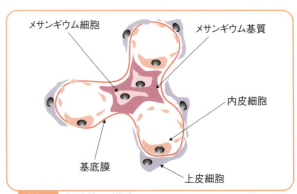

図2 糸球体の構造

1 腎臓の働きについて

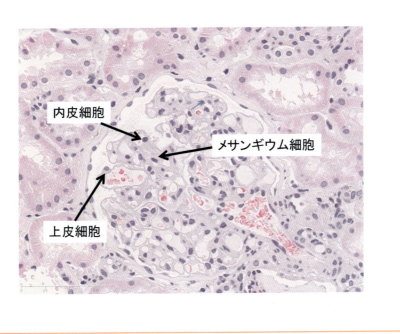

図3 メサンギウム細胞
〔写真提供：自治医科大学附属さいたま医療センター病理部　山田茂樹先生〕

原疾患	尿蛋白区分		A1	A2	A3
糖尿関連腎臓病	尿アルブミン定量 (mg/日) 尿アルブミン/Cr比 (mg/gCr)		正常 30未満	微量アルブミン尿 30〜299	顕性アルブミン尿 300以上
高血圧性腎硬化症 腎炎 多発性嚢胞腎 移植腎 不明 その他	尿蛋白定量 (g/日) 尿蛋白/Cr比 (g/gCr)		正常 0.15未満	軽度蛋白尿 0.15〜0.49	高度蛋白尿 0.50以上
GFR区分 (mL/分/1.73 m²)	G1	正常または高値	≧90		
	G2	正常または軽度低下	60〜89		
	G3a	軽度〜中等度低下	45〜59		
	G3b	中等度〜高度低下	30〜44		
	G4	高度低下	15〜29		
	G5	高度低下〜末期腎不全	<15		

重症度のステージはGFR区分と尿蛋白区分をあわせて評価する．
重症度は原疾患・GFR区分・尿蛋白区分をあわせたステージにより評価する．CKDの重症度は死亡，末期腎不全，CVD発症のリスクを緑のステージを基準に，黄・オレンジ・赤の順にステージが上昇するほどリスクは上昇する．

図4 CKD分類
（日本腎臓学会 編：CKD診療ガイド2024．東京医学社，p8，2024より引用）

- **内皮細胞傷害**は，高血圧，糸球体高血圧，急性糸球体腎炎，溶血性尿毒症症候群（hemolytic-uremic syndrome：HUS）等により発生します．
- **基底膜の傷害**は，菲薄基底膜症（thin basement membrane disease），膜性腎症等があります．
- **上皮細胞の傷害**は，微小変化型ネフローゼ症候群によりますが，どのような原因でも蛋白尿があると結果的に上皮細胞が傷害されます．
- **メサンギウム細胞の傷害**は，いわゆるメサンギウム増殖性腎炎により傷害されます．

6 腎機能低下とは

- 腎機能低下とは，糸球体濾過量が低下することを意味します．しかし，単一糸球体濾過量は正常では60 nL/分ですが，他の糸球体が傷害されると，腎機能を保持するために代償機構を発揮して単一糸球体濾過率が120～180 nL/分まで上昇します．ですから，子どもが腎臓病であるために親が腎臓を提供した場合，残った腎臓一つでも腎機能はほとんど変化しません．これは，残った100万個の糸球体が2倍働けばよいわけです．ですから，糸球体濾過量が正常でも糸球体は傷害されて硬化に陥っている可能性があります．
- 高血圧もなく腎臓病もない正常人では，50歳以降加齢により糸球体濾過量は1 mL/分/年の速度で低下するといわれています．90歳では80 mL/分になるわけです．しかし，もし腎生検をして糸球体を観察すると半分以上が硬化していることになります．また，50歳であっても糸球体硬化はすでに多数存在しています．つまり，25歳以降は，加齢に伴い糸球体硬化は確実に進行し，代償機構が破綻すると腎機能が低下したと認識されるようになります．

7 CKD（慢性腎臓病）という概念

- 上述したように，腎機能は正常にみえても腎臓が障害されていることがあります．近年，腎機能の低下や尿蛋白の存在が，心血管疾患の死亡率と強い関係があることがわかり，**CKD**（chronic kidney disease：**慢性腎臓病**）という概念が提唱されています．
- CKDとは，腎臓の障害（蛋白尿など），もしくはGFR（糸球体濾過量）60 mL/分/1.73 m² 未満の腎機能低下が3ヵ月以上持続するものと定義されています．
- 腎機能の評価法としては，推算GFR（eGFR）が提唱されています．

  〈男性の場合〉

  eGFR creat(mL/分/1.73 m²) = $194 \times Cr^{-1.094} \times$ 年齢$^{-0.287}$

  〈女性の場合〉

  eGFR creat(mL/分/1.73 m²) = $194 \times Cr^{-1.094} \times$ 年齢$^{-0.287} \times 0.739$

- しかし，るいそうまたは下肢切断者などの筋肉量の極端に少ない場合には，血清クレアチニン値が必ずしも正確な腎機能を表さない場合があり，その場合には，血清シスタチンC（eGFR cyc）の推算式が推奨されています．

  〈男性の場合〉

  eGFR cys(mL/分/1.73 m²) = $104 \times Cys-C^{-1.019} \times 0.996^{年齢} - 8$

  〈女性の場合〉

  eGFR cys(mL/分/1.73 m²) = $104 \times Cys-C^{-1.019} \times 0.996^{年齢} \times 0.928 - 8$

- 「エビデンスに基づくCKD診療ガイドライン2023」では，CKDの重症度分類に，CGA分類を提唱しています．
- **CGA分類**とは，原因（Cause：C），腎機能（GFR：G），蛋白尿（アルブミン尿：A）による評価で，糖尿病と非糖尿病で2群，尿蛋白，アルブミン尿で3群，GFRで6群に分ける方法です（**図4**）[2]．

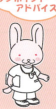

ワンポイントアドバイス
高血圧もなく腎臓病もない正常人でも，50歳以降は加齢により糸球体濾過量は1 mL/分/年の速度で低下します．糸球体硬化は，腎炎がなくても加齢により起こります．動脈硬化では蛋白，血尿がなくても腎機能が進行性に低下します．腎機能と尿蛋白は動脈硬化の指標になります．

参考文献

1) 日本腎臓学会 編：エビデンスに基づくCKD診療ガイドライン2023. 東京医学社, p3, 2023
2) 下条文武 他監：ダイナミック・メディシン6. 西村書店, 2003

1章 腎臓の働きについて

Q2 腎不全になると腎臓組織はどうなるのでしょうか？

糖尿病性腎症，慢性腎炎，腎硬化症，膠原病等による腎障害，囊胞腎等で腎不全になったとき，腎臓の組織はどのようになっているのか違いを教えてください．

> A 慢性の腎臓病が進行すると，糸球体の構造が失われ，尿細管の萎縮脱落，間質の線維化等が起き，腎臓の体液調節機能と老廃物の排泄機能が損なわれます．この過程で多くの場合は腎臓が萎縮してきますが，糖尿病性腎症では萎縮が目立たず，多発性囊胞腎では逆に腎臓の腫大が起きます．

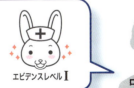
エビデンスレベル I

回答者
中里優一

1 腎不全の原因

- 2022年末現在，透析導入の原因となる疾患の1位は糖尿病性腎症で38.7％，2位は腎硬化症で18.7％，3位は慢性糸球体腎炎14.0％です．以後，**多発性囊胞腎，急速進行性糸球体腎炎，慢性腎盂腎炎・間質性腎炎，自己免疫性疾患に伴う腎炎**，と続きます[1]．

2 腎障害に伴い起きる変化

- 炎症や循環障害により機能しているネフロン数が減少すると，残存ネフロンの糸球体と尿細管の**代償性肥大**が起き，単一ネフロン当たりのGFR増加や尿細管での分泌・再吸収増加等により，数の減少を補おうとします．このため尿量・Na/K排泄能は末期まで維持されますが，体液組成の急な変動に対する調節能（尿濃縮・希釈やNa/K調節）は低下します．
- 腎不全が進むと尿中へのP排泄が低下し，**CaとPの代謝異常**が起き，末期ではNaとKの尿への排泄が低下し，しばしば**体液量過剰や高K血症**が起きます（図1）．
- 肉眼的には，腎臓の表面が顆粒状となり，さらに腎臓全体の**萎縮**が起きてきます．ただし，多発性囊胞腎の場合には囊胞の増大により腎臓のサイズは大きくなり，糖尿病性腎症では腎臓の萎縮が遅れ，透析導入時にも萎縮が明らかでない場合があります．

3 腎機能障害時の組織像

- 障害の非常に進んだ腎臓（**終末腎**）では，共通した変化が認められます．糸球体では基質の増加・毛細血管の虚脱が進み，**硝子化**した糸球体が多くなります．尿細管は**萎縮性変化**が強く，管腔の萎縮または拡張を伴い，周囲の間質には**線維化と慢性炎症細胞浸潤，シュウ酸塩の沈着**がみられます．また，**動脈硬化性の変化**がしばしば観察されます[2]（図2）．

a）糖尿病性腎症

- 早期には糸球体の肥大が起き，その後糸球体基底膜の肥厚とメサンギウム基質の増加が起きます．糖尿病性糸球体硬化症として特徴的な**びまん性病変**と**結節性病変**（Kimmelstiel-Wilson結節）が生じ，さらに進行すると硝子化糸球体となります．糖尿病腎症の病期は，eGFR≧30 mL/分/1.73 m² ではアルブミン尿の程度により第1～3期に分類され，eGFR<30ではアルブミン尿の程度に関わらず第4期（GFR高度低下・末期腎不全期）と分類されます[3]．この第4期では，結節性病変，全節性糸球体硬化/虚脱・虚血性糸球体硬化，間質線維化・尿細管萎縮，間質の細胞浸潤が第1～3期と較べ高頻度でみられることが報告されています[4]．

b）慢性糸球体腎炎

- 糸球体腎炎の組織型に応じた特徴は，腎障害が進行しても部分的に認められますが，ボーマン囊の癒着，糸球体硬化，尿細管萎縮，間質の線維化が進むと，原疾患の推定は難しくなります．

c）腎硬化症

- 小動脈～細動脈の動脈硬化性病変による血管狭窄により，虚血性の変化が現れます．輸入細動脈の硝子様硬化が特徴的で，糸球体基底膜の蛇行と肥厚，係蹄の虚脱，ボーマン囊壁の線維化，尿細管の萎縮・消失がみられます．

d）多発性嚢胞腎

- 多数の嚢胞が両腎に生じ，次第に増加・増大します．その結果，正常のネフロンが圧排され，さらに線維化して腎機能が低下します．

e）慢性腎盂腎炎

- 間質に，リンパ球・形質細胞の浸潤と線維化，尿細管の萎縮・消失が起きます．糸球体周囲の線維化が進むと，巣状分節性の糸球体硬化や糸球体脱落等がみられます．

f）急速進行性糸球体腎炎

- **糸球体壊死**と**半月体形成**が特徴的で，初期にみられる細胞性半月体は基底膜様物質と膠原線維が加わり，線維性半月体となります．

g）SLE腎症

- 様々な組織所見を示し，INS/RPS分類で6病型に分けられています．このうちⅥ型（糸球体硬化型）はⅢ～Ⅴ型のループス腎炎が進展したものと考えられています．

4 後天性嚢胞性腎疾患（ARCD）

- 原疾患に関わらず，慢性腎不全状態が長期間続いた後に，萎縮した腎臓からしばしば嚢胞が発生します．特に長期透析患者に高頻度でみられ，稀に腎がんを合併することがあります．

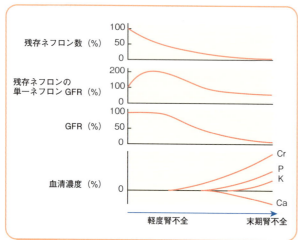

図1　慢性腎不全進行に伴う異常

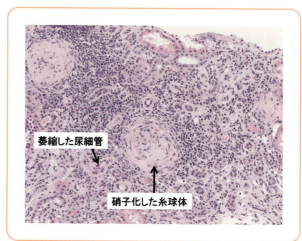

図2　荒廃した腎臓の組織
（Q1の正常組織と比べてください）
〔写真提供：自治医科大学附属さいたま医療センター病理部　山田茂樹先生〕

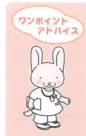

ワンポイントアドバイス

慢性腎臓病では，早期に診断して原病に対する治療を行うこと，そして病期が進むにつれ現れてくる いろいろな代謝異常に対応することが重要です．

参考文献

1) 日本透析医学会：わが国の慢性透析療法の現況（2022年12月31日現在）．透析会誌 56（12）：473-536, 2023
2) 日本腎臓学会・日本病理協会 編：腎生検病理アトラス．東京医学社，2010
3) 糖尿病性腎症合同委員会・糖尿病性腎症病期分類改訂ワーキンググループ：糖尿病性腎症病期分類2023の策定．日腎会誌 65（7）：847-856, 2023
4) Furuichi K et al：Clinicopathological analysis of biopsy-proven diabetic nephropathy based on the Japanese classification of diabetic nephropathy. Clin Exp Nephrol 22：570-582, 2018

1章 腎臓の働きについて

Q3 HD導入後も尿量が保たれている人がいますが、なぜですか？

一般的には透析導入後に一定期間がたつと次第に尿量が減少し、最終的には無尿となります。透析導入後の尿量に関しては残存腎機能の程度によって大きく異なります。個人差が大きいですが、早い人では導入数ヵ月後、遅い人でも5〜7年後には無尿になります。

 エビデンスレベルⅠ

 回答者 青木路子

1 尿の生成

- 腎臓の主な機能の一つは尿の生成です。尿の生成に関わる腎臓の基本的機能は、糸球体での濾過と尿細管での再吸収・尿細管への分泌となります。糸球体はおよそ0.1 mmほどの大きさで、一つの腎臓に約100万個の糸球体があります。また腎臓には心拍出量の約20％の血液が流入し、糸球体で血液中の老廃物や塩分等が濾過され、尿として体外に排出されています。濾過された尿（原尿）は健常な人では1日に約150 Lにもなりますが、実際の尿はおよそ1.5 L/日程度ですので、99％は尿細管で再吸収されていることになります。糸球体で濾過された原尿には、老廃物以外にアミノ酸やブドウ糖等の栄養素、ナトリウムやカリウム等様々なミネラルも含まれています。

2 尿の濃縮

- 原尿には、老廃物以外に、アミノ酸やブドウ糖等の栄養素や、塩分やカリウム等様々なミネラルも含まれており、糸球体で濾過された原尿は尿細管で再吸収されます。身体にとって必要な成分を再吸収し、体内の水分量や電解質・pHなどを一定に保つためです。一方で、抗がん剤や抗生物質等の薬物は尿細管を通して体外に排泄（分泌）されるため、尿細管機能障害の原因になる場合もあります。
- 腎髄質において対向流系が形成されており、この対向流系によって水の再吸収と尿の濃縮が行われています。髄質にナトリウムと尿素が高濃度に蓄積することで体液のおよそ5倍の浸透圧勾配が形成されており、この高浸透圧によって水が再吸収され、尿が濃縮されています。

表1 腹膜透析治療の利点と欠点

利点	欠点
①残存腎機能の維持 ②心血管系に対する負荷と循環動態の安定性 ③B型肝炎やC型肝炎等の感染症の合併が少ない ④カリウム等の食事制限が緩やかにできる ⑤透析中の不均衡症候群や血圧低下がない ⑥シャントや抗凝固薬を必要としない ⑦通院回数が少なく社会復帰しやすい	①長期PDに伴う腹膜劣化とEPSの発症 ②小分子物質の除去率が悪い ③蛋白質やアミノ酸の喪失 ④自己管理と衛生手技・介助者が必要 ⑤糖の吸収による糖尿病の悪化 ⑥長期継続が困難 ⑦残存腎機能が消失すると透析不足に陥る

3 残存腎機能

- 腎機能が低下し，老廃物の排泄能力が低下すると尿毒症となり，透析が必要となります．一般的には通常の10％以下になると透析が必要になります．これは機能する糸球体の数が減少することにより起こります．しかし，尿量は通常では150 L/日も産生されており，糸球体数が10％になっても原尿は15 L/日も産生されています．さらに腎機能が1％になっても原尿は1.5 L/日も産生されますので，わずかでも糸球体が残存していれば，ある程度の尿が出ることになります．

4 血液透析と腹膜透析

- 残腎機能は透析患者さんにとって，生命予後およびQOL維持に関連する重要な指標であり，尿量はこの残腎機能の一つと考えられています[1,2]．透析治療を受ける患者さんの腎臓は，尿の生成や濃縮に関する機能が低下していますが，透析導入時の患者さんの残腎機能には個人差があります．透析導入期に自尿が保たれている場合もありますが，一般的には血液透析が開始されると尿量は次第に減少し，約6年後にはほとんどの患者さんが100 mL/日以下に至ります[3]．一方で腹膜透析は，腹腔内に透析液を貯留しゆっくりと時間をかけて行う透析治療法で，血液透析と比べると溶質や水分除去が緩徐かつ持続的に行うことができるため，透析開始後の残腎機能をより良好に長期的に保つことができると考えられます（表1）．

- 残腎機能が失われる原因の一つに，短期間に大量除水を行うことが挙げられます．具体的には高度な溢水状態のため緊急透析導入が必要な場合や，透析導入後の安定期において，水分や塩分摂取量が多く透析間体重増加の多い場合，短時間で大量除水を行うため早期に尿量が減少する傾向にあります[4]．残腎機能をできるだけ長く保つためには，透析間の体重増加を抑える必要があり，患者さんに対して水分制限や食事指導等行うことも重要です．

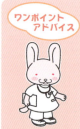

ワンポイントアドバイス
残腎機能を保つためには，毎回の透析で除水量が多くならないようにすることが重要です．透析間の体重増加の目安としては，1日空きでDWの3％，2日空きでDWの5％となっています．

参考文献

1) 西　慎一：透析患者における残腎機能の重要性．Pharma Medica 37（6）：63-66, 2019
2) Okazaki M et al：Residual kidney function and cause-specific mortality among incident hemodialysis patients. Kidney International Reports 8（10）：1989-2000, 2023
3) 大平整爾 他：透析療法開始後の尿量．透析会誌 23（11）：1275-1279, 1990
4) 岡田知也 他：維持血液透析患者における残腎機能低下の関連因子に関する検討．透析会誌 47（10）：629-636, 2014

1章 腎臓の働きについて

Q4 長期透析患者では腎萎縮後の嚢胞ができるのは、なぜですか？

A 詳細な病因は不明です．しかし，嚢胞は透析導入以前から形成されている場合もあり，透析期間が長くなるほど増加する傾向にあります．透析歴が10年を超えると90％の患者さんに嚢胞を認めるといわれています．また腎移植を受け，尿毒症が改善すると，嚢胞は退縮することがわかっており，何らかの尿毒症性物質やその代謝物が，病因に関与していると考えられています．

エビデンスレベルⅠ

回答者
新倉崇仁
雨宮守正

1 多嚢胞化萎縮腎とその特徴

- 両側の萎縮腎に後天性の嚢胞が多発した状態を多嚢胞化萎縮腎といいます．一般に，①常染色体顕性多発性嚢胞腎や結節性硬化症等の遺伝性嚢胞性腎疾患がないこと，②両側腎に嚢胞があり，一側の腎に3個以上の嚢胞を認めることが定義として用いられています．
  ①原疾患に関わらず末期腎不全時に発生します．
  ②年齢を問わず発生しますが，性別では男性に多い傾向があります．
  ③透析療法や透析膜の種類，エリスロポエチンの使用の有無には関係ありません．
  ④組織学的に近位尿細管由来とされており，腎実質の25～40％が嚢胞に置き換わった状態を指します．
  ⑤嚢胞が腫大しても正常腎の体積を超えることは少ないですが，時には遺伝性多発性嚢胞腎のように1,000gを超えることもあります．
  ⑥はじめに記載したように，腎移植を受け尿毒症が改善すると，嚢胞は退縮することがわかっています．

2 発生頻度

- 透析導入以前にも12％の患者さんに嚢胞が発生し，透析歴3年未満で44％，3年以上では76％，10年以上では90％の頻度で発生するといわれています．

3 診断とその意義

- 診断は主に，超音波・CT・MRIを使用し，原疾患を問わず腎不全患者において萎縮腎に嚢胞が多発していれば診断できます．鑑別診断として遺伝性多発性嚢胞腎が挙げられ，表1に示すような臨床的な違いが挙げられます（図1）．
- 診断の意義として，最も重要なものは**腎がんの合併**（図2）です．もともと透析患者の腎がんの発生は年間1.5％ともいわれ，一般人の15倍前後多いと考えられています．そして透析患者に発生した腎がんの80％は多嚢胞化萎縮腎と関係したものであったとの報告があります．リスク因子として，若い男性・長い透析期間・後天性嚢胞による腎の腫大などが挙げられています．
- **嚢胞出血・後腹膜出血**も重要な合併症です．リスク因子は腎がんと同様ですが，機械的な刺激により発生することが多いと考えられています．また，後腹膜腔出血例の30％には，腎がんの合併が報告されているため注意が必要です．

4 治療

- 透析患者では比較的多くみられる病態のため，腎がん・破裂・感染などの合併がなければ経過観察となりますが，**定期的な画像による観察**が勧められます．

表1 遺伝性多発性嚢胞腎と多嚢胞化萎縮腎の臨床的鑑別

	遺伝性多発性嚢胞腎	多嚢胞化萎縮腎
家族歴	ある場合が多い	なし
腎臓の大きさ	正常よりも大きいことが多い	正常より大きいことは少ない
嚢胞の大きさ	5 cm以上になることもある	2 cm以下が多い
多臓器の嚢胞	肝臓などに合併することが多い	合併しない
透析導入時の嚢胞	腎実質よりも多い	腎実質のほうが多い
透析との関係	特になし	透析期間とともに増加
がん化	少ない	多い

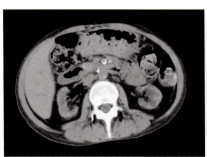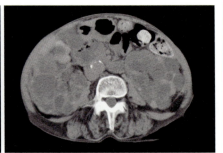

図1 多嚢胞化萎縮腎（左）と遺伝性多発性嚢胞腎（右）のCT所見

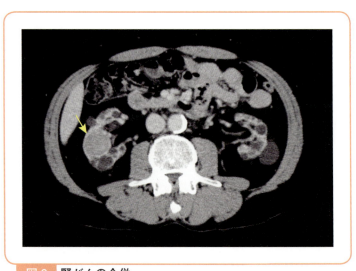

図2 腎がんの合併

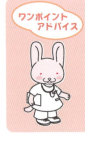

ワンポイントアドバイス

腎がんのスクリーニングが最も大切な課題となります．透析歴10年以上のハイリスク患者はもちろん，超音波ないし腹部CTを年に一度ほど定期的に行うことが望まれます．腎がんは血行に富むため，ドップラーエコーや造影CTによる血流の確認を行えば，診断の正確性を増すことができます．また出血性嚢胞や嚢胞の変形など，腫瘍を疑う場合は6ヵ月後の再検査が必要となります．

参考文献

1) 石川　勲：14. 後天性嚢胞性腎疾患（多嚢胞化萎縮腎）．"多発性嚢胞腎の全て" 東原英二 編．インターメディカ, pp283-287, 2006

1章 腎臓の働きについて

Q5 長期透析患者で血圧が高い人がいますが，レニンとの関係について教えてください

A 透析後半に血圧が上昇する場合，レニン分泌が上昇している可能性があります．αβ遮断剤やレニンアンジオテンシン系阻害剤を使用すると血圧は下がると思われますが，まずは目標体重（ドライウエイト：DW）を下げることが必要です．

エビデンスレベルⅠ

回答者 佐藤順一

1 透析患者の高血圧の特徴

- 血圧は，循環血液量×末梢血管抵抗で表され，そのどちらかあるいは両方が高くなると，血圧は高くなります．
- 末期腎不全においては，①腎臓でのNa排泄が阻害されて体液量が増えるため結果的に循環血液量が増えること，②循環血液量が増えても腎血流量が増えないためレニンアンジオテンシン系が亢進されて末梢血管抵抗が増大することで血圧が高くなります[1, 2]．
- 透析導入時の高血圧は，前者が80％，後者が20％関与すると考えられており，前者を**体液依存性高血圧**，後者を**レニン依存性高血圧**と呼んでいます．よって透析が導入され，体液が除去されれば通常血圧は下がってきます．
- レニン活性をみてみると，通常透析前にはほぼ正常範囲内にあり，除水するにつれ腎血流量が低下すれば，レニン活性は上昇してきます．このため，除水によりかえって血圧が高くなる患者さんをしばしば経験します．こうした患者さんは，導入初期にも長期透析患者でもみられます．
- しかし多くの長期透析患者においては，心・血管機能が低下していることが多いため，除水をすると血圧が低下し透析継続が困難な症例が増えてきます．特に糖尿病性腎症が原疾患である透析患者では，導入初期からこうした傾向がみられることがあります．さらに厄介なことに，透析中あるいは透析終了後以外は高血圧であることが多いのです．

2 レニンとは？

- ヒトレニンは腎臓の輸入細動脈壁にある傍糸球体細胞で産生される酵素で，2本の糖鎖をもつ分子量36,000の糖蛋白質で，2つの似たドメインからなる特徴的な構造をもっています．その分泌は腎血流量の低下，緻密斑のCl濃度の低下，交感神経亢進等で賦活されます（図1）．
- 長期透析患者では腎機能はほぼ廃絶していますが，廃絶しているといっても腎血流が全くなくなっているわけではありません．糸球体濾過機能が廃絶しているだけで，傍糸球体細胞は特に問題はなく，レニン分泌能がある程度保持されています．
- 一方，糖尿病性腎症が原疾患である透析患者では，交感神経を含む自律神経失調をきたしている症例が多く，腎不全保存期から低レニン低アルドステロン症であることが多いです．

3 透析患者での高血圧症例の対応について

- 高血圧は，透析患者の死因として多い心血管合併症の危険因子の一つです．血圧が高くても低くても死亡率が高く，透析前収縮期血圧が140〜159 mmHgを中心にU字現象を示します[3]（図2）．よってこの範囲に血圧をもっていくことが多くなります．
- 透析患者の高血圧の要因のほとんどが体液過剰であるため，まずはドライウエイト（DW）の正しい設定が必要となります．適切と思われるDWにもっていっても血圧がまだ高い場合に，末梢血管抵抗が増大していることを想定して，降圧剤投与を検討し

ます．
- 降圧剤には様々な種類がありますが，透析患者に使用すると生命予後や心血管死を改善させるというエビデンスをもった降圧剤は今のところありません．αβ遮断剤であるカルベジロール[4]や，新規降圧剤であるアンジオテンシン受容体ネプリライシン阻害薬（ARNI）のサクビトリルバルサルタン[5]は，透析中血圧上昇への是正効果の報告はあります．
- レニンアンジオテンシン系を阻害する降圧薬の場合，透析中に血圧低下をきたすことがあります．除水するにつれ腎血流量が低下し通常レニン活性が上昇してきますが，それをブロックしているためです．よって透析前に，こうした降圧薬の服用を中止あるいは減量したりする工夫も必要です．

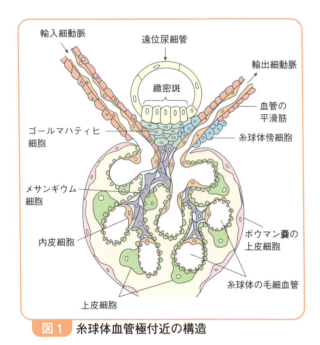

図1　糸球体血管極付近の構造

透析前の収縮期血圧 140 mmHg を標準にとると，160 mmHg 以上もしくは 120 mmHg 以下で，心血管系事故の発症に有意差が生じてくる．

図2　脳血管障害や心筋梗塞の発症と透析前収縮期血圧の関係

ref：reference　*$p<0.05$　reference と比較して

（文献4より引用）

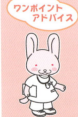

ワンポイントアドバイス

透析患者の血圧の調整において最も重要なことは，DWを正しく設定することです．DWの正しい設定で重要なことは，①透析中の著明な血圧低下・血圧上昇がなく，②浮腫がなく，③透析中あるいは透析後に倦怠感・ふらつき・足のつれがないことです．

参考文献

1) 日本透析医学会：血液透析患者における心血管合併症の評価と治療に関するガイドライン．第2章 血圧異常．透析会誌 44（5）：358-368, 2011
2) Flythe JE et al：Blood pressure and volume management in dialysis：conclusions from a Kidney Disease：Improving Global Outcomes（KDIGO）Controversies Conference. Kidney Int 97：861-876, 2020
3) Zoccali C et al：Hypertension as a cardiovascular risk factor in end-stage renal failure. Curr Hypertens Rep 4（5）：381-386, 2002
4) Van Buren PN et al：Special situations：Intradialytic hypertension/chronic hypertension and intradialytic hypotension. Semin Dial 30：545-552, 2017
5) Wang B et al：Effects of Sacubitril/Valsartan on resistant hypertension and myocardial work in hemodialysis patients. J Clin Hypertens（Greenwich）24：300-308, 2022

1章 腎臓の働きについて

Q6 残腎機能をなるべく維持させるためには，どうしたらよいのでしょうか？

透析スタッフにおいて，残腎機能を保持するために患者の血行動態の管理が最も重要です．患者の血行動態を把握するためには，患者の環境を理解し基本状況を理解し，透析中もしくは透析後等の時相に配慮した丁寧な観察が必要となります．

エビデンスレベルⅠ

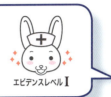

回答者 加藤 仁

- 透析では，透析間に貯留した過剰な体内水分を適正体重まで除去する必要があり，残腎機能の維持が透析療法の安定化や栄養管理において重要です．

1 残腎機能を維持するための戦略

- 残腎機能維持の戦略を考えてみましょう．表1に示すように，原疾患活動性のコントロールや腎臓代替療法の選択がありますが，透析スタッフにとっては，血行動態を適切に管理することが最も重要な事項と考えられます．腎機能の保護薬は，アンギオテンシンⅡ阻害薬等が周知されています．近年高リン血症治療薬もその一つと考えられています．貧血管理は，心臓への負担を軽減させ末梢への酸素運搬を改善させることにより有用と考えられています．血糖値・脂質マーカー，尿酸値の是正は，一般的な動脈硬化促進因子の軽減であり腎保護には必要です．また，個人の状態に適応させた食事指導も重要です．

2 血行動態の適正化

- 患者さんの血行動態の適正化に対する管理を考察してみましょう（表2）．透析患者さんの血行動態を適正にするためには，体内水分量の設定と血圧の管理が挙げられます．
- 目標とする体内水分量（ドライウエイト：DW）の設定は，脱水傾向になりがちであり組織循環を悪化させ残腎機能を低下させる可能性があります．DW達成時の体重において，体内水分量が不足（脱水）していないか再評価することが必要です．
- 透析中の脈拍上昇は，血管内脱水と関連します．一過性血管内脱水の予防に，透析単位時間あたりの除水量（限外濾過率：UFR）を減少させることが有用です．飲水指導で増加体重を抑制することや透析時間を延長させることが有効と考えられます．
- 血行動態適正化の臨床的指標として血圧の管理があり，通常（非透析時）と透析時における血圧に分けて検討すること必要です．非透析時の血圧は，過度な血圧上昇の制御とともに，動作時の血圧変化を勘案しなければなりません．臥位と立位の血圧変化が20 mmHg以上の場合には，起立性低血圧陽性と判断されます．糖尿病等を有する患者は，自律神経障害による起立性低血圧を伴うことも多く，これらの症状は血管内脱水傾向により，増悪されます．
- 透析時の血圧に関しては，血管内脱水・透析膜不適合・循環動態の急激な変動等種々の影響があり，透析方法・透析時間・透析量等透析条件を再考します．

3 DW適正化の臨床指標

- DW適正化に向けた臨床の指標を，再考してみましょう（表3）．陥りやすい脱水傾向の評価には，透析前・透析中・透析終了時に分けて検討することが必要です．
- 透析前には，口渇感・下肢の筋肉攣縮（下肢攣れ）の有無・動作時浮遊感の有無等の患者本人からの情報聴取が重要となります．そのうえで，皮膚のツルゴールや下肢浮腫等の客観的な情報を取得します．基本状態を把握のために，心肺機能に影響し得る疾患の既往や検査所見を確認します．さらに，血圧や自律神経に影響する降圧薬等の服薬状況を確認することも必要です．

- 透析中においては，血圧・脈拍の変動を確認しますが，循環血液量モニターが装着された透析器による血管内の水分状況モニタリングシステムも有用です．心臓超音波検査は，心臓の内腔側からの水分負荷の評価に有用です．しかし，超音波検査を透析前に実施することもあり，検査実施時刻の体重を確認すべきと考えます．
- 透析終了時の心房性ナトリウムペプチド（hANP）値の評価は，脱水の評価に簡便かつ有用です．ANPの分泌は，心不全の有無や不整脈に大きく影響されるために注意を要し，透析医療の包括医療に包含され医療経済に影響することも勘案されるべきです．

表1　残腎機能維持のための戦略

1. 原疾患における疾患活動性のコントロール
2. 腎不全療法の選択
    1) 血液透析，2) 腹膜透析，3) 移植療法
3. 血行動態の管理
    1) 体内水分量の設定（脱水の回避）
    2) 血圧管理
    3) 貧血管理（有効酸素運搬能の確保）
4. 薬物療法
    1) 腎機能の保護薬：アンギオテンシンⅡ阻害薬（ARB, ACEI），高リン血症治療薬，貧血改善薬，etc.
    2) 腎毒性薬物からの暴露回避：造影剤，非ステロイド系消炎鎮痛薬
5. その他の全身管理
    1) 動脈硬化促進因子の調節
        ・血糖値の管理，脂質異常状の管理，尿酸値の管理
        ・炎症の管理
    2) 栄養管理（栄養不良からの回避）

ARB：アンギオテンシンⅡ受容体拮抗薬，ACEI：アンギオテンシン変換酵素阻害薬

表2　透析患者における血行動態適正化に向けた管理

1. 適切な体内水分量の設定（脱水の回避）
    1) ドライウエイトの適正化
        透析後半の脈拍上昇にも注意
2. 透析における単位時間当たり除水量（UFR）の縮小
    1) 透析間増加体重の制御
        飲水制限
    2) 透析時間の延長
3. 血圧管理
    1) 通常血圧（非透析時）
        ⅰ）過度な高血圧の是正
        ⅱ）起立性低血圧の確認
            起立性低血圧陽性の場合は，低下した収縮期血圧が90 mmHgを保持する
    2) 透析時血圧
        ⅰ）透析中の血圧低下を防止
            透析方法：限外濾過追加（HDFへの移行）による緩徐な溶質除去を考慮
            透析量；透析膜，血液流量などの調節
            透析時間：時間短縮も考慮
        ⅱ）過剰透析に対する配慮
            高齢者・低体重者・栄養不良者においては，緩徐な透析を検討

表3　血管内脱水のモニタリング（ドライウエイトの適正化）

1. 透析前
    1) 自覚症状の確認：日常の口渇感，下肢攣れの有無，動作時浮遊感の有無
    2) 身体所見：皮膚ツルゴールの低下，下肢浮腫の有無
    3) 心肺機能低下に影響する既往確認（心筋梗塞，心臓弁膜症，肺動脈血栓塞栓症等）
    4) 服薬状況：高血圧の有無（降圧薬服用の確認）
2. 透析中
    1) 血圧値の変動
    2) 脈拍の観察；透析後半における脈拍上昇の有無
    3) クリットライン
        透析回路に設置したセンサーにて血液中RBC濃度を測定し，除水に伴う血液の濃縮を可視化
3. 透析終了時・直後
    1) 起立負荷試験：起立動作を負荷することによる血圧低下の有無
        臥位と座位・立位・歩行後立位におけるの血圧を比較
        血圧変化：収縮期20 mmHg，拡張期10 mmHg以上で陽性
    2) 心胸比：患者個人の縦覧的変化を評価
    3) 心臓超音波
        心臓の内側における，血管内水分による心臓への負荷を評価
    4) 心房性ナトリウム利尿ペプチド（ANP）値
        25 pg/mL未満：脱水

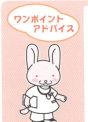

ワンポイントアドバイス
ドライウエイト適正設定のために，透析中の脈拍観察や透析直後の体位変化による血圧変動を把握することが必要です．DW達成時における脱水状態からの回避を目指しましょう．

参考文献

1) 笠井健司 他：CAPD患者における残腎機能の減少に影響を与える因子の検討．日腎会誌 41（7）：726-730, 1999
2) 岡田知也 他：維持血液透析患者における残腎機能低下の関連因子に関する検討．透析会誌 47（10）：629-636, 2014
3) Itoh Y et al：Effect of renin angiotensin system inhibitor on residual glomerular filtration rate in hemodialysis patients. Ther Apher Dial 16：554-559, 2012
4) Ng TG et al：Is it time to revisit. residual renal function in haemodialysis? Nephrology 12：209-217, 2017
5) Perl J et al：The importance of residual kidney function for patients on dialysis：a critical review. Am J Kidney Dis 53：1068-1081, 2009

1章 腎臓の働きについて

Q7 透析導入期の尿量減少について教えてください

透析導入期に尿量が1,500〜2,000 mL出ていた人が，急激に尿量が400〜500 mLと激減してきており，体重も増加量が増えてきます．指導は，どのようにしたらよいでしょうか？

A 尿量が減少したのは尿毒素や余分な水分が抜け，適正な状態になった結果ともいえます．今後はこの新しい適正な状態を受け入れ，自己管理をしていかなくてはなりません．体重測定の習慣を身につけ，飲水量（塩分摂取量）の管理をしていくことが大切です．

 エビデンスレベルⅡ

 回答者 新倉崇仁 雨宮守正

1 透析導入期の尿量減少

- 尿量減少は腹膜透析患者に比べ，血液透析患者でより顕著に見受けられます．透析導入期は体液過剰な場合が多く，**除水を行うと尿量は急激に減少します**．そして我々健康人にとって当たり前な，自由な飲水という特権を奪ってしまいます．そして，どうしてもこの現実を受け入れられない方が多くいます．尿量を取り戻すために除水を拒否したり，過度な飲水を試みたりする方もいます．しかし，残念ながら一度減少した尿量は回復しない場合がほとんどです．
- 尿量が減るということは，計画導入された患者さんにとって，**腎機能の廃絶を初めて自覚する出来事**かもしれません．透析のせいで尿が出なくなったと，スタッフが叱られることすらあります．スタッフにとっては，透析導入期の尿量減少は当たり前に感じがちですが，患者さんの気持ちの理解は非常に大切です．
- 透析患者の死因には，心血管系の合併症が最も多く含まれます（図1）．**水分が過剰な状態は，心血管系に過度な負担をかけること**をよく説明し，透析患者としての新しい自分を受け入れていただく努力が大切です．

2 腎臓病と体液貯留の関係

- 腎機能障害者の腎臓は，糸球体濾過量の低下に伴うナトリウム濾過の低下に対し，残存ネフロン当たりのナトリウム排泄量の増加で対応し（尿細管でのナトリウム再吸収低下），ナトリウムの平衡を保っていると考えられています．
- このような平衡状態にも関わらず，過剰な塩分摂取を行うと適応が追いつかず，ナトリウムが蓄積してしまう結果となります．
- 体内にナトリウムが蓄積すると体液の浸透圧が上昇し，喉が渇くため飲水量が増加し，ひいては体液貯留につながります．
- 透析患者ではあまり問題になることはありませんが，ネフローゼ症候群があれば，血清蛋白の低下に伴い血清膠質浸透圧が低下し，血管内の体液は間質に移動します．
- 結果として循環血液量は減少し，レニン・アンジオテンシン系などホルモン系を刺激し，体液が貯留する機序も存在します（図2）．

3 塩分制限と体重増加の関係

- 正常人の大まかな1日の水分の出納は，表1のようになります．
- 透析導入期に尿量が減少するため，尿の項目が0 mLと仮定し，以前と同等の食事をすると，1日500〜2,000 mLの体液が貯留してしまい，透析で除水を行う必要性が生じます（実際は1日2,000 mLの体液増加は多すぎです）．
- これは血清ナトリウム濃度を140 mEq/L（食塩水換算では8.2 g/L）と考えると，1日約4.1〜16.5 gのナトリウムを摂取した結果といえます．すでに述べたように生体内の水分調節は主にナトリウムによる浸透圧変化を介して行われているため，ナトリウ

ムを摂りすぎると，水分の摂りすぎにつながります．
- 我々は患者指導をする場合，**飲水量を指導する以前に，塩分摂取量を指導**する必要があるわけです．
- 実際に，体重60 kgの透析患者に当てはめてみます．透析と透析の間の体重増加を5％すなわち3 kgとするとナトリウム420 mEqが含まれます．これは透析間に約24.7 gの食塩を摂取した結果となります．

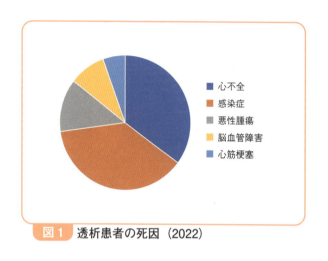

図1 透析患者の死因（2022）

表1 腎機能正常者の水分と食塩の出納

摂 取		排 泄	
水　分（mL）			
食　事	800〜1000	不感蒸泄	800〜1000
代謝水	200〜300	糞　便	200〜300
飲　水	500〜2000	尿	500〜2000
食　塩（g）			
食　事	10	不感蒸泄	0.5
代謝水	0	糞　便	0.5
飲　水	0	尿	9

＊透析患者では，1 kgの体重増加は8.2 gの食塩が体内に蓄積していることを意味します．

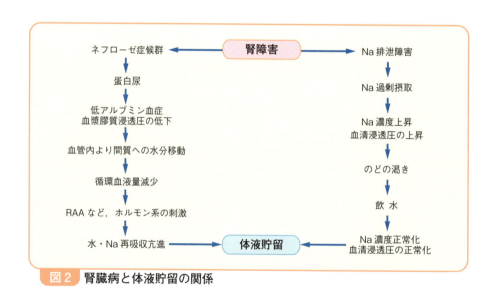

図2 腎臓病と体液貯留の関係

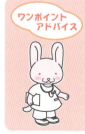

ワンポイントアドバイス
導入初期の患者さんに，1日の飲水量を質問されることがあります．はじめは，尿量プラス500 mLを試してみるようにアドバイスします．そしてできるだけドライウエイトの3％以内の体重増加になるような塩分制限と飲水の習慣を身につけていただくことにしています．

参考文献

1) 日本透析医学会：わが国の慢性透析療法の現況（2022年12月31日現在）．透析会誌 56：473-536, 2023

2章

透析療法の理論，実践について

2章 透析療法の理論，実践について

Q8 静脈圧，透析液圧，TMPの関係について教えてください

静脈圧は，静脈側チャンバーより先の圧力を測定していて血液が体に戻る際の抵抗を監視しています．また透析液圧は，ダイアライザー透析液側の圧力を表します．TMPは，血液側と透析液側の圧力差から求められ，透析膜にかかる圧力を表します．

エビデンスレベル Ⅲ

回答者
内田隆行

1 透析回路と圧力モニターについて

- 透析では，血液を体外循環させるため，脱血側を**動脈側**，返血側を**静脈側**と呼んでいます[1]．治療中は，静脈圧，透析液圧をモニターしています．装置によっては動脈圧をモニターできるものもあります．
- 回路トラブルを早期に発見し，安全に治療を行うために透析回路の圧力モニタリングは重要です．

2 静脈圧・動脈圧・透析液圧・TMPについて

a) 静脈圧とは？

- **静脈圧**は，静脈側チャンバーから出た圧ラインにより測定され，静脈側チャンバーから静脈側アクセス部までの回路内圧の抵抗を監視しています（図1）．
- したがって静脈圧が上昇した場合，静脈側チャンバーよりも先の回路で，血液の流れを阻害するような要因（回路の閉塞や折れ曲がり，静脈側チャンバー内の凝固，返血側針の位置，除水や再循環等による血液の濃縮等）が考えられます．

b) 動脈圧とは？

- **動脈圧**は，動脈側チャンバーから出た圧ラインにより測定され，動脈側チャンバーより先の回路内圧の抵抗を監視しています．透析装置メーカによって名称が異なり，ダイアライザー入口圧やPBI，PD圧と表記されている場合があります．
- 動脈圧が上昇した場合，動脈側チャンバーよりも先の回路で，血液の流れを阻害するような要因が考えられます．
- 動脈側チャンバーの先にはダイアライザーと静脈側チャンバーがあり，静脈圧が上昇している場合には動脈圧も上昇することから，同時に静脈圧も評価することが必要です．

c) 透析液圧とは？

- **透析液圧**は，透析液戻り口の透析装置内で測定され（図2），ダイアライザー透析液側の圧力を表します．
- 濾過速度やダイアライザーのUFR（ultrafiltration rate，限外濾過率），静脈圧などの様々な因子によって決まり，通常は血液側の圧力の影響を受け陽圧になります．
- 現在，透析液入口圧のモニタリングが可能な透析装置もあります．

d) TMPとは？

- TMPはTrans Membrane Pressureの略で**膜間圧力差**とも呼ばれ，膜にかかる負荷を表しています．TMP算出法には以下に示す3種類の方法があります．

$$\text{2点法 TMP} = 静脈圧 - 透析液出口圧$$

$$\text{3点法 TMP} = \frac{動脈圧 + 静脈圧}{2} - 透析液出口圧$$

$$\text{4点法 TMP} = \frac{動脈圧 + 静脈圧}{2} - \frac{透析液入口圧 + 透析液出口圧}{2}$$

- 4点法のTMPが変化を観察する際には最も信頼できるものであるとされています[2]．
- 多くの透析装置ではTMPは2点法で算出されており，治療中最も変化する動脈圧を考慮していないためTMPを過小評価しやすく，経時変化にも乏しいとされています．
- オンラインHDFでは3点法か4点法でTMPをモニタリングすべきであると考えられています[3]．

● 現在，4点法の TMP モニタリングが可能な透析装置もあり，より正確な TMP の表示が可能となっています．近年，オンライン HDF を行う患者数が増加していますが，TMP とアルブミン漏出は相関するとされており，治療中の TMP モニタリングは重要となっています[4]．

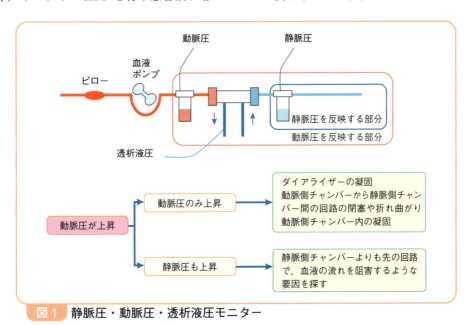

図1 静脈圧・動脈圧・透析液圧モニター

TMP とは？
血液側と透析液側の平均圧力差を表したもの

$$TMP = \frac{動脈圧 + 静脈圧}{2} - \frac{透析液入口圧 + 透析液出口圧}{2}$$

血液側の平均圧 － 透析液側の平均圧

図2 TMP とは？

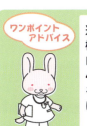

ワンポイントアドバイス

透析装置に表示されている TMP は，機種によって算出方法が異なります．自施設の透析装置が，2点法，3点法，4点法のうち，どの方法を用いて TMP を算出しているかを理解しておくことは重要です．

参考文献

1) 山家敏彦：透析機器のギモン100 アンサーブック．メディカ出版，pp 54-59，2006
2) 守上祐樹 他：血液透析と前希釈 on-line 血液透析濾過における膜間圧力差（TMP）に関する考察．透析会誌 49（2）：187-190, 2016
3) 森實篤司：オンラインHDF 施行時におけるモニタリング．臨牀透析 39（5）：513-518, 2023
4) 田岡正宏：本邦のオンライン HDF の実際―安全で効果的な施行技術．臨牀透析 33（5）：543-552, 2017

2章 透析療法の理論，実践について

Q9 液圧が透析中にマイナスになるのは，どんな場合ですか？

ダイアライザー内で蛋白物質や血栓などによる膜の目詰まりやシャント再循環により回路内の血液が過濃縮し血液の粘調度が上昇した場合が考えられます．また，ダイアライザーの除水能力（UFR）以上の除水を設定してしまった場合も考えられます．さらに，透析用カテーテルを使用しているときなど静脈圧が低いときにも起こります．

エビデンスレベルI

回答者
安藤勝信

1 静脈圧，透析液圧，膜間圧力差（TMP）の実際と測定法の意味

a）静脈圧（出口圧）

●血液回路内圧のダイアライザー出口部の圧力を表します．静脈圧の計測は，静脈側チャンバー圧力測定ラインから行われます（図1）．静脈圧に関与する因子は，返血針の抵抗，血管抵抗，血流速度，静脈側チャンバー，透析液圧等があります（Q8参照）．

①静脈圧が上がる場合
・静脈側チャンバー内が凝固した
・返血針の固定がずれて（患者さんが体位変換した）血管抵抗が増した
・静脈側チャンバーから返血針までの血液回路が折れ曲がった
・除水過多やシャント再循環によって回路内血液が過濃縮した
・針先に血栓や蛋白物質が詰まる
・血流速度を上げた
・輸血を開始した
等が考えられます．

②静脈圧が下がる場合
・患者さんが体位変換し，血管抵抗が下がった
・返血針の抜針（針先だけが抜けた場合は大きな圧力変動がないため，警報が作動しない場合もあります）
・生理食塩水等を補液した（血液の粘調度が下がった）
・血流速度を下げた

・脱血不良である
・内頸静脈に挿入している透析用カテーテルを使用しているときは，通常より静脈圧が低くなることがあります．特に座位をとっている場合はマイナスになることもあります．
●静脈側チャンバーから返血針までを，十分に確認することが大切です．

b）動脈圧（入口圧）

●血液回路内圧の血液ポンプからダイアライザー入口部までの間の圧力を表示します．動脈チャンバー圧力測定ラインを介して行われます（図1）．動脈圧に関与する因子は，静脈圧の変動はもとより，ダイアライザー内の凝固，透析液圧，血流速度等があります．動脈圧をモニターしていない装置もあります．

①動脈圧が上がる場合
・静脈圧が上がった
・ダイアライザー内の凝固
・動脈側チャンバーから静脈側チャンバー入口部までの回路の折れ曲がり
・血流速度を上げた
・血液の粘調度が高くなった
等が考えられます．

②動脈圧が下がる場合
・静脈圧が下がった
・脱血不良である
・生理食塩水などを補液したため血液の粘調度が低くなった
・血流速度を下げた

c）透析液圧

●透析液圧は，密閉系（密閉回路容量制御方式）を構成する透析装置で，除水速度，限外濾過率（UFR），静脈圧等により決定されます．透析液回路内圧の圧力を表示します．ダイアライザー透析液出口部の圧力を計測します（図1）．

①透析液圧が上がる場合
- 血液側回路内圧が上がった
- 除水速度を下げた（ゼロにした）
- 排液ホースの折れ曲がり

②透析液圧が下がる場合
- 血液側回路内圧が下がった（体位変換等）
- 除水速度を上げた
- ダイアライザー内の目詰まりや凝固
- 除水によるヘマトクリット値（Ht値）の上昇で血液粘調度が上がった

d）膜間圧力差（transmembrane pressue：TMP）

●TMPは，膜の血液側（内側）と透析液側（外側）の圧力差です．

●透析装置の多くがTMP＝静脈圧－透析液圧という簡易式を使用していますが，正式には下記式で求めます．

TMP（mmHg）＝〔（動脈圧＋静脈圧）/2〕－〔（透析液入口圧＋透析液出口圧）/2〕

●実際の装置では，TMPは静脈圧（動脈圧），透析液圧から求めた値に透析液圧計とダイアライザーの落差分を補正して表示しています（図2）．

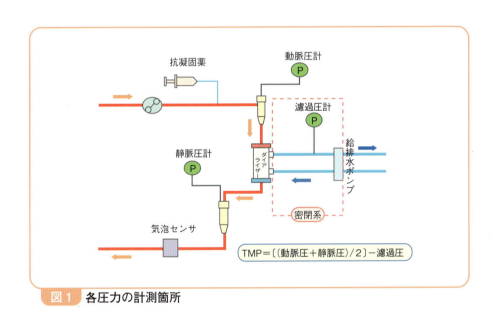

図1　各圧力の計測箇所

ワンポイントアドバイス　UFRは，ヘマトクリット（Ht）の値によって大きく変化します．患者さんのHt値の把握と動脈圧，静脈圧，透析液圧の関係をしっかりと理解することで，複数の原因を探求できるようにしましょう．

- TMPは，動脈圧，静脈圧，透析液圧の変動により常に動いていますが，正常な除水制御状態においてはプラス表示になります．マイナス表示のときは，透析液が血液回路内に流入していることを意味し（逆濾過状態），早急な対応を必要とします．

2 透析液圧がマイナスになる場合

- ダイアライザー内で蛋白物質による目詰まりや血栓等で閉塞した
- シャント再循環により回路内の血液が過濃縮し血液の粘調度が上昇した
- UFR以上の除水設定
- 静脈圧が低い状態での除水
- 透析液回路内に大量の空気があるとき

- 透析装置に起因するもの
  - 密閉系（バランス）の異常
  - 移送ポンプの故障
  - 準備（ガスパージ）不足
  - 透析液圧計表示の故障

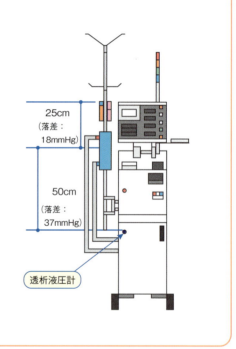

TMP補正の考え方

例として右図のような場合を考えてみましょう．
静脈圧指示が100mmHg，透析液圧指示が120mmHgであるとします．
このときのTMPは
TMP＝VP－DP＝100－120＝－20（mmHg）
となりますが，落差分を補正して表示します．

水柱は水銀柱との関係により落差1cmは0.736mmHgに換算されるのでこのことより落差分を補正してTMPを求めると以下のようになります．

TMP＝（VP＋0.736Y）－（DP－0.736X）
　　＝（100＋0.736×25）－（120－0.736×50）
　　＝118.4－83.2≒35（mmHg）

　VP：静脈圧（mmHg）
　DP：透析液圧（mmHg）
　　X：静脈側チャンバーダイアライザーの落差（cm）
　　Y：透析液圧計とダイアライザーの落差（cm）

右図を標準的な位置と考えれば，補正値は，
静脈圧補正＋透析液圧補正＝－（18＋37）＝－55（mmHg）となります．

図2 TMP補正の仕方

参 考 文 献

1) 平沢由平 監修，信楽園病院腎センター 著：Ⅴ 透析療法の実際．"透析療法マニュアル改訂第5版"．日本メディカルセンター，pp 131-144, 1999
2) 峰島三千男：血液浄化療法の工学的基礎知識．"血液浄化療法ハンドブック 改訂第6版"透析療法合同専門委員会 編著．協同医書出版社，pp 15-37, 2011

2章 透析療法の理論，実践について

Q10 ホルダーの高さやダイアライザーの形状が圧力に影響するのでしょうか？

ホルダーの高さ，ダイアライザーの大きさ，形，性能などによる圧力への影響などよく理解できていないので，わかりやすく教えてください．

A 静脈側チャンバーやダイアライザーを固定しているホルダーの位置を変えると静水圧が変化して，静脈圧と透析液圧が影響を受けます．また，ダイアライザーの大きさや形状が変化すると，圧力損失が変化します．ダイアライザーのUFR（限外濾過率）の違いにより，透析液圧が影響を受けます．

エビデンスレベルI

回答者 小藤誠也

1 ホルダーの位置による圧の変化

- 透析装置に表示される静脈圧の値は，血液を流す際に発生する圧力から静脈側チャンバーから穿刺部までの血液の落差による圧力（**静水圧**）を引いた値です．また，透析液圧は透析液が流れる際に発生する圧力と，ダイアライザーから透析液圧センサーまでの静水圧の和が表示されています．
- そのため，ホルダーの位置を高くすると静水圧の影響が大きくなり，静脈圧は低下，透析液圧は上昇します．逆にホルダーの位置を低くすると静脈圧は上昇し，透析液圧は低下します．
- 静水圧は，

    静水圧（mmHg）＝高さ（cm）×0.736 …式①

    で計算できるため，各々の高さがわかれば，静水圧分を補正することで本来の静脈圧，透析液圧が算出できます．例えば，ホルダーを10 cm高くすると静脈圧は約7 mmHg低下し，透析液圧は約7 mmHg上昇します（図1）．

2 ダイアライザーの大きさ，形による圧の変化

- 中空糸内の血流速度を速くすることで，透析の効率を上げることができます．そのため，細くて長い形状にすることで，同じ膜面積であっても中空糸内の流速を上げて効率を上げることが出来ます．また，細くて長い形状にすることにより，ダイアライザー入口圧と出口圧の差がより大きくなります．この入口圧と出口圧の差を**圧力損失**と言い，透析液側でも同様の現象が起きています．圧力損失が大きくなると，ダイアライザー内で2つの濾過が促進されます．
- ダイアライザー内では血液と透析液は対向流であるため，図2のように血液上流側で血液➡透析液側の正濾過，下流側で透析液側➡血液側への逆濾過が起こります．この2つの濾過を合わせて内部濾過といいます．
- 積極的に圧力損失を大きくして内部濾過を促進させることで，HDFに近い溶質除去能を得る方法が，**内部濾過促進型血液透析（IFEHD）**です．IFEHDでは中空糸の内径と長さ，充填率を調節し，効率的に圧力損失を大きくする構造がなされています．ただし，IFEHDでは透析液を積極的に血液に逆濾過させるため，透析液清浄化の徹底化が必須となります．

3 ダイアライザーの性能による圧の変化

- 血液側と透析液側の圧には密接な関係があります．例えば，大量の除水を設定すると透析液圧は低下します．これにより，ダイアライザー内の圧が下がるので，透析液圧の低下に伴ってダイアライザー入口圧および静脈圧も低下します．
- 反対に血液側の圧が上昇すると，ダイアライザー内の圧力が上がり，透析液圧が上昇します．つまり，静脈圧と透析液圧は一方が変化するとそれに伴ってもう一方も変化する関係にあります．
- また，ダイアライザーに1 mmHgの圧を1時間かけたときに濾過される水の量を**限外濾過率（UFR）**といい，ダイアライザーによって固有の値を取ります．

    UFR［mL／（hr・mmHg）］＝Vf／（Tf・TMP）…式②

【Tf：濾過時間（hr），Vf：時間 Tf での濾過量（mL），
TMP：膜間圧力差（mmHg）】

で表され，UFR が高いと時間あたりに多くの除水ができます．つまり，同じ除水速度であっても UFR が低いと，透析液圧の低下は大きくなります．

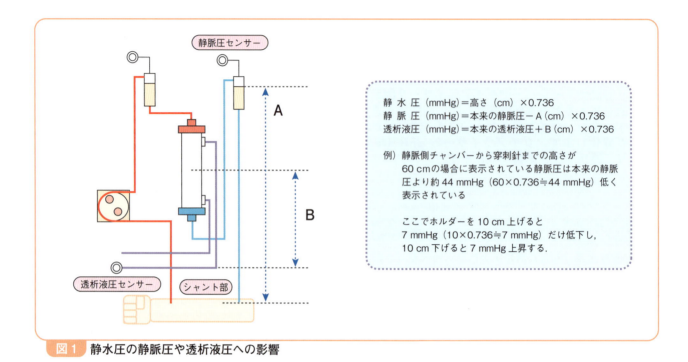

図1　静水圧の静脈圧や透析液圧への影響

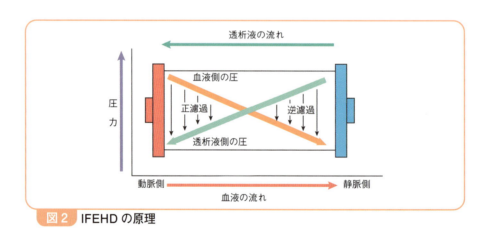

図2　IFEHD の原理

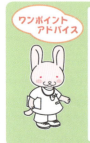

ワンポイントアドバイス

静脈圧や透析液圧などの回路内の圧力は，様々な要因によって変化します．そのため，絶対値で考えるのではなく，そのときの状況を考慮して，その圧力が正常なのか否かを判断するようにしましょう．

参考文献

1) 峰島三千男：血液浄化器の性能評価．"血液浄化療法ハンドブック"透析療法合同専門委員会 企画・編集．協同医書出版社，p32, 2011
2) 峰島三千男：透析療法の物理化学．"透析のすべて─原理・技術・臨床─"篠田俊雄，峰島三千男 編．学研メディカル秀潤社，pp34-41, 2011
3) 峰島三千男：ダイアライザにおける内部濾過発生のメカニズム．臨牀透析 18（4）：7-12, 2002

2章 透析療法の理論，実践について

Q11 ダイアライザーはどのように選択したらよいのでしょうか？

ダイアライザー選択にあたり，①生体適合性はどうか，②$β_2$-ミクログロブリン等の尿毒症物質を含む除去効率はどうか，③蛋白透過性はどうか，④HD治療中の血液流量や病態との関係はどうか，といった点を考えることが重要です．

エビデンスレベルⅡ

回答者
森野諄紀
伊藤聖学

1 生体適合性

- HDおよびHDF治療の実施にあたり，患者の血液と透析膜を含む人工物とが接触することで生じる生体反応を生体適合性と呼びます．患者にとって透析膜を含む人工物は異物であり，接触することで，補体の活性化やサイトカインの放出，血小板や凝固因子の凝集等が起こり得ます．

- その結果として，透析器側ではダイアライザーにおける残血や回路凝固，生体側では発熱やアレルギー反応を伴った血圧低下といった症状が起こる場合もあります．生体適合性の改善を目指し，透析膜における親水性の向上や構造の改良が行われており，例えばビタミンEコーティングされたダイアライザーもその一例です．

- 一方で，個々の患者と透析膜の相性によって生体反応が強く起こることもあり，ダイアライザーがその患者にとって適切であるかどうか，注意深く診察・診療を行うことが必要です．

2 HPMにおける溶質除去

- 現在の透析膜は，多くがHPM（high performance membrane）に相当し，日本透析医学会においてもHPMの使用が推奨されています[1]．HPMの使用により，高い限外濾過率と生体適合性が維持され，透析アミロイドーシスの原因となる$β_2$-ミクログロブリン（MG）に代表される中分子溶質を中心とした尿毒素物質の除去効率を維持することが可能となります．

- 表1に示されるように，ダイアライザーは小分子溶質（尿素）や中分子溶質（$β_2$-MG）のクリアランスによってⅠa，Ⅰb，Ⅱa，Ⅱb，さらに吸着性能を有するS型の5種類に分類されますが[2]，$α_1$-MGに代表される分子量の大きい中分子溶質の除去効率の向上を目的とする場合，大分子溶質の一つで膠質浸透圧形成物質であるアルブミンも漏出しやすくなることにも注意が必要です．

- アルブミンは低栄養の指標の一つですが，透析患者の高齢化に伴って低栄養を有する患者も増加しており，低アルブミン血症による膠質浸透圧の低下は透析治療中の血圧低下の原因ともなり得ることから，過剰な漏出は避ける必要があります．

- 上記のように除去すべき尿毒症物質のクリアランスと過剰な漏出を避ける必要があるアルブミンとのバランスを考慮しつつ，ダイアライザーが選択される必要があります．なお，各透析膜の本邦での使用割合の実態は表2のとおりです[3]．近年の報告では，使用される透析膜が患者予後に影響を与える可能性も指摘されており[4]，個々の患者の状態を勘案する形で選択される必要があります．

3 透析治療の実態とダイアライザー

- ダイアライザーの選択は，上記のように膜素材を考えることはもちろんですが，実際の透析治療に合う形でサイズを選択していくことが重要です．濾過・拡散の原理を用いたHD治療において，血液検査の結果から，多くの血流量を必要としない患者に，あえて膜面積の大きいダイアライザーを使用する必要はありません．

- 例えば，入院中であるというだけで，血清カリウム値は低値となることがわかっており[5]，必要に応じてダイアライザーの膜面積を小さくすることが考慮

されます．また浄化よりも除水を目的とするような心不全状態や，脳出血急性期といった頭蓋内圧の亢進を避ける必要がある場合には，膜面積を小さくするなどの対応が必要です．

表2 HDおよびHDFにおける透析膜の使用割合

透析膜素材	HD	HDF
PS（ポリスルフォン）膜	56.5%	43.5%
PES（ポエリエーテルスルフォン）膜	16.4%	36.3%
CTA（セルローストリアセテート）膜	15.6%	14.3%
PEPA（ポリエステル系ポリマーアロイ）膜	3.1%	4.6%
PMMA（ポリメチルメタクリレート）膜	4.1%	0.1%
その他	4.3%	1.2%

表1 血液浄化器（中空糸型）の機能分類2023

治療法	HD					HDF	HF
血液浄化器	血液透析器[1]					血液透析濾過器[2]	血液濾過器
	Ⅰ型		Ⅱ型		S型		
	Ⅰ-a型 (Standard flux)	Ⅰ-b型 (High flux- albumin leaking)	Ⅱ-a型 (Super high flux)	Ⅱ-b型 (Super high flux-albumin leaking)			
測定条件 膜面積 A (m²)	1.5					2.0	2.0
血流量 Qb (mL/min)	200±4					250±5	250±5
透析液流量 Qd (mL/min)	500±15					500±15	
濾液流量 Qf/補充液流量 Qs (mL/min)	15±1					42±2	60±2
	(10±1 mL/min/m²)					(21±1 mL/min/m²)	(30±1 mL/min/m²)
性能基準[*1] 尿素クリアランス (mL/min)	150≦		185≦		150≦	200≦[*2]	55≦
β₂-MG クリアランス (mL/min)	<70		70≦		0≦	70≦[*2]	35≦
アルブミンふるい係数 SC	<0.03	0.03≦	<0.03	0.03≦	値を明記すること		
透析液または補充液水質基準	超純粋透析液水質基準					濾過型人工腎臓用補充液またはオンライン透析液水質基準	濾過型人工腎臓用補充液またはオンライン透析液水質基準
特徴[*3]	小分子から小分画中分子（含むβ₂-MG）溶質の除去を主目的とする．	小分子から中分子までブロードな溶質の除去を主目的とする．	小分子から中分画中分子（含むβ₂-MG）溶質の積極的除去を主目的とする．	大分画中分子（含むα₁-MG）溶質の除去を主目的とする．	特別な機能[*4]：生体適合性に優れる，吸着によって溶質除去できる，抗炎症性，抗酸化性を有する，など．	拡散と濾過を積極的に利用し，小分子から中分子まで広範囲にわたる溶質の除去を目的とする[*5]．	濾過を積極的に利用し，中分子溶質の除去を主目的とする．

[1] それぞれの血液透析器はⅠ型／Ⅱ型／S型のいずれか1つの型として使用されなければならない．
[2] それぞれの血液透析濾過器は表中の性能基準（後希釈法）を満たさなければならない．基準を満たしたものは，前希釈用・後希釈用ならびに膜を介して濾過・補充を断続的に行う間歇補充用にも使用可能である．
[*1] 性能基準値については，表中膜面積の値とする．血液透析器においては，他の膜面積では勘案して読み替えるものとするが，その際測定条件も適宜変更するものとする．血液透析濾過器に関しては，2.0 m²に近いものを選択し，膜面積による読み替えは行わないものとする．
[*2] 希釈補正後の値
[*3] 特徴については，あくまでも1つの目安を示すもので厳格に分類されるものではない．
[*4] 特別な機能については，別途それぞれ評価するものとする．
[*5] 内部濾過促進型は含めない（血液透析器に含める）．
治療あたりのアルブミン喪失量の設定は，低アルブミン血症をきたさぬよう十分配慮すべきである．

（文献4より引用）

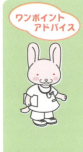

ワンポイントアドバイス
ダイアライザーの選択については，個々の患者さんの病態，血液検査の推移等の確認をしながら判断していくことが重要です．患者さんの栄養状態を含む全身状態も踏まえ，適切なダイアライザーを選択しましょう．

参考文献

1) 日本透析医学会：維持血液透析ガイドライン：血液透析処方．透析会誌 46（7）：587-632, 2013
2) 友 雅司 他：血液浄化器（中空糸型）の機能分類2023．透析会誌 56（12）：537-540, 2023
3) 日本透析医学会：わが国の慢性透析療法の現況（2017年12月31日現在）．透析会誌 51（12）：699-766, 2018
4) Abe M et al：High-performance membrane dialyzers and mortality in hemodialysis patients：A 2-year cohort study from the annual surbey of the Japanese renal data registry. Am J Nephrol 46（1）：82-92, 2017
5) Uchida T et al：Lethal ventricular arrhythmia can be prevented by adjusting the dialysate potassium concentration and the use of anti-arrhythmic agents：a case report and literature review. Ren Replace Ther 8：20, 2023.

2章 透析療法の理論，実践について

Q12 ダイアライザーの膜の種類・違い，メリット・デメリット，対象者について教えてください

生体適合性と中分子蛋白質の除去能に優れた透析膜により透析患者さんの予後が改善する可能性が示唆されています．オンラインHDFの普及によりβ_2-MGよりさらに大きなα_1-MGの除去も可能となり，透析で除去を目指す新たな分子として注目されています．

エビデンスレベルⅡ

回答者
山路安義

1 透析膜と生体適合性

- 血液透析では透析膜は広い面積で長時間，血球や血漿成分と接触し，その結果，補体や凝固系といった血漿の蛋白質，血小板・白血球といった血球細胞の活性化が起こり炎症が惹起されること等，その影響が全身の臓器に及ぶことがあります（図1）．
- そのような透析膜は生体適合性が低いと判断されます．透析膜は1990年代までは生体適合性の低い植物繊維を原材料とするセルロース系透析膜が用いられていましたが，現在では生体適合性を改善したセルローストリアセテート膜（CTA）と，生体適合性がよいとされる石油系原材料から合成された合成高分子系膜が使用されており，生体適合性が臨床的に問題となることは少なくなりました（表1）．

2 中分子除去能とその意義

- 透析では，Na，K，リン，BUN，Cr等の小分子の物質が主に拡散により除去されますが，腎不全で体内に蓄積するより中分子の蛋白質（β_2-ミクログロブリン：β_2-MG等）の除去も可能です．
- セルロース系膜は一般に小分子の除去能に優れています．一方，合成高分子系膜の膜はセルロース系膜よりも膜孔が大きく，中分子蛋白質の除去能に優れています．
- 合成高分子系膜の膜は一般に圧較差による溶液の除去量も大きく，透水性が高いことからHigh-Flux膜と称されることもあり，また，膜への吸着による中分子蛋白の除去，アルブミンもある程度の除去されること，抗炎症・酸化作用を期待したビタミンEをコーティングがなされた膜もあることなどの多彩な特徴を有することに関し，ハイパーフォマンス・メンブレンと称されることもあります．
- また，別の分類として，日本透析医学会による血液浄化器の機能分類があります．この分類ではβ_2-MGのクリアランスにより低いⅠ型，高いⅡ型と分類され，さらにアルブミンの透過性の低いa型，高いb型に細分されています．Fluxの観点を追記し，Ⅰ-a型（Standard flux），Ⅰ-b型（High flux-albumin leaking），Ⅱ-a型（Super high flux），Ⅱ-b型（Super high flux-albumin leaking），と表記されます．また，生体適合性に優れる，吸着による溶質除去，抗炎症作用，抗酸化作用などのプラス・アルファの機能を持つ膜をS型としています．
- 中分子蛋白質であるβ_2-MG（分子量11,800）は透析アミロイドーシスの原因物質であり，その除去により透析アミロイドーシスのリスク軽減のみならず，多彩な臨床効果が期待できると考えられていますが，近年，オンラインHDFの普及により，より高分子のα_1ミクログロブリン：α_1-MG（分子量33,000）の除去が可能となり，その臨床的意義が注目されています．
- 高分子の除去能が高い膜はアルブミンの漏出が増加することとなり，低アルブミン血症の原因となりますが，一方でアルブミンに結合した尿毒素の除去が可能でもあり，その適切な程度設定が検討されています．
- α_1-MGは抗酸化作用がある蛋白質ですが透析患者では抗酸化作用をもたない酸化型のα_1-MGが多く，透析で除去することによりターンオーバーが促

進され還元型の α_1-MG の増加につながると想定されています.
- 2023 年に High-Flux 膜を用いた従来の透析との比較で, オンライン HDF が生命予後を改善するとの RCT が報告され, 近年の透析膜を使用した HDF の臨床的な有効性が明らかとなりました. 高性能の透析膜を用いた HDF がさらに普及していくことと思います.

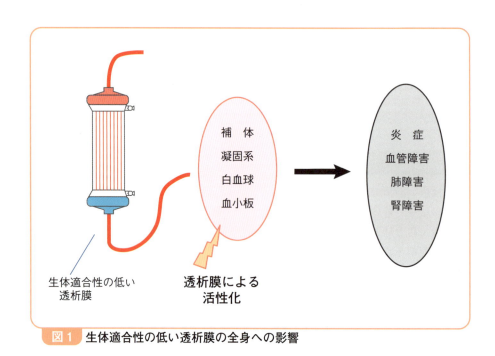

図1 生体適合性の低い透析膜の全身への影響

表1 主な透析膜

セルロース系	CTA（セルローストリアセテート）
高分子膜	PMMA（ポリメチルメタクリレート）
	PS（ポリスルホン）
	PEPA（ポリエステル系ポリマーアロイ）
	AN69

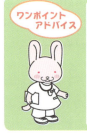

ワンポイントアドバイス 個々の患者さんにとってどの膜がよいか, 短期的なその患者さん自身の臨床経過で判断できることもあります. 透析膜を交換し, 経過を観察することが大切です.

参考文献

1) 友 雅司 他：血液浄化器（中空糸型）の機能分類2023. 透析会誌 56（12）：537-540, 2023
2) 木口崇彦 他：透析膜・濾過膜―材質と意義. 腎と透析 92：161-166, 2022
3) Blankestijn PJ et al：Effect of hemodiafiltration or hemodialysis on mortality in kidney failure. N Engl J Med 389（8）：700-709, 2023

2章 透析療法の理論，実践について

Q13 ダイアライザーのPVP含有量における生体適合性について教えてください

ダイアライザーの素材として使われるポリスルホン（PS），ポリエーテルスルホン（PES），ポリエステルポリマーアロイ（PEPA）といった膜素材は，疎水性が強いため，親水助剤としてポリビニルピロリドン（PVP）という物質が添加され，ダイアライザーとしての生体適合性を得ています．一方，PVPの溶出が報告されていますが，人体に与える影響はいまだ不明です．

エビデンスレベルI

回答者
岡本日出数

1 PVPとは

- PVPとは，N-ビニル-2-ピロリドンの重合した高分子化合物で，非イオン性の親水性ポリマーとしてコンタクトレンズの保湿剤やポビドンヨード（イソジン®），錠剤の添加物等，様々な用途に用いられています．
- 過去には代用血漿として使用されていましたが，ショックが多発し，体内蓄積が問題となり，昭和46年以降，PVPの代用血漿としての使用は禁止されています．
- 分子量は多様で，代表的なものに，K15（粘度平均分子量10,000），K30（粘度平均分子量40,000），K60（粘度平均分子量160,000），K90（粘度平均分子量1,000,000）等があり，水分存在下でγ線照射によって架橋反応が進むことが知られています．水に溶解すると粘性（ニュートン粘性）を示し，乾くとフィルム状になります．

2 PS膜，PES膜，PEPA膜

- 現在，ダイアライザーの膜として用いられる合成高分子膜は，PS膜が主流となっています．さらに，PS膜と類似した構造を有するものに，PES膜，PEPA膜があります．
- しかし，これらの膜素材は，透析膜としての限外濾過性能を満たすためには疎水性が強く，そのままの状態では使用することができません．したがって，親水性をもたせるためにPVPを添加しています．
- PES膜やPEPA膜は，PS膜と比較してPVPの使用量が少なく，またPES膜は同じ孔径でも高い親水性能をもっています．
- このようにPVPによる親水化処理を行うことで，生体適合性をもたせています．そのメカニズムは，浸潤状態になった際，膜内表面のポリマー粒子が膨潤することで水和層が形成され，それにより血液適合性が向上すると考えられています（図1～3）．
- しかしながら，開発当初よりこの含有されるPVP量により補体活性が起こることが懸念されており，PS膜ダイアライザーが市場に出た直後には，透析開始直後に血圧低下，激しい場合には気道浮腫をきたし呼吸困難が生ずるアナフィラキシー様反応が頻発していました．このアナフィラキシー反応は個体差があり，特定の症例ではどのメーカーのPS膜を使用しても同様の症状の発生がみられています．
- その後メーカーによるダイアライザーの改良（PVP分布・固定化の修正等）によりこのようなアレルギー反応の報告は減少し，PVPを原因とする一種のアレルギー反応であると推察されています．現在でもまれではありますが，PS膜使用時にはこのようなアナフィラキシー様反応を生じる症例がみられることがあり，注意が必要です．
- 補体系の活性化は，血液透析における血液膜相互作用中に発生する可能性があり，末期腎疾患（ESRD）患者の慢性炎症に寄与する可能性があります．ダイアライザーの経時的なアルブミンふるい係数の減少は，補体活性化との関連性が報告されています．
- ビタミンEコーディングされたPVP濃縮内面の

PS膜の新規ダイアライザーでは，補体因子の活性化を低く抑え，時間経過とともにアルブミンふるい係数が減少し，二次膜の形成が抑制され，また，PVPの溶質が少なく，血小板損失が少なく，生体適合性プロファイルが改善されたことが報告されています．

- ダイアライザー間でPVP含有量と溶出は異なり，膜材料と減菌方法に関連しており，血液側表面の溶出されていないPVPの量は，透析器の生体適合性の重要な決定要因である可能性が示唆されています．また，一方で，shear stressやダイアライザー内の圧力勾配によって生じる内部濾過の影響でPVPが膜表面から溶出されることが報告されており，それによる膜表面構造の影響と溶出したPVPの人体への影響についてはいまだ不明です．

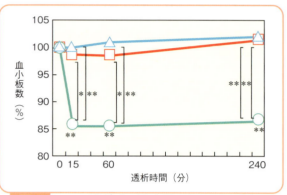

図1　PEPA膜ダイアライザーのPVPの有無による血小板数の経時変化
(文献2を参照して作成)

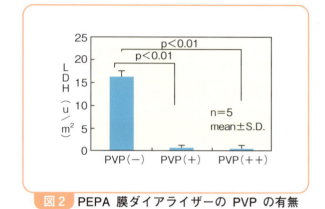

図2　PEPA膜ダイアライザーのPVPの有無による膜付着血小板由来のLDHの違い
(文献2を参照して作成)

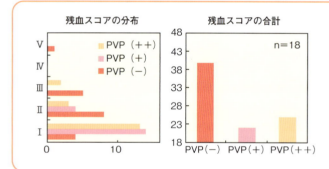

図3　PEPA膜ダイアライザーのPVPの有無による残血スコアの違い
(文献2を参照して作成)

 ワンポイントアドバイス　PVPによってPS膜を親水化し生体適合性をもたせている一方，膜からのPVPの溶出が，血小板減少やアナフィラキシー等の生体に対する影響を与えていることが懸念されています．

参考文献

1) 﨑山亮一 他：血液透析膜の変遷と展望．人工臓器 39：77-80，2010
2) 五十嵐一生 他：製膜時のPVP添加の有無が血液適合性に与える影響について．腎と透析71（別冊）ハイパフォーマンスメンブレン'11：167-179, 2011
3) Melchior P et al：Complement activation by dialysis membranes and its association with secondary membrane formation and surface charge. Artif Organs 45：770-778, 2021
4) Ehlerding G et al：Performance and hemocompatibility of a novel polysulfone dialyzer：a randomized controlled trial. Kidney360 2：937-947, 2021
5) Zawada AM et al：Polyvinylpyrrolidone in hemodialysis membranes：impact on platelet loss during hemodialysis. Hemodial Int 25：498-506, 2021

2章 透析療法の理論，実践について

Q14 透析液の組成と浸透圧の関係は？

現在当施設では，東レの機器（Tc-B，TC-HI）と透析液はキンダリー透析剤2D号を使用していますが，浸透圧を280以上に維持しようとするとNaが140前後になるように維持することが困難になります．よい方法を教えてください．

A　はじめに粉末を溶解して作製した透析原液の濃度が適正な範囲であること，A-2液（ブドウ糖）の注入量が適正であるか確認してください．問題がなければ浸透圧を気にせず，ナトリウム濃度を140 mEq/L 前後に維持することに専念してください．A剤が1剤タイプの場合においても，ナトリウム濃度を140 mEq/L 前後に維持することに専念してください．

エビデンスレベルⅡ

回答者
安藤勝信

1 透析液の組成

● 市販されている主な透析液の組成を表1，表2に示します．

①ナトリウム（Na）

・血清ナトリウム濃度とほぼ同等か若干高めの140 mEq/L 前後に設定しています．患者さんの血清ナトリウム濃度と透析液ナトリウム濃度の差が10 mEq/L 以上のときは注意が必要です．透析液ナトリウム濃度の増減は，個人用透析装置で簡単に対応できます．

②カリウム（K）

・高カリウム血症は脱力感や致命的な不整脈を誘発するため，その補正はとても重要です．食事がしっかりと摂取できている患者さんでは，カリウム濃度を2.0 mEq/L に設定で，ほぼ問題ないカリウムの補正がなされています．しかし，透析導入初期や高齢等による食事摂取不良の患者さんでは，透析による低カリウム血症を起こすことがあるのでカリウム濃度2.3 mEq/L の透析液の使用も検討します．

③カルシウム濃度

・リンの吸着剤として炭酸カルシウムが投与され，経口のビタミンD製剤も使用されるため，カルシウム濃度は2.5～3.0 mEq/L（5.0～6.0 mg/dL）に設定されています．

④マグネシウム濃度

・約1.0～1.2 mEq/L に設定されています．

⑤アルカリ化剤

・以前は，酢酸（アセテート）を使用していましたが，循環器系への影響や酢酸不耐症の問題から重炭酸（バイカーボネート）を使用するようになりました．

・重炭酸はカルシウム，マグネシウムと反応して炭酸Ca塩や炭酸Mg塩を形成し沈殿しやすく，時間とともに二酸化炭素（CO_2）を放出するため，カルシウムと別の容器に入れ，使用直前に混合する必要があります（透析液の2剤化）．現在は25～35 mEq/L（50～70 mOsm/L）に設定されています．重炭酸透析液とはいうものの，pH調整剤として酢酸8～10 mEq/L が入っています．

表1 透析液組成表

メーカー	重炭酸型透析液 扶桑				
製品	キンダリー透析剤				
	AF-1号	AF-2号	AF-3号	AF-4号	AF-5号
希釈時の濃度 (mEq/L) Na⁺	135	140	145	140	140
K⁺	2.5	2.0	2.0	2.0	2.3
Ca⁺⁺	3.5	3.0	2.5	2.8	2.6
Mg⁺⁺	1.5	1.0	1.0	1.0	1.2
Cl⁻	106.5	110.00	114.50***	112.25	113.9
*CH₃COO⁻	8.0**	8.0**	8.0	8.0**	4.2**
HCO₃⁻	30.0	30.0	25.0	27.5	30
ブドウ糖 (mg/dL)	0	100	150	125	150

*酢酸ナトリウム，**氷酢酸（pH調整剤）の CH_3COO^- 2 mEq/L を含む．***（希）塩酸（pH調整剤）の Cl^- 約2 mEq/L を含む．

31

⑥ブドウ糖
・糖尿病性腎症の増加で透析中の低血糖症状を起こす症例が多くなり，現在では 100〜150 mg/dL の濃度の透析液が使用されています.

2 その他の透析液

① 無酢酸透析液
・酢酸を全く含有していない 2 剤タイプの重炭酸透析液です. pH 調整剤として，酢酸のかわりにクエン酸を使用しています.

② 無酢酸バイオフィルトレーション（acetate-free biofiltration：AFBF）
・酢酸が全く入っていない 1 剤タイプの透析液です.

透析液にはアルカリ化剤は入っておらず，高濃度の重炭酸ナトリウムを血液回路から補充します（**表 3**）.
・AFBF には，pH が 6.0 前後と非常に低いため菌が繁殖できない，酢酸を使用していないため循環動態の安定に優れている，重炭酸ナトリウムを 1 時間あたり 1.5L 前後補充するため，中分子物質の除去効果が期待できるなどの利点があります.

③ 血液濾過（HF），血液透析濾過（HDF）の補充液
・透析液とほぼ同じ組成の滅菌された溶液です（**表 4**）. 重炭酸が入っている補充液は，安定化のため使用直前に混合する必要があります.

表2 透析液組成表

製品名		キンダリー透析剤				リンパック		
		AF−2 号	AF−3 号	AF−4 号	AF−5 号	TA1	TA3	TA5
メーカー		扶桑薬品工業				ニプロ		
希釈時の濃度	Na^+	140.0	140.0	140.0	140.0	138.0	140.0	140.0
	K^+	2.0	2.0	2.0	2.3	2.0	2.0	2.0
	Ca^{++}	3.0	2.5	2.8	2.6	2.5	3.0	2.8
	Mg^{++}	1.0	1.0	1.0	1.2	1.0	1.0	1.3
	Cl^-	110.0	114.5	112.25	113.9	110.0	113.0	113.9
	CH_3COO^-	8.0	8.0	8.0	4.2	8.0	10.2	6.0
	HCO_3^-	30.0	25.0	27.5	30.0	28.0	25.0	28.0
	ブドウ糖（mg/dL）	100.0	150.0	125.0	150.0	100.0	100.0	150.0

製品名		D ドライ			AK ソリタ	
		2.5S	2.75S	3.0S	D	F
メーカー		日機装			陽進堂	
希釈時の濃度	Na^+	140.0	140.0	140.0	140.0	143.0
	K^+	2.0	2.0	2.0	2.0	2.0
	Ca^{++}	2.5	2.8	3.0	3.0	2.5
	Mg^{++}	1.0	1.0	1.0	1.0	1.0
	Cl^-	112.5	112.8	113.0	111.0	112.0
	CH_3COO^-	8.0	10.0	8.0	10.0	9.0
	HCO_3^-	25.0	25.0	25.0	25.0	27.5
	ブドウ糖（mg/dL）	100.0	100.0	100.0	100.0	100.0

3 透析液の形態

●アルカリ化剤に酢酸を用いた透析液の場合は，透析液原液は1剤のみとなりますが，重炭酸を用いた場合は，炭酸カルシウム析出の問題からA剤とB剤の2剤に分けて使用直前に混合します．A剤は重炭酸を含まない透析液の原液，B剤は重炭酸となります．

●透析液の保管場所の削減，輸送および医療従事者の省力化等から，**粉末型透析液が主流になっていま**す．粉末型には，A剤，B剤の2剤タイプとブドウ糖濃度の安定化のためA剤をさらにブドウ糖とそれ以外に分けた3剤タイプ（A1剤，A2剤，B剤）があります．3剤タイプの場合は，ブドウ糖濃度を調節できるといった利点があります．

4 透析液の浸透圧

●溶液の浸透圧は，その単位容量内に存在するイオンや非電解質の分子の数を総和したものに比例します．透析液の浸透圧は，透析液中の電解質，非電解

表3 無酢酸透析液

		無酢酸透析液	重炭酸型補充液	無酢酸透析液
製品名		バイフィル S	バイフィル専用炭酸水素ナトリム補充液	カーボスター透析剤 L・M
メーカー		味の素		
希釈時の濃度 (mEq/L)	Na^+	139.0	166.0	140
	K^+	2.0	－	2
	Ca^{++}	3.3	－	3
	Mg^{++}	1.0	－	1
	Cl^-	145.30	－	111
	$Citrate^{3-}$	－	－	2
	HCO_3^-	－	166.0	35
	ブドウ糖 (mg/dL)	100.0	－	150

表4 補充液組成表

		重炭酸型補充液		酢酸型補充液
製品名		サブラッド BSG	サブパック Bi	サブラッド A
メーカー		扶桑	ニプロ	扶桑
希釈時の濃度 (mEq/L)	Na^+	140.0	140.0	140.0
	K^+	2.0	2.0	2.0
	Ca^{++}	3.5	3.5	3.5
	Mg^{++}	1.0	1.0	1.5
	Cl^-	111.00	113	107.0
	CH_3COO^-	3.5	3.5	40
	HCO_3^-	35.0	35.0	－
	ブドウ糖 (mg/dL)	100.0	100.0	－
浸透圧（理論値）				297.6

質の浸透圧の総和です．
- 電解質は，溶液中では陽イオンと陰イオンに分かれて存在していますが，100％分かれているわけではなく，**溶液中にそれぞれ一定の割合（解離係数）で解離して存在**しています（図1）．また，浸透圧は，溶液の温度や気圧によっても変化します．このため，理論値と実測値は異なるのです．

キンダリー透析剤 AF-2D 号の浸透圧

Na⁺	K⁺	Ca⁺⁺	Mg⁺⁺	Cl⁻	CH₃COOH⁻	HCO₃⁻	C₆H₁₂O₆
電解質濃度（mEq/L）							ブドウ糖 (mg/dL)
140	2	3	1	110	8	30	100
ミリモル濃度（mmol/L）							
140	2	1.5	0.5	110	8	30	5.55

キンダリー AF-2D 号の浸透圧は
140+2+1.5+0.5+110+8+30+5.55=297.55 mOsm/L となります

生理食塩液の浸透圧

溶液中の NaCl は Na⁺ と Cl⁻ に解離するので，1M の浸透圧は 2 osm となります．
Na=22.990　Cl=35.453　NaCl=58.452
生理食塩水　0.9％食塩水=9×1000/58.452
　　　　　　　　　　　　＝154.0 mM/kg
154×2＝308 mOsm/L（理論値）
この濃度における塩化ナトリウムの解離係数：0.93
　（154×2）×0.93＝285 mOsm/L

図1 浸透圧の計算

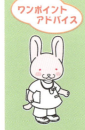

ワンポイントアドバイス
- 粉末型透析液を使用する場合は，安定した原液濃度の調整や，透析原液・透析用希釈水の清浄化に気をつけましょう．
- 透析液の浸透圧に強く関与しているのが NaCl です．実測値の約半分がナトリウム濃度と考えていいでしょう．

参考文献
1) 甲田 豊：透析液と補充液（組成を中心に）．"血液浄化療法ハンドブック 改訂第2版" 透析療法合同専門委員会 編著．協同医書出版社，pp 121-129, 2001
2) 山家敏彦 他：透析液および補充液の組成．"急性血液浄化法徹底ガイド" 篠崎正博，秋澤忠男 編．総合医学社，pp 36-41, 2006
3) 透析液各社添付文書（扶桑薬品，味の素ファルマ，ニプロ，日機装）
4) 平沢由平 監，信楽園病院腎センター 著：VI 透析液．"透析療法マニュアル 改訂第5版" 日本メディカルセンター，pp 145-153, 1999
5) 大田和夫 他：2 透析液の組成．"人工腎臓の実際 改訂第4版" 南江堂，pp 16-24, 1993

2章 透析療法の理論，実践について

Q15 RO水に含まれているエンドトキシンの基準値を教えてください

A 近年，オンラインHDFや間歇補充型HDF（I-HDF）等の，オンライン補充液を使用した治療が普及してきており，透析用水ならびに透析液の清浄化は必要不可欠となっています．透析用水中のエンドトキシン基準値は 0.050 EU/mL 未満と定められています．

エビデンスレベル I

回答者
内田隆行
堀籠啓太

1 エンドトキシンについて

- エンドトキシン（ET）はグラム陰性菌を構成する細胞壁外膜の成分で，医薬品分野では発熱性物質として捉えられており，極めて微量の混入によって発熱を引き起こすことから，注射剤等において厳重な管理が求められています[1]．
- 透析液中のET値と患者の予後を解析した結果，ET値が 0.001 EU/mL 未満に維持されている施設で治療を受けた患者群は，ET値が 0.100 EU/mL 以上の施設で治療を受けた患者群よりも，1年生存率が顕著に高い[2]との報告があり，清浄化対策は非常に重要です．

2 透析液清浄化に関するガイドライン

- 日本透析医学会は，2008年に「**透析液水質基準と血液浄化器性能評価基準2008**」の中で**生物学的汚染基準**を公表しました．以降，生物学的汚染の対策に主眼がおかれ生菌数とETの測定が行われてきました．
- 透析用水は生物学的汚染基準と**化学的汚染基準**の水質を満たす必要があります．化学的汚染物質管理は原水，ならびに透析用水作製装置（RO装置）に依存していますが，RO装置の管理に関しては，各製造業者・透析施設に委ねられていました．そのような状況を鑑みて，2016年には，「**2016年版 透析液水質基準**」が公表され，**化学的汚染物質**とRO装置の管理に対する新しい基準が追加されました．

3 透析用水とRO装置の管理基準について

a）生物学的汚染基準

- 生物学的汚染基準は，生菌数とETで評価するとされています（表1）[3]．
- 日本透析医学会は，基本的にすべての血液透析療法において超純粋透析液の基準を満たす透析液を使用することを推奨しています．

b）化学的汚染基準

- 化学的な汚染物質が生体に与える影響に関して代表的なものには，アルミニウムによる脳症・骨軟化症，クロラミン・銅・亜鉛による溶血性貧血，フッ素による掻痒症・心室細動等があります．透析用水の化学的汚染基準については，国際標準化機構（ISO）によるISO13959に22項目が示されています．「2016年版 透析液水質基準」では22項目のうち，透析での毒性が報告されている12項目を管理対象項目として定めています（表2）[3]．水道法による規制に基づき供給される原水を使用する場合においては，供給水源の化学的汚染物質濃度が透析用水の基準より高い場合には，測定結果の推移を注視する必要があります．

c）残留塩素濃度測定

- 残留塩素に関しては，これまで遊離塩素を測定することが一般的でした．しかし，供給水源によってはアンモニア態窒素が含まれることがあり，消毒用の遊離塩素と結合し結合塩素（クロラミン）が生成されます．クロラミンがRO装置の処理能力を超えた場合には透析液中に混入する可能性は否定できず，

溶血が発生した事例も報告されていることから，総残留塩素測定が推奨されています[3]．

d）RO装置の管理基準

●「2016年版 透析液水質基準」では，RO装置を構成するユニットの管理基準が記載されています（**表3**）．各施設の透析機器安全管理委員会には，これらの基準を遵守し，適切な管理を行うことが求められています．

表1　生物学的汚染基準の到達点

	生菌数 (CFU/mL)	エンドトキシン濃度（EU/mL)
透析用水	100 未満	0.050 未満
標準透析液	100 未満	0.050 未満
超純粋透析液	0.1 未満	0.001 未満 （測定感度未満）
透析液由来オンライン調整透析液 （オンライン補充液）	無菌	無発熱物質 （無エンドトキシン）

（文献3を参照して作成）

表2　化学的汚染基準と水道水質基準

グループ	カテゴリー	化学的汚染物質	最大濃度 (mg/L)	
			透析用水化学的汚染基準（ISO基準）	水道水質基準
第1グループ	透析での毒性が報告されている汚染物質	アルミニウム	0.01	0.2
		総塩素	0.1	基準なし
		銅	0.1	1
		フッ素化合物	0.2	0.8
		鉛	0.005	0.01
		硝酸塩（asN）	2	10
		硫酸塩	100	基準なし
		亜鉛	0.1	1
第2グループ	透析液に通常含まれている電解質	カルシウム	2	300
		マグネシウム	4	硬度成分として設定
		カリウム	8	基準なし
		ナトリウム	70	200

（文献3より改変）

表3　水および機器・ユニットの管理基準

	管理対象	管理内容	管理基準	管理間隔他
水	供給水源	水道水質基準	水道水質基準に適合	水道法施行規則に従う
	原水	水道水質基準 化学的汚染基準[1,2]	水道水質基準に適合	2016年度 透析液水質基準本文参照
	RO原水	電気伝導率[3]	なし	毎月
	RO水	電気伝導率[4]	25 μS/cm，2.5 mS/m以下〈25℃補正値〉 ・アラートレベル[5] 12.5 μS/cm，1.25 mS/m以上〈25℃補正値〉	透析施行日
	透析用水	生物学的汚染基準	生物学的汚染基準に適合	2016年度 透析液水質基準本文参照
		化学的汚染基準[1,2,6]	化学的汚染基準に適合	2016年度 透析液水質基準本文参照
装置	プレフィルタ	プレフィルタの圧力損失，圧力または流量	製造業者の管理基準	透析施行日
	軟水装置	処理水硬度	青色に着色すれば適合	透析施行日
		塩タンク内の不溶解塩	不溶解塩が存在すること	透析施行日
	活性炭ろ過装置	残留塩素	出口水の総塩素が 0.1 mg/L 未満[7]	透析施行日
	ROユニット	RO阻止性能 ＊電気伝導率または電気伝導率の阻止率のいずれかに適合すること	RO水の電気伝導率 25 μS/cm，2.5 mS/m以下〈25℃補正値〉 ・アラートレベル[5] 12.5 μS/cm，1.25 mS/m以上〈25℃補正値〉	透析施行日
			ROユニットの電気伝導率阻止率[3]（93％以上）	毎月
		RO水量	製造業者の管理基準	透析施行日
	紫外線殺菌灯	ランプ（点灯時間と点灯確認）	製造業者の管理基準	透析施行日

1) 装置設置時は適合していることを確認する．また，供給水源を変更した場合は原水および透析用水の化学的汚染物質の濃度が変わる場合があるので，必ず化学的汚染物質を測定すること．
2) 原水条件に変更があった場合（例：災害発生後など），原水および透析用水の化学的汚染物質を測定する．
3) RO阻止性能をROユニットの電気伝導率阻止率で管理する場合．
4) 電気伝導率阻止率で管理する場合はROユニットの電気伝導率阻止率が93％以上であること．
5) アラートレベルを超過した場合にはその原因を調査・確認する．
6) 化学的汚染基準を超過した場合，ROモジュールの交換など対策を講じること．
7) 原水も測定し，総塩素濃度が1 mg/L以上になった場合，測定頻度を透析治療ごとに変更する．

（文献3より引用）

化学的汚染物質の管理では，自施設の供給水源を確認し，定期的に水質検査結果を注視することが大切です．またRO膜ではすべての化学的汚染物質の除去はできないため，RO膜の阻止能を把握しておくことも大切です．

参考文献

1) 棚元憲一：エンドトキシンと医薬品の品質管理．国立衛研報第126：19-33, 2008
2) Hasegawa T et al：Dialysis fluid endotoxin level and mortality in maintenance hemodialysis：nationwide cohort study. Am J Kidney Dis 65（6）：899-904, 2015.
3) 峰島三千男 他：2016年版 透析液水質基準．透析会誌 49（11）：697-725, 2016

2章 透析療法の理論，実践について

Q16 HDF（血液透析濾過）の適応は？

ある地方で，ドクターが「HDFはこんなにも素晴らしい」という話を透析患者にしたら，たくさんの患者さんに「自分もHDFにしてくれ」と言われて困ったという話を聞きましたが，本当にHDFが必要で有効な患者さんは，どのような患者さんなのでしょうか？

A 現在ではHDF療法は標準的治療法の一つと考えられ，ほぼすべての透析患者さんに適応となります．積極的に導入してみましょう．

エビデンスレベルⅠ

回答者
金森成水

1 HDFの割合

- HDF療法はオンラインHDFとI-HDF（間歇補充型血液透析濾過）に分けられます．2011年頃まではHDF療法は全体の5％程度でしたが，2012年の診療報酬改定以降，急速に増えて2022年には透析患者全体の過半数（55.1％）を超えています[1]（表1）．その内訳は，オンラインHDF 69.0％，IHDF 29.7％となっています．現在では，標準的な透析方法として広く行われています（図1，2）．
- HDFの割合が急速に増えた原因は診療報酬の改定だけではなく，透析専門の医療スタッフの教育レベルの向上，機器の進歩も大きな要因です．

2 HDFの利点

- HDFではHD（血液透析）では除去しきれない，中分子〜大分子までの幅広い物質を除去することができます．さらにオンラインHDFを用いて大量の濾過液を確保することで，HDと同等の小分子物質の除去が可能となります．またオンラインHDFを行うためには透析液の徹底した清浄化が必須であるためエンドトキシンや酸化ストレスをひき起こす物質などが体内へ入ることを防ぐことができます．
- これらにより透析低血圧の軽減の可能性[2]，除去効率の増加による透析アミロイドーシスの予防効果[3]等が得られています．さらに希釈の方法や量などの解析に課題が残るものの生命予後が改善する可能性

も報告されています[4]（表2）．
- いわゆる透析困難症の改善に効果的です．除水量の多い患者の低血圧や洞性頻拍症，下肢痙攣などを軽減する効果があります．
- 濾過液の清浄化管理には，高度な知識と緻密なスケジュール管理が必須です．また定期的な見直しにより問題点が発見されることも多くあります．

3 HDFの適応

- HDFの絶対的な適応，非適応の基準はありません．向き，不向きと置き換えて考えてみたほうがよいかもしれません．HDF療法の欠点を一つ挙げるとすればアルブミンが除去されることです．食事の自己管理が難しく，活動性も低い方は向いていない可能性があります．
- しかしHDFを行うことによって（体調がよくなり）活動性が上がり，生活全般に改善がみられることもあります．自己管理の意欲が上がるケースもあります．一見不向きなケースでも，直ちに適応外とは考えないほうがよいでしょう．患者への丁寧な説明と同意により試みてもよいケースが多くあるでしょう．
- 若い方などで数十年の長期透析が予想される方は幅広い分子量の物質を除去できる利点が発揮できる可能性があり積極的な対象者となります．まずはすべての患者に適応と考慮してみる，という方法もよいのかもしれません．

表1 2022年現在のHDF療法の普及率

HD	144,337人（41.5%）
HDF	191,492人（55.1%）
その他	1,114人（0.3%）

表2 HDFの利点・欠点

利点
・透析低血圧の軽減 ・透析アミロイドーシスの予防 ・生命予後改善の可能性
欠点
・アルブミンの漏出

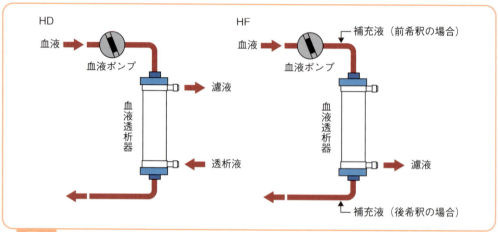

図1 HDとHF

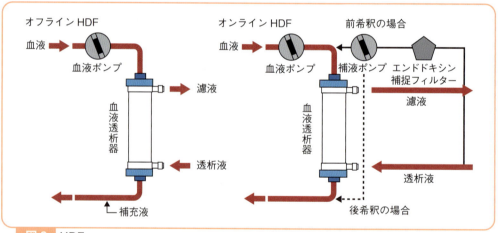

図2 HDF

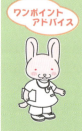

ワンポイントアドバイス

HDF療法は優れた治療法です．積極的に試みることができます．透析液清浄化の確実な管理，スタッフや医師の熟練性などが必須となります．定期的な勉強会や施設管理の維持向上に努めましょう．

参考文献

1) 日本透析医学会：わが国の慢性透析療法の現況（2022年12月31日現在）．透析会誌 56（12）：473-536, 2023
2) Locatelli F et al：Hemofiltration and hemodiafiltration reduce intradialytic hypotension in ESRD. J Am Soc Nephrol 21：1798-1807, 2010
3) Locatelli F et al：Comparison of mortality in ESRD patients on convective and diffusive extracorporeal treatments. Kidney Int 55：286-293, 1999
4) Kikuchi K et al：Predilutin online hemodiafiltration is associated with improved survival compared with hemodialysis. Kidney Int 95：929-938, 2019

2章 透析療法の理論，実践について

Q17 透析後半の血液濃縮はどのように解決したらよいでしょうか？

65歳の男性，狭心症，虚血性心疾患，7年前に急性心筋梗塞で冠動脈バイパスを受けている患者さんです．HDF 4時間，10L，Ht 35％，血流 200 mL/分で行っていますが，3時間を経過した頃から血液の濃縮がみられ，静脈圧が 250 mmHg 以上に上昇してしまいます．血液量を上げるべきでしょうか？ あるいは補充液の注入量を下げるべきでしょうか？

A 血液濃縮は除水により循環血漿量が減少したことで起こります[1,2]．まず最初に補充液の注入量を下げ，それでも静脈圧が下がらない場合は血液流量を下げるようにしましょう．患者さんのHt値が高いときには，総補充液量の再考も必要です．

エビデンスレベル I

回答者 安藤勝信

1 HDF前希釈法と後希釈法の違い

- 血液透析濾過療法（hemodiafiltration：HDF）は，血液透析（HD）と血液濾過（HF）を同時に行う治療法です．溶質除去の原理は拡散と限外濾過で，小分子量物質から低分子蛋白領域まで優れた除去特性をもつ治療法です．
- HDFには，ボトルあるいはバッグタイプの市販の置換液を用いるオフラインHDFと透析液を清浄化して置換液として用いるオンラインHDFがあります．
- オフラインHDFは，通常5～10 L/sessionの置換液を用い，後希釈法で行われます．
- オンラインHDFは，透析液の注入部位により前希釈法と後希釈法に分かれます．前希釈法では50 L/session程度の置換が可能で，40 L/session以上で血液透析と比べ1年後の生命予後がよいという報告があります．
- 前希釈法では置換液で希釈された血液がヘモダイアフィルタで濾過されるため，膜の目詰まりは少ないと考えられます．後希釈法ではヘモダイアフィルタの内部は常に血液濃縮状態を示し，静脈チャンバで置換液と攪拌されるために，前希釈法と比較して静脈圧の上昇は高いと考えられます．

2 バスキュラーアクセス再循環による血液濃縮

- 血液濃縮には，バスキュラーアクセス再循環も考えられます．
- 再循環とは，ダイアライザーを通過して透析された血液を静脈側へ返したときに，再び動脈側に透析された血液が取り込まれる現象です．
- 再循環時は局所の血液が透析回路内を循環するため，透析と除水により血液濃縮が早く起こり，小中分子量物質の除去効果が見かけ上，よく見える現象が起きます．
- バスキュラーアクセス再循環の原因
  ①動脈側と静脈側の穿刺位置が近い
  ②動脈回路と静脈回路を反対に接続
  ③静脈側穿刺部上流の血管に狭窄や閉塞がある
  ④シャント流量の低下

3 血液濃縮度，循環血液量変化率を持続的に測定する装置（血液量モニタ，表1）

- Crit Sign Monitor：CSM
- JMS社製のヘマトクリット（Hct）連続測定装置は，専用のチャンバーにて近赤外線を用い，透過光をHctに換算しています（図1①）．モニタ開始時を基準とし透析中のHctの推移より循環血液量の変化率を算出します．

表1 各社循環血液量モニタ

	クリットサインモニタ (JMS)	BV計 (日機装)	ブラッドモニタ (東レ・メディカル)	ブラッドモニタリングセンサ (ニプロ)
測定方式	キュベット	血液回路	キュベット	血液回路
波長	3波長 (LED)	2波長 (LD)	3波長 (LED)	1波長 (LED)
受光部測定方式	透過光強度	透過光・反射光強度	反射光強度	透過光強度
Ht値 (%)	○	○	○	○
⊿BV (%)	○	○	○	○
vSO₂ (%)	○	○	—	—
血液温度 (℃)	—	—	○	—
Hb値 (g/dL)	—	—	○	○
BV除水制御・連動	○	○	—	—
PRR測定	○	○	—	—
再循環率測定	—	○	—	—

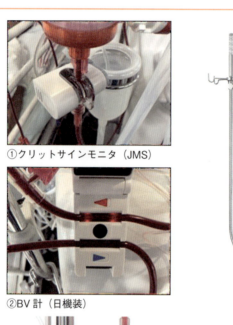
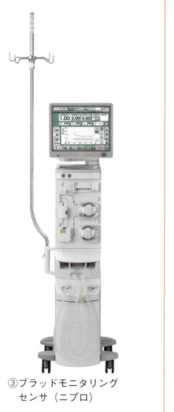

①クリットサインモニタ (JMS)

②BV計 (日機装)

③ブラッドモニタリングセンサ (ニプロ)

④ブラッドモニタ (東レ・メディカル)

図1 各社血液量モニタ

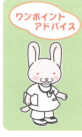

ワンポイントアドバイス

透析後半の静脈圧上昇の原因としては，除水量が多いとき，バスキュラーアクセス再循環が起こっているとき，また，抗凝固薬の不足や発熱などにより静脈回路内凝固が進んだときも静脈圧上昇の原因となります．その他，患者さんのHctが高いときにも注意が必要です．

- ブラッドボリューム（BV）計
- 日機装社のブラッドボリューム計は，血液の流れる血液回路に近赤外光を照射し，その反射光の強度を測定し，Hct に換算しています（図1②）．BV 計は，透析開始時を基準として循環血液量変化の増減を百分率で表示しています（図2）.
- ブラッドモニタリングセンサ：BMS
- ニプロ社の BMS はセンサー部に動・静脈回路を装着し測定します．近赤外光を用い，透過光の強度から Hct に換算しています．Hct の濃縮度から循環血液量変化を表示します（図1③）．
- ブラッドモニタ：BLM
- 東レ社のブラッドモニタは，専用の回路をセンサー部に装着し近赤外光を照射し，その反射光の強度を測定し，Hct に換算しています．Hct の濃縮度から循環血液量変化を表示します（図1④）．
- 血液量モニタは，透析中の赤血球数が変化しないこ とを前提に使用する装置のため，輸血や回路凝固があった場合は，その後の測定値は使用しないなどの検討が必要です．

4 バスキュラーアクセス再循環を測定する装置と方法

- ブラッドボリューム計（日機装）
- 測定はスイッチを1回押すだけで開始から終了まで行われます．血液流量 100〜400 mL/分の範囲で測定が可能です．
- 透析モニターHD 03（ニプロ）
- 動静脈血液回路にクリップ式超音波センサを装着し，静脈回路より生理食塩液 10 mL を約 5〜6 秒間で注入後，静脈側と動脈側のセンサでの血液希釈率を測定します．希釈曲線面積の比にて再循環を計算します．
- ブラッドモニタ（東レ・メディカル）
- 清浄化透析液または生理食塩液で希釈した血液をマーカとして，血液体外循環中の再循環率を測定します．
- 採血によるバスキュラーアクセス再循環の測定方法
- 尿素希釈法による測定法[参考文献3]（表2）です．

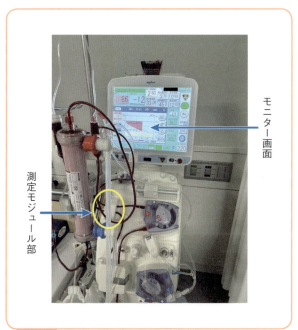

図2　ブラッドボリューム計

表2　尿素希釈法による再循環率の測定法

血液透析開始後 30 分に限外濾過を停止して測定する．
a. 動脈側（A）と静脈側（V）からサンプルを採血する．
b. 採血後，すぐに血流量を 120 mL/分に低下させる．
c. 血流を下げた 10 秒後に血液ポンプを停止する．
d. 動脈側サンプルポートの下流をクランプする．
e. 動脈側サンプルポートよりサンプルを採血する（S）．
f. クランプをはずし，血液透析を再開する．
g. A, V, S の尿素窒素濃度を測定し，再循環率（R）を計算する．

再循環率　$R\,(\%) = (S-A)/(S-V) \times 100$

（参考文献3より引用）

引用・参考文献

〈引用文献〉
1) 安藤勝信：物質移動原理と各種血液浄化法．第16回血液透析技術基礎セミナーテキスト．pp 6-10, 2012
2) 安藤勝信 他：血液透析におけるモニタ．医工学治療 20（3）：201-205, 2008

〈参考文献〉
1) 土田康博 他：CLIT-LINE による HDF 時の循環動態の検討．腎と透析 43（別冊）：86-89, 1997
2) 田部井 薫 他：除水による蛋白濃縮度の意義の検討．透析会誌 32（7）：1071-1077, 1999
3) 日本透析医学会：2011年版慢性血液透析用バスキュラーアクセスの作成および修復に関するガイドライン．透析会誌 44（9）：889-893, 2011

2章　透析療法の理論，実践について

Q18 シャントを長く使用するためのシャント管理，治療について教えてください

血液透析の継続のためには，良好なバスキュラーアクセス作製とそれを維持することが必要です．そのためには日頃から適切なシャント穿刺とモニタリングを行い，そしてよいタイミングでの修復処置が大切です．

エビデンスレベルⅡ

回答者
中里優一

1 シャント合併症とその対応

- シャント使用に伴う主な合併症を**表1**に示します．
- **シャント狭窄・閉塞の好発部位**は，①動静脈吻合部付近，②頻回穿刺部，③肘関節付近，④人工血管の末梢側吻合部付近です．透析が十分に実施できないのであれば，バルーンカテーテルを用いた**経皮経管的血管形成術（PTA）**または手術による血行再建（**表2**）が必要になります．その際，手術では可能な限り自己血管を使用し，吻合は末梢側で行います．
- **シャント瘤**の多くは，特定の部位を繰返し穿刺することで発生します．穿刺部位を分散させる必要があり，血管壁が薄くなり破裂する危険がある場合にはシャント閉鎖を考慮します．
- **静脈高血圧症**は，中枢側での静脈狭窄・閉塞で起きるため，腋窩部を含むシャント造影が有用です．スティール症候群およびシャント血流過剰については，症状によりシャント閉鎖を含めた治療を考慮します．
- 皮膚のかぶれには，消毒薬・固定テープの変更，穿刺部位の変更を行います．シャント感染が疑われる場合には，近傍の穿刺を避け，抗生剤の全身投与を行います．人工血管の感染では，グラフト除去も考慮に入れた注意深い対応が必要です．

2 シャント穿刺法

- 透析治療を長期継続していくためには，適切な穿刺を行うことも重要です．

a) 手術後の待機期間

- 自己血管を使用して作製した初回シャントは，血管が成熟するまで術後最低14日間穿刺を控えたほう

が開存率が高いようです．**動脈の表在化**では，さらに長期間穿刺を控えるべきです．**人工血管**では，材質により異なりますがePTFEではやはり14日以上の待機が必要とされています．創の回復，血管の状態をよく観察したうえで穿刺開始日を決めてください．初回穿刺の失敗は，その後のシャント不全の原因にもなり得ます．

b) 穿刺部位

- 原則として吻合部直近を避け，毎回穿刺部位を変えるようにします．人工血管・表在化動脈でも同様で，近接部位の反復穿刺はグラフトの寿命を短縮させ，表在化動脈では動脈瘤を生じさせやすくします．
- シャント血管の状態が悪く，限られた部位にしか穿刺できない場合には，逆に毎回全く同一の穿刺ルートを使用する**ボタンホール穿刺**を試みてよいでしょう．

c) 穿刺針

- 表在化動脈と人工血管の穿刺では，損傷を最小限にするため，脱血量・静脈圧等に問題がなければ，比較的細い穿刺針の使用が望まれます．

d) 止血

- 未熟なシャント，止血不良のシャントでは，抜針後に血流途絶や血腫形成が起きないよう，注意深い圧迫止血が必要です．

3 シャントのモニタリング，管理

- シャントトラブルを最小にするためには，日頃の観察が重要です．そのポイントは，以下のようになります．
  ・患者さんに狭窄・閉塞の早期発見のために毎日シャント音を確認することを指導します．

- 穿刺時に毎回聴診，触診を行い，その変化から狭窄や感染の徴候の発見に努めます．
- 穿刺部付近の皮疹には早期に対応します．
- 高い**静脈圧**はシャントより中枢側での狭窄を示唆するため，その推移に注意します．
- 過度の貧血治療，透析中の著しい血圧低下と血液濃縮を避けるようにします．
- シャント狭窄が疑われる場合，透析効率が低い場合には超音波検査による上腕動脈の**血流量（FV）**と**血管抵抗指数（RI）**の測定，および**再循環率**の測定が参考になります．
- これらの所見の経時的変化から，PTAや手術の必要性を判断することになります．スタッフ間で情報を共有できる記録も大切です．また，穿刺部位決定，修復方法決定には**超音波検査やシャント造影（図1）**が役立ちます．

表1 シャントに関連する合併症とその症状

合併症	症　状／徴　候
シャント狭窄	狭窄音，シャント音・thrillの減弱，シャント血流量の低下 狭窄より末梢側での血管拡張，静脈圧上昇，止血不良
シャント閉塞	シャント音消失，血栓性静脈炎による疼痛・硬結
シャント瘤	穿刺部または動静脈吻合部での血管拡張
静脈高血圧症	シャント側の腕・手指の腫脹・疼痛（sore thumb syndrome），静脈圧上昇
スティール症候群	シャント肢手指の冷感・疼痛・血色不良
過大シャント	シャント血管の発達，心悸亢進
皮膚のかぶれ	消毒薬塗布部・テープ貼付部の皮膚炎
シャント感染	穿刺部付近の発赤・疼痛・腫脹・排膿，皮膚のびらん

表2 バスキュラーアクセスの種類

- 自己血管使用動静脈瘻
  - 標準的：前腕末梢橈側，タバチエール
  - 二次的：前腕中央部，前腕末梢尺側，肘窩部，上腕
- 人工血管使用動静脈瘻
- 表在化動脈
- 血管内留置カテーテル

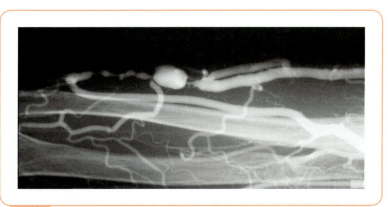

図1　シャント造影により複数の狭窄部とシャント瘤が認められた症例

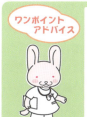

ワンポイントアドバイス
バスキュラーアクセスを良好に維持することは，透析患者の生命予後に影響する重要なポイントです．透析スタッフの技術と知識の向上とともに，患者さんの状況についてスタッフ間で情報を共有することが大切です．

参考文献

1) 日本透析医学会：2011年版慢性血液透析用バスキュラーアクセスの作製および修復に関するガイドライン．透析会誌　44(9)：855-937, 2011

2章 透析療法の理論，実践について

Q19 透析中のシャント肢の血管痛の原因は何ですか？ また その改善方法はありますか？

A 血管痛の原因は多様です．各種の透析条件の変更や鎮痛薬の投与を個々の患者さんで試してみることになりますが，シャントのPTAや手術，ペインクリニックへのコンサルトが必要となる症例もあります．

エビデンスレベルⅢ

回答者
山路安義

1 血管痛の原因は多様

- 血管痛の原因は多様です．シャント血流が原因の血管痛もあり，シャント血管のPTA（経皮経管的血管形成術）や手術で改善するものもあります．一方で，**原因がはっきりわからない例も稀ではありません**．
- 痛みは自覚症状であり，穿刺部位，透析中の体位，維持体重，透析膜等の透析条件の変更や鎮痛剤の投与を，個々の患者さんで試してみることになりますが，ペインクリニックへのコンサルトが必要となる症例もあります．

2 原因の明らかな血管痛

- 原因の明らかな血管痛の例を列挙してみます．

a）穿刺針の影響

- いろいろな条件で，穿刺針と関連した痛みが起きることがあります．血管と穿刺針の状況を細かく観察しましょう．
- 稀には穿刺に伴い神経損傷が起きることがあります．上腕内側の尺側皮静脈の近傍には神経が走行しており神経損傷のリスクが高く，また，体幹寄りでは筋膜下を走行しているので出血によりコンパートメント症候群（局所の圧上昇による組織障害）をひき起こすことがあります．
- **肘より体幹寄りの上腕で穿刺をするときは，内側の静脈の穿刺は極力回避し，外側の橈側皮静脈を用いましょう（図1）**．

b）静脈高血圧による浮腫

- シャント側の上肢の浮腫と疼痛がある場合は，シャント血管の高血圧を合併している可能性があります．
- 中枢側の静脈に狭窄がある場合はPTAが行われたり，過大なシャント血流が原因の場合は，外科的な対応を行う場合もあります．

c）血栓形成による炎症

- 血栓が形成された直後は，感染を伴わなくても数日にわたり血栓形成部位に痛みや圧痛を認めることがあります．

d）感　染

- 穿刺部位の血管と皮膚の感染は痛みを伴わない場合もありますが，アクセスの破裂のリスクが高く，緊急手術を行う場合も稀ではありません．
- アクセス内，特にグラフト内の感染は危険な病態であり，緊急手術の適応となります．
- 血管の感染ではありませんが，シャント肢の蜂窩織炎も珍しいことではなく，発赤と疼痛を伴います．

e）スチール症候群とソアサム症候群

- 血管痛ではありませんが橈骨動脈を用いた手根部のAVFと関連した手・指の疼痛をきたす病態です．スチール症候群では尺側動脈からの血流が手の弓状動脈を介して逆行性にAVF（自己血管使用動静脈瘻）よりシャント血管に流入し，指への動脈血流が低下して虚血が起こる病態です（図2）．
- ソアサム（sore thum）症候群ではシャント血管の狭窄・閉塞により，狭窄部より末梢の静脈分枝から手方向へのシャント血流が増加，静脈高血圧となり，手の腫脹や疼痛をきたします．

3 原因が明らかではない血管痛

- 上記のような明らかな原因がないものの，透析を開始すると血管の痛みを訴える患者さんがいます．
- 透析と関連した末梢循環の低下や，ダイアライザーの生体適合性が問題となっている可能性もあり，透析条件の変更により症状が軽快する例もあります．
- 疼痛は個人的な症状です．エデンスはほとんどない分野ですが，仮にエビデンスがあったとしても，個々の患者さんの疼痛が軽減すればよいので，集団としての確率を語るだけのエビデンスは医学常識と同じように，参考にしかなりません．

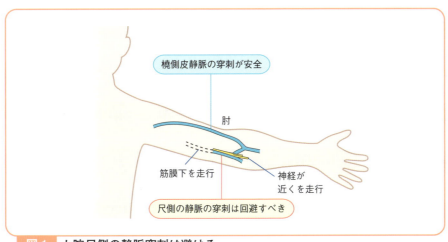

図1 上腕尺側の静脈穿刺は避ける

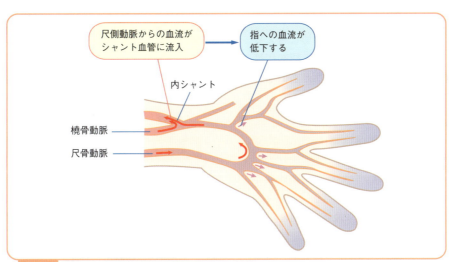

図2 スチール症候群

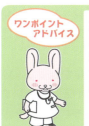

ワンポイントアドバイス
エビデンスの少ない分野ですが，痛みの問題は個々の患者さんの問題であり，エビデンスだけで解決できる問題ではありません．エビデンスや医学的な常識を参考としながら，対応を工夫しましょう．

参考文献

1) 特集バスキュラーアクセス UpToDate. 腎と透析 94（2），2023
2) 春口洋昭：透析ナースがいまさら聞けないシャントのギモン（透析ケア別冊）．メディカ出版，2023
3) 日本透析医学会：2011年版慢性血液透析用バスキュラーアクセスの作製および修復に関するガイドライン．透析会誌 44（9）：855-937, 2011

2章 透析療法の理論，実践について

Q20 ダブルルーメンカテーテルの長期使用について教えてください

針を刺されることを拒否し，ダブルルーメンカテーテルを希望する患者さんに対して，長期に使用することは可能でしょうか？ また長期用のものがあるか教えてください．

A. カフ型カテーテルの欠点は，血栓症による閉塞とカテーテル感染の頻度が高いことです．カテーテル感染は，敗血症を誘発して重篤化することもあり，カフ型カテーテルの選択は慎重に行うべきです．

エビデンスレベルI

回答者
川﨑小百合
栗原 怜

1 カフ型カテーテルの適応

- 日本透析医学会の「慢性血液透析用バスキュラーアクセスの作成および修復におけるガイドライン（2011年）」では，その適応を下記のように定めています．
    ① AVF（内シャント）や AVG（人工血管使用の内シャント）が造設不能な症例
    ② 患者さんの病態から本方法が最も適切と考えられる症例：高度の心不全，四肢拘縮・認知症等による穿刺困難，事故抜針のリスクが高い場合等
    ③ 小児例

2 カフ型カテーテルの利点と欠点

- 利点：穿刺時痛や穿刺の失敗がないこと，循環動体への影響が少ないことです．
- 欠点：感染のリスクが高いこと（後述），血栓症による血流不全（脱血や返血の不良），再循環による透析効率の低下，カテーテルの劣化・損傷，日常生活の不便さ等です．
- 最大の留意点はカテーテル感染の発症率が高く，菌血症のよる死亡率も高いことです．Ocak ら[3]は，カテーテル透析患者は AVF 患者より死亡率が高く，特に65歳以上の高齢者で顕著であったと報告しています（図1）．

3 カフ型カテーテルの種類（図2）

- カフ型カテーテルはフェルトなどでできたカフが皮下組織と癒着することで容易に抜けず，血管刺入部から出口部までの距離が保たれることで細菌感染を防止しています．現在，多くの血液透析用カテーテルが販売されており，素材はシリコンからポリウレタンが使用されています．内腔にウロキナーゼ固定をすることで，血栓形成を抑制するものもあります．

4 挿入方法

- 通常は右内頸静脈を用いますが，入れ替えの際等は左内頸静脈や大腿静脈を用います．
- 手術室あるいはそれに準じた清潔な場所で無菌的に，また X 線透視下や超音波ガイド下で慎重に行います．

5 管理上の注意点

- 透析終了後は，ヘパリンをカテーテル内に充填させます．血栓による血流不全時には，ウロキナーゼ溶解液の充填で血栓の溶解を試みます．
- 適切な消毒液で出口部を消毒した後0.5％を超える濃度のクロルヘキシジンを含有するアルコール，滅菌ガーゼで保護し，テープで固定します．
- 原因不明の発熱はカテーテル感染を疑い，血液培養検査を実施した後に適切な抗菌薬を投与します．発熱を繰り返す場合，血液培養検査が陽性の場合は速やかにカテーテル抜去が必要です．
- カテーテル先端部は脱血と返血の部位が近接しているため，透析効率の減少が起きる可能性があります．このため，透析効率の定期的なモニタリングが必要です．

46

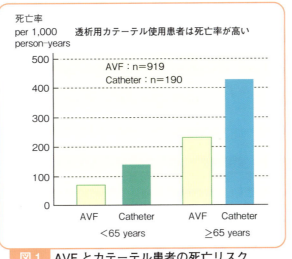

図1 AVFとカテーテル患者の死亡リスク

(文献3を参照して作成)

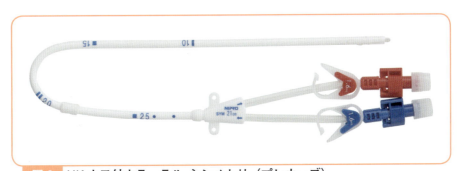

図2 UKカフ付カテーテル シンメトリ（プレカーブ）

(写真提供：ニプロ株式会社)

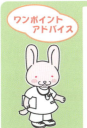

ワンポイントアドバイス

出口部の滲出液や排膿，熱感がないか，接続部やカテーテルが傷ついていないか，抜けてきていないか等を観察します．出口部が濡れてしまった場合は，放置すると感染の原因になるため，消毒して再度保護します．

参考文献

1) 日本透析医学会：2011年版慢性血液透析用バスキュラーアクセスの作製および修復に関するガイドライン．透析会誌 44（9）：855-937，2011
2) 土田健二 他：長期留置型カテーテルの管理．"透析患者の合併症と対策—バスキュラールアクセスの管理" 日本透析医学会・合併症対策委員会 編．p57，2008
3) Ocak G et al：Hemodialysis catheters increase mortality as compared to arterio-venous accesses especially in elderly patients. Nephrol Dial Transplant 26：2611-2017，2011

2章 透析療法の理論，実践について

Q21 低血圧のため除水ができずドライウエイト維持が困難な患者さんへの対応は？

低血圧のため思うように除水ができず，ドライウエイトまで維持することが困難なCTR 55％以上の患者さんへの対策を教えてください．

A まずドライウエイト（DW）が適切かどうか，心機能低下等の合併症がないかをチェックします．次に降圧薬の影響がないかどうかを検討しましょう．これらに問題がなければ，血圧を上げたり維持したりするための対策を講じます．

エビデンスレベルI

回答者
堀川和裕

1 ドライウエイト（DW）が適切かどうか？

- 第一に，設定している**ドライウエイト（DW）が適切かどうか**を確認しましょう．CTRが大きくても，DWを増やすことができることがあります．
- DWの設定は，CTRだけではなく，胸部X線では肺うっ血の有無，血圧の推移等の臨床症状，ANP等の血液検査，心エコーの所見等，様々な点から総合的に決めることが大切です（表1）．

2 心機能低下などの合併症がないか？

- 次に，**心機能が低下していないかどうか**をチェックします．上述の心エコーが，簡便に心機能と溢水の有無の両者を判断できる検査として優れています．もし心機能が低下しているようであれば，それに対する治療を行います．
- 特に**虚血性心疾患**は要注意です．透析患者，特に糖尿病性腎症から慢性腎不全となった患者さんの心筋梗塞や狭心症の中には，胸痛を伴わないものが少なくないことが知られています．虚血性心疾患を合併すると透析中の血圧の維持が困難となることがしばしばありますので，隠れた虚血性心疾患を見逃さないようにしたいものです．
- 甲状腺機能低下症や副腎不全等，低血圧の原因となる疾患が合併していないかどうかも検討します（表2）．
- 血液検査でカルニチン不足がある場合，カルニチンを補給すると透析中の血圧を維持すやくなることがあります．

3 降圧薬の調整

- 降圧薬を内服している患者さんでは，薬剤の影響にも注意しましょう．降圧薬の中には作用時間が長いものが多くあり，**前日に内服した薬の効果が翌日の透析中にも持続している**可能性があります．
- 当日の降圧薬を休薬するだけではなく，前日（前夜）の降圧薬を中止したり減量したりする必要があるかどうかを検討します．
- 降圧薬の減量や中止をする際には，患者さんに**家庭血圧**を測定してもらうと参考になります．

4 低血圧への対策

- これらのことがすべて問題なければ，血圧を上げたり，維持をしたりする治療を講じることになります．すぐに行える対策は，**水分制限による除水量の減量**です．これは患者さんの自己管理によるところが大きいですから，簡単にというわけにはいかないかもしれません．しかし，患者さんの長期予後を改善するためにも基本となることですから，継続的な指導とアプローチが必要です．
- 腰痛などがなければ，下肢挙上も簡単に試すことができる対策です．また，透析液の温度を下げることが有効なことがあります．
- 昇圧薬は，内服薬と注射薬とがあります．数種類の昇圧薬を併用しなければならないことも，稀ではありません．低酸素血症を伴わない場合であっても，透析中に酸素を吸入することによって血圧の維持が可能な症例があります．また，可能であれば**無酢酸透析**を試してみることも価値があります．

表1　ドライウエイトの設定法

方　法	特　徴
1. 血行動態的	
①症状（口渇，浮腫，起立性低血圧）	患者自身が判定できるが定量的でない
②血圧（透析中の変動，非透析時）	予後との関連がある
③胸部X線写真（心胸比）	体格・心機能の影響を考慮する必要がある
④胸部X線写真（肺うっ血程度）	透析前の評価で溢水を確認できる
⑤心エコー図（心房・心室径）	心疾患に影響される
⑥心房性Na利尿ペプチド	心機能による影響が大きい
⑦下大静脈径	右心不全時には評価できない
⑧動脈血ガス分析	呼吸機能に影響される
2. 体液生理学的	
①除脂肪体重から	測定が煩雑
②透析中の体液変動から	無症状透析を目指してオーダーメイドの除水法が可能

（文献1より引用）

表2　透析中の低血圧の原因

1. 血液量関連	a. 透析間体重増加過大（除水速度高度） b. 短時間透析（除水速度高度） c. 低すぎる目標体重（"ドライ"ウエイト） d. 不適切除水（不正確または間違った除水） e. 低ナトリウム（Na）透析液（細胞内への体液移動）
2. 不適切な血管収縮	a. 温かすぎる透析液 b. 自律神経障害 c. 降圧薬の服用 d. 透析中の食物摂取 e. 貧　血 f. 酢酸透析液
3. 心臓因子	a. 拡張障害 b. 不整脈（心房細動） c. 虚　血
4. 稀な原因	a. 心タンポナーデ b. 心筋梗塞 c. 潜在性出血 d. 敗血症 e. ダイアライザー反応 f. 溶　血 g. 空気塞栓

（文献2より引用）

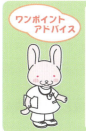

ワンポイントアドバイス
DWを適切に設定することは，なかなか難しいものです．臨床所見やCTR以外の検査項目等を総合して，DWを決めていく習慣をつけていきましょう．

参考文献

1) 鈴木正司 他：処方透析．"透析療法マニュアル改訂第7版" 鈴木正司 監．日本メディカルセンター，pp192-197, 2010
2) 飯田喜俊 他 監訳：血液透析中の合併症．"臨床透析ハンドブック第4版"．メディカル・サイエンス・インターナショナル，pp139-154, 2009

2章 透析療法の理論，実践について

Q22 透析中に血圧低下が頻繁に起こる患者さんで，除水を残して終わるべきか，判断に迷うとき，どうすればよいのですか？

A 透析中の血圧低下は，多くの場合は除水による循環血液量の減少によるものです．除水量が体重の5％以上になる場合には，除水を残して終わることもあります．しかし，透析中の血圧低下の原因は，自律神経機能異常，心臓機能障害，透析中の低血糖等があります．循環血液量の減少による血圧低下以外では，除水を残すのはできるだけ避けるべきです．

エビデンスレベルⅡ

回答者
田部井 薫

1 ドライウエイト（DW）の考え方

- 「ドライウエイト」という言葉は，Thompsonが1967年に提唱した概念です．DWとは「**透析療法によって細胞外液量が是正された時点の体重**」とされています．その条件として，
    ①臨床的に浮腫などの溢水所見がない
    ②透析による除水操作によって最大限に体液量を減少させたときの体重
    ③それ以上の除水を行えば，低血圧，ショックが必ず起こるような体重

としていますが，これは，これ以上除水ができないという意味では，「真のドライウエイト」といえます．しかし，実際の患者さんでこれを適応すると，問題が生じる場合があります．残腎機能のある患者さん，糖尿病による自律神経機能異常のある患者さん，虚血性心疾患等で心機能の低下している患者さんです．

- 残腎機能のある患者さんで血圧が下がるほどの除水を行えば，残腎機能が消失してしまいます．糖尿病による自律神経機能異常のある患者さんでは，わずかな除水でも血圧が下がってしまいます．虚血性心疾患等で心機能の低下している患者さんでも，わずかな除水で血圧が下がりますが，体内にはまだ余剰水分が残っていることも多々あります．

- そこで，2011年に発表された「血液透析患者における心血管合併症の評価と治療に関するガイドライン」[1]では，DWを「体液量が適正であり，透析中の過度の血圧低下を生ずることなく，かつ長期的にも心血管系への負担が少ない体重」と定義しました．

- また，「維持血液透析ガイドライン：血液透析処方」[2]（以下，「透析処方2013」）では，体液管理に際して，以下のようなステートメントを出しています．

    ①透析患者の体液管理は重要で，最大透析間隔日の体重増加を6％未満にすることが望ましい（2B）
    ②体重増加の管理には，適正な塩分制限と水分制限を指導することを推奨する（1B）
    ③ドライウエイトの適正な設定は，透析患者のQOLと予後を左右する
    ④平均除水速度は，15 mL/kg/時 以下を目指すことが望ましい（2B）

これらについて，少し解説します．

①透析患者の体液管理は重要で，最大透析間隔日の体重増加を6％未満にすることが望ましい
- 日本透析医学会の統計調査委員会の報告によれば，**透析間体重増加量が体重の2％以下と6％以上で予後が不良であることを明らかにしています**（図1）[3]．
- USRDSでも4.8％以上の体重増加では予後不良であると報告しており，体液管理の重要性が指摘されています[4]．

②体重増加の管理には，適正な塩分制限と水分制限を指導することを推奨する（1B）

- 体重増加について考えてみましょう.

 血清 Na 濃度 140 mEq/L は, 食塩水に換算すると 8.2 g/L に相当します. すなわち, 無尿の患者さんでは 8.2 g の食塩が体内に蓄積すると 1 L の水分 (体液量≒体重) が貯留することになります.

 K/DOQI では, 1 日食塩摂取量は 5 g 以下を推奨しています[5]. 1 日 5 g の食塩摂取では, 体重 70 kg の人で透析間体重増加が 1.5 kg になります.

 「透析処方ガイドライン」では, 「**最大透析間隔日の体重増加を 6%未満**」にすることを提唱しています. これを実現するためには, 体重 60 kg では, 3.6 kg, つまり 29.52 g の食塩の蓄積を意味します. 1 日食塩摂取量 10 g ということになります. 日本人は体格が小さい患者さんが多く, 当然 6 g の食塩摂取でも体重が 30 kg の患者さんでは, 透析間体重増加量が 5%を超えてしまいます. 不感蒸泄, 便中食塩喪失を加味して, 体重増加量を最大限 1.5%/kg/日とするためには, 食塩摂取量は 0.104 g/kg/日と算出できます. つまり, 体重増加量を体重の 1.5%/kg/日以内にするためには, 30 kg の患者さんでは 3 g/日, 50 kg の患者では 5 g/日以下の食塩制限が必要なはずです.

- 水分制限を勧めるのは, 低 Na 血症のある患者さんです. 私見ですが, 食塩摂取なしに飲水を行った場合, 細胞外液に自由水として分布するため, 容易に低 Na 血症となります.

 自由水過剰＝(140－血清 Na)/140×体重×0.2

 と考えられます. おかゆを摂取すると, 1 食で 200 mL 以上の自由水過剰となり, 容易に低 Na 血症となることが理解できます.

- 一方, Scribner によれば「DW が適正に維持されれば透析患者には降圧薬は不要である」ことを強調しています[6].

③ドライウエイトの適正な設定は, 透析患者の QOL と予後を左右する

- 「血液透析患者における心血管合併症の評価と治療に関するガイドライン」[1]では, 「目標血圧の達成にはドライウエイト (DW) の適正な設定が最も重要である (1B)」と記載されています. 血圧管理には適正なドライウエイト設定が必要であることを強調しています.

④平均除水速度は, 15 mL/kg/時 以下を目指すこと

が望ましい (2B)

- 透析で除水を行った場合には, 循環血液量の減少を起こしますが, その程度を軽減するためには, plasma refilling が重要な役割を果たしています. 透析中の血圧低下を防ぐために方法として, plasma refilling を考慮した除水量設定が重要です.

- 15 mL/kg/時 の除水とは, 4 時間透析で体重の 6%の除水を意味しています. これ以上の体重増加がある場合には, 第一に食塩制限を行うことが重要ですが, 現実問題としての対応は, 単位時間当たりの除水量を増やすことは厳に慎むべきであり, 「透析時間の延長」を検討すべきです.

- この指標は, 絶対的なものではありませんが, 患者指導に利用していただきたいと思います. 透析医学会では, 「平均除水速度は, 15 mL/kg/時 以下にすべきである」といっているので, これ以上の除水は行えませんと宣言してください. そのうえで, 体重増加が多すぎる患者さんには, 透析時間を延長するか, 食事療法 (食塩制限) を守って, 体重増加を少なくしてもらう以外に方法はありませんと はっきり指導してください.

2 DW 設定の実際 (図 2)

- 2013 年に発表された「透析処方 2013」で提唱された DW 設定の進め方を示しました (**図 2**).
- DW 設定には, 循環血液量モニタリングが重要です.
- 循環血液量モニタリングには, 静的指標と動的指標があります.
- 静的指標としては, 心胸郭比, 心房性ナトリウム利尿ペプチド (hANP), 下大静脈径, PWI (plasma water index), body impedance analysis 等があります. 動的指標としては, 連続ヘマトクリット測定装置 (クリットライン) がありましたが, 現在は販売停止になっています. 現在期待されるのは, 日機装社製の BVM (blood volume monitoring) で, 透析監視装置に内蔵されています.

3 その他の透析中の循環血液量の変化の推定方法

- 下大静脈の計測により循環血液量の変化を知ることができますが, 手技が煩雑です.
- ヘマトクリットの持続的測定により, 循環血液量の

変化を知ることができます．クリットラインという機器を用いると簡単に測定できますが，測定に特殊機器が必要です．近年，日機装社から発売された透析監視装置には循環血液量の変化を表示できるものがあり，便利です．

- PWI（plasma water index）について：これは我々が開発した方法で，月に1回の透析前後の採血時に総蛋白を測定するだけで計算できます．PWIによるDWの設定の手順を**表1**に，PWI使用上の注意点を**表2**に示します．

〈PWIの計算方法〉

① 透析前後に血清総蛋白（TP）を測定する．
② 体重変化率（%ΔBW）
　　＝（透析前BW－透析後BW）/透析前BW
③ 循環血漿量変化率（%ΔCPV）
　　＝［1－（透析前TP/透析後TP）］×100
④ PWI＝（%ΔCPV）/（%ΔBW）

〈PWI使用例〉

体重60 kgの患者さん　総蛋白濃度前6.0 g/dL
除水量3 kg（%ΔBW＝3/60×100＝5.0%）
　症例1）TP後5.8 g/dL → DWが甘すぎる
　症例2）TP後7.0 g/dL → PWI＝2.9
　　　　　→ DW適性
　症例3）TP後8.5 g/dL → PWI＝5.9
　　　　　→ DW厳しすぎる

4 透析患者における血圧低下の原因

- 透析中の除水による血圧低下には，循環血液量の減

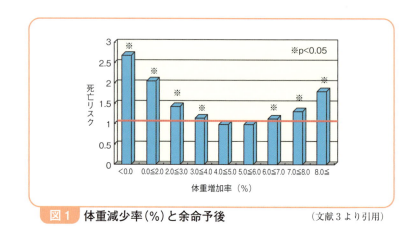

図1　体重減少率（%）と余命予後　　　　　　（文献3より引用）

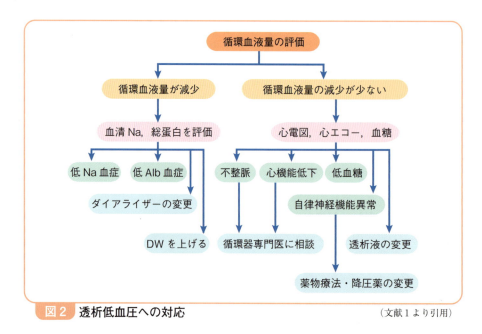

図2　透析低血圧への対応　　　　　　（文献1より引用）

少によるもの以外に表3に挙げたような様々な原因があります．血圧低下の原因を見極めて適切に対処することが必要です．

表1 PWIによるDW設定の手順

PWI：2以下	1）血圧安定→DWを下げる
	2）血圧低下→血圧低下はDW設定以外の原因
PWI：2〜4	1）血圧安定→DW適性
	2）血圧低下→血圧低下はDW設定以外の原因
PWI：4以上	DWを上げることを検討する

表3 透析時血圧低下の原因

1) 循環血液量の減少
2) 自律神経機能異常
3) 酢酸不耐症
4) 透析膜生体不適合，残留物質
5) 心機能障害，不整脈
6) 低血糖

表2 PWI使用上の注意点

1. この方法は試案であり，理論的根拠はない．
2. このPWI基準は，通常の透析で，透析時間が3〜4時間の場合であり，長時間透析や他の特殊透析法では異なった基準が必要となる．
3. 使用する透析液，透析方法によって基準は異なるので，各施設で再検討いただきたい．
4. 体重増加が0.5 kg以下では，指標にはならない．
5. 体重増加が少ない場合には，心胸郭比，下大静脈径，臨床症状を参考にDWを設定する．
6. 心胸郭比は，原疾患，心臓の合併症により個人の適正値が異なるので，必ず心エコーを行い，個人の適正値を決定する必要がある．
7. 低Na血症，低蛋白血症，造影剤使用，透析膜不適合では，循環血液量が透析開始初期に低下し，PWIが高値となり，DWの指標とはならない．
8. シャント再循環があると，PWIは高値となり，DWの指標とはならない．

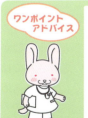

ワンポイントアドバイス

透析中に血圧が低下した場合，循環血液量の減少による血圧低下ならばドライウエイトを上げれば改善します．ドライウエイトを上げても頻繁に血圧が低下するのならば，循環血液量の減少による血圧低下以外の原因を探してください．

参考文献

1) 日本透析医学会：血液透析患者における心血管合併症の評価と治療に関するガイドライン．透析会誌 44（5）：337-425, 2011
2) 日本透析医学会：維持血液透析ガイドライン：血液透析処方．透析会誌 46（7）：587-632, 2013
3) 日本透析医学会：わが国の慢性透析療法の現況（2009年12月31日）．透析会誌 44（1）：1-36, 2011
4) Foley RN et al：Blood pressure and long-term mortality in United States hemodialysis patients：USRDS Waves 3 and 4 study. Kidney Int 62：1784, 2002
5) K/DOQI Workgroup：K/DOQI Clinical practice guidelines for cardiovasucular disease in dialysis patients. Am J Kidney Dis 45（4 suppl 3）：S1, 2005
6) Scribner BH：Can antihypertensive medications control BP in haemodialysis patients：yes or no？ Nephrol Dial Transplant 14：2599, 1999

2章 透析療法の理論, 実践について

Q23 穿刺時疼痛の解決策は？

穿刺時疼痛を訴える患者さんがいます．ペンレス®などを使用してみたのですが訴えに変化がありません．どうすればよいですか？

> 穿刺部位や穿刺針の種類を変更してみましょう．また貼付用局所麻酔薬の貼付時間や方法が正しいか確認しましょう．またシャント合併症の徴候がないか確認しましょう．
> エビデンスレベルⅡ

回答者 植田裕一郎

- 血液透析を行ううえで，シャントへの穿刺は必要不可欠です．1回の透析に2ヵ所の穿刺が必要であり，透析療法は生涯に及ぶため，透析患者において穿刺時の痛みは治療を受けるうえで大きな苦痛であり，**透析患者のQOLを低下させる原因の一つとなっています**．そのため穿刺時の疼痛をスタッフも理解したうえで，患者さんごとに疼痛軽減の工夫が必要です．
- また穿刺痛は，物理的刺激による疼痛以外に，心因性疼痛も重なっていることもあります．穿刺前に患部にやさしく触れる，さすることや，笑顔で優しい言葉がけをする，といった行為も疼痛緩和に働くことがあります．
- 穿刺時痛には穿刺技術そのものが大きく関係しますが，ここではそれ以外の対策法を紹介します．

1 穿刺部位，穿刺針の変更

- まずは，穿刺部を変更してみて疼痛が変化するか確認する必要があります．また穿刺針の太さ，種類の変更も考える必要があります．穿刺後も疼痛が遷延するようであれば，針先の位置や，固定法を変更してみましょう．

2 リドカインテープ

- 穿刺時疼痛の緩和を目的とした貼付用局所麻酔薬として，ペンレス®（**図1**）やユーパッチ®が，外用局所麻酔薬としてエムラ®クリーム（**図2**）が使用されています．エムラ®クリームは塗布部位をラップで覆い包帯で固定する閉鎖密封法を行い麻酔効果

を発揮します．
- 汗や埃で汚れていると皮膚に密着せずに麻酔効果が薄れてしまうため，貼付前に皮膚を清潔にするよう指導します．
- なおペンレス®の添付文書には30分間の貼付と記載されていますが，疼痛の感じ方は個人差があるため貼付時間を延長させて効果を確認してみるのもよいでしょう．
- 注意点として，貼付部分がかぶれてしまったり，穿刺孔に貼り付けると剥がしたときに痂皮が取れて出血することがあります．

3 ボタンホール穿刺（図3, 4）

- ボタンホール穿刺とは，鋭利な針を何度か刺すことによって皮膚表面から血管までの針の挿入ルート（ボタンホール）を作製し，透析時には毎回その場所に先端のとがっていない針を挿入する方法です．
- ボタンホール穿刺のほうが，合併症や穿刺痛が軽減されたとの報告もあります．
- 前述の穿刺部位を変更する，というのとは全く逆の方法であり，患者さんの適応について考える必要があります．例えば皮膚の弾力性が弱い患者さんでは駆血によって固定穿刺ルートがずれてしまい，適応が低くなります．
- ボタンホール穿刺の注意点としては，前回穿刺部の痂皮の剥がし方や同一部位を穿刺することによる感染が挙げられます．

＊　＊　＊

- **穿刺そのものによる疼痛以外にも，シャント痛を生**

じる合併症があります（表1）．こういった合併症がないか考えることも重要です．

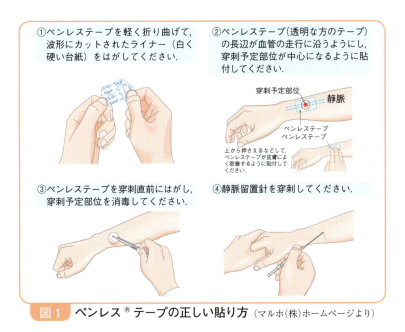

図1 ペンレス®テープの正しい貼り方 （マルホ(株)ホームページより）

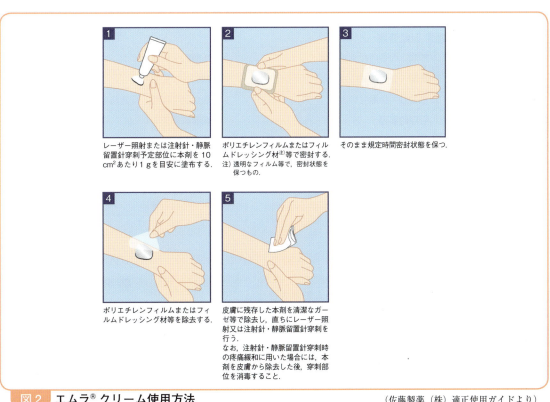

図2 エムラ®クリーム使用方法 （佐藤製薬（株）適正使用ガイドより）

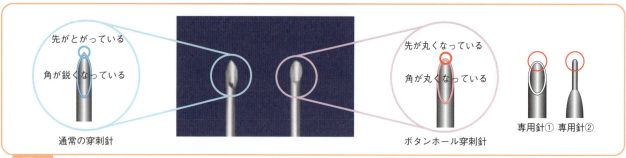

図3 通常の穿刺針　ボタンホール穿刺針

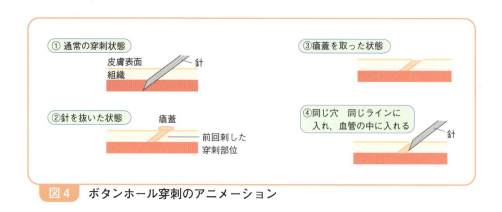

図4 ボタンホール穿刺のアニメーション

表1　シャント穿刺に関連する血管痛

穿刺そのものの痛み	穿刺そのものによる疼痛	局所麻酔テープ　ボタンホール穿刺
	血腫・針と神経の接触	穿刺部位の変更
	血管壁・静脈弁の吸引	針先位置の修正・固定法の変更
	心理的要因	穿刺者の固定
透析中の疼痛	透析中の血流変化によるもの	スティール症候群 静脈の狭窄・閉塞　手背への血流増加 除水に伴い細くなった血管壁に針が当たる
	治療環境によるもの	透析液・プライミング液温度・空調による寒冷刺激 シャント肢の緊張

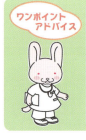

ワンポイントアドバイス
疼痛の感じ方は患者さんによる個人差が大きく，それぞれに応じた対応策を考えることが重要です．また穿刺痛がシャント合併症の徴候である場合もありますので，そういった合併症がないことを確認するのも重要です．

参考文献

1) 永尾洋子：血管痛・シャント部痛．透析ケア 16（8）：866-869，2010
2) 大濱和也 他：穿刺の痛みを和らげる工夫．透析ケア 18（1）：59，2012

2章 透析療法の理論，実践について

Q24 血圧とQBとは関連しないのでしょうか？

血流量（QB）と血圧が関連があるというのは根拠に乏しいです．QBを下げたまま透析を行っていると透析効率が悪くなり，透析不足に陥ってしまいます．したがって，血圧の低下している患者さんには原因を考え，他の対応を考えましょう．

エビデンスレベルⅡ

回答者
植田裕一郎

1 QBと血圧との関係

- 慣習的に血流量（QB）を上げると，「循環動態が不安定になる」，「心負荷が増す」と考えられており，透析中に血圧低下をきたした場合に，対処法としてQBを下げることがあります．しかし，QBと血圧低下との関連を示唆する根拠はなく，むしろ透析効率を下げてしまい，十分な透析量を確保できなくなってしまいます．

- 透析患者のシャントは，健全なシャントであれば500 mL/分以上の血液が流れています．血液透析は，その血流量から透析用に200 mL/分程度の体外循環を拝借して，その血流量のまま体内に返しているだけです．QBの増減では体内（シャント内）の血流量は変わらないわけですから，QB自体が循環動態に直接影響を与えるとは考えにくいです．**透析患者の血圧が低下した場合は，他の原因を検索しなければなりません．**

2 透析中の低血圧の原因

- 透析中の低血圧は，3タイプに分けて考えます．すなわち，①透析開始直後の血圧低下，②食事中，食後の血圧低下，③透析終了時の血圧低下です．

- ①透析開始直後の血圧低下は，透析回路に血液を満たすことで一時的に循環血漿量が低下するためと考えられています．通常は，心拍数を増加させたりと代償機構が働きますが，心機能が低下していたり，自律神経障害を合併すると，急激な循環血漿量の変化に対応できないため，透析開始直後に血圧が低下します．

- ②食事中，食後に起こる血圧低下は，食事摂取により消化管に血液が集中することが原因と考えられています．このような症例では，透析中の食事は控えるほうが安全かもしれません．

- その他には，**表1**のような原因が考えられます．これらは，さらに2つに分けて考えます．

《循環血液量低下による血圧低下》

・透析中，特に後半に起こる血圧低下は一般的には過度の除水による循環血液量の低下が原因と考えられています．しかし，透析間の体重増加が多く，時間当たりの除水量が多くなってしまう症例には透析時間を延長するか，ドライウエイト（DW）を上げて対応します．

・**透析間の体重増加は，中1日の場合はDWの3％，中2日の場合は6％を限度とすべきで**，これ以上の体重増加がある患者さんに対しては，塩分制限，飲水制限を中心とした食事指導が重要です．

・この他，低栄養も低アルブミン血症により循環血漿量が低下し，血圧低下の原因となり，やはり食事指導が重要となってきます．

《循環血液量低下のない血圧低下》

①心機能低下：心機能が低下していれば，容易に血圧低下をきたします．通常の除水をしているのに透析中の血圧低下をきたす症例には，心機能の評価，虚血性心疾患に対する精査が重要となります．

②自律神経障害：特に糖尿病患者では合併率が高く，血圧の調節機構が破綻しているため血圧低下をきたします．経口昇圧薬で対応します．

③低血糖：機序は不明ですが，低血糖に伴って低血圧となる症例があります．50％ブドウ糖を静注，また

は持続投与することで，血圧が安定する場合があります．

3 透析困難症

● 除水をする必要があるのに血圧低下があり，除水困難な場合を透析困難症と呼びます．表1のような原因が解決困難である場合には，以下のような対策を試みます．

① **緩徐な除水**：K/DOQIのガイドラインでは，除水速度15 mL/kg/時が推奨されています．

② **プログラム除水**：除水速度を，透析開始時に多くし，次第に低下させることで，循環動態の安定化を図ります．

③ **DW変動制**：月，水，金の透析では月曜日の体重増加が多いため，金曜日にDWを達成できればよいという考えのもと，月，水曜日はDWから少しだけ残して透析を行います．

④ **途中除水中断**：透析開始2時間で15分程度除水を中止します．これによりplasma refillingを刺激します．

⑤ **低温透析**：透析液温34.0～35.5℃で，透析後の平均血圧が高いという報告があります．

⑥ **透析方法**：HDFまたはI-HDFに変更することで，血圧が安定する症例があります．酢酸不耐症の症例では，無酢酸透析液（カーボスター®）に変更することで，血圧低下が起こらなくなります．

表1 透析患者の血圧低下の原因

① 過剰な除水，急激な除水
② 心機能低下
③ 自律神経障害
④ 貧　血
⑤ 透析で使用する薬剤・機材の影響
　　a. 酢酸不耐症
　　b. 透析液の異常（消毒液残留，エンドトキシン，電解質・浸透圧の調整不良，液温上昇）
　　c. ヘパリン
⑥ 透析用薬剤・機材へのアレルギー
⑦ 透析により影響を受ける物質
　　a. カテコラミンの除去
　　b. カルニチン欠乏
⑧ 降圧薬

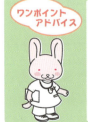

ワンポイントアドバイス
透析に関連する血圧低下には様々な原因があるので，それに応じた対応が必要です．まずは適切なDWを再検討しましょう．血圧低下自体がシャント閉塞や脳梗塞の発症につながる点を理解して対処する必要があります．

参考文献

1) 新里高弘：血圧低下の薬の使い分けはどうするの？ 透析前から服用すればいいの？ 透析ケア 14（12）：38-39, 2008
2) 今田恒夫：慢性腎臓病・透析患者に伴う低血圧. 治療 92（11）：2502-2506, 2010

2章　透析療法の理論，実践について

Q25 Na静注とリサーキュレーションについて教えてください

1) Naを静注する限界時間は，透析終了何分前まで可能ですか？
2) Na静注は透析中1回のみですか？　2回まで可能ですか？
3) 血圧低下時，Naがすでに静注されているときにブドウ糖を静注する際の留意点は何ですか？
4) リサーキュレーションについて詳細を教えてください．

A 高張食塩水や高濃度ブドウ糖液の静注は，透析患者の血圧低下に対して効果が期待できる選択肢の一つです．ただし，透析終了前1時間のNa投与は口渇や透析間体重増加の原因になる可能性があります．静注の回数について一定の見解はありません．

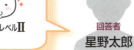

エビデンスレベルII

回答者　星野太郎

1　血液透析中の血圧低下

- 透析で除水すると，血管外から血管内へ水分が移動します．そのため循環血漿量に近い量を除水しても，実際に減少する血漿量は10～20%程度にとどまります．しかし，**除水速度が血管内に水分が移動する速度を大きく上回ると，循環血漿量の低下，心拍出量の低下が起こります．**通常は末梢血管抵抗を上昇させ血圧低下を防ぎますが，血管内への水分移動が不十分であるか，心血管系の反応が不十分であると血圧が低下します．体重増加や除水量が大きいと，血圧が低下しやすくなります．
- 血管内への水分移動に影響するものとして，血漿浸透圧がありますが（図1），浸透圧が低下すると水分移動が妨げられます．**血漿浸透圧を上げて血圧を保つため，高張食塩水や高濃度ブドウ糖液を投与することがあります．**

2　血液透析中のNa静注

- **高張食塩水（10%食塩水，20 mLでNaCl 2g）を静注すると血管外から血管内へ水分を引っ張る力が働き，循環血漿量が増加します．**ただし，血管内に引っ張る水分がないと血清Na濃度が高くなり，口渇や透析間の体重増加が起こりやすくなります．透析終了1時間前までに使用するのがよいとされています．また，高張食塩水の投与により血管を収縮させるホルモンである血漿AVPの濃度が上昇し，血圧上昇に関与するとの報告もあります[2]．
- **生理食塩水（0.9%食塩水，100 mLでNaCl 0.9 g）の静注では，Naと水分がともに血管内に入り，直接的に循環血漿量を増やします．**血圧をすぐに上げたい場合や，むくみがなく血管内に引っ張る水分がないと思われるときはこちらの方法も選択肢の一つです．
- Na静注回数については，明確な規定がなく，個々の症例ごとに考える必要があります．

3　血液透析中のブドウ糖投与

- ブドウ糖は，Naとともに血漿浸透圧を決める因子の一つです．**50%ブドウ糖液を静注すると，血漿浸透圧が一時的に上がって循環血漿量が増え，血圧上昇が期待できます．**50%ブドウ糖液20 mLの静注でも，10%食塩水20 mLの静注と同様に，血圧，循環血漿量，血漿AVP濃度の上昇を認めました[2]（図2）．
- また，糖尿病患者では透析中に血糖が低下することがあり，50%ブドウ糖液20～40 mL静注にて血行動態が安定する場合もあります．ただし，耐糖能障害がある場合，ブドウ糖液の大量投与で高血糖を起こす可能性もあり，注意が必要です．

4　リサーキュレーション

- recirculation（血液再循環）とは，浄化された血液が静脈側留置針から血管内に戻された直後に再び動脈側留置針に吸い込まれる現象のことをいいます．この場

合，血流量が十分に得られても，体内の血液からは期待する毒素除去が得られません．
- 血液再循環を疑うのは，①透析開始時の動脈側回路血液の生理食塩水による希釈，②静脈圧の上昇，③血液回路の異常な濃縮，④採血データの悪化等を認める場合です．
- 主な原因としては，a）動脈側と静脈側の留置針の間隔が狭い，b）回路の逆接続，c）静脈側の中枢での狭窄・閉塞，d）シャント血流不足，などがあります（図3）．

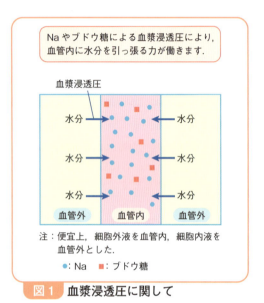

図1　血漿浸透圧に関して

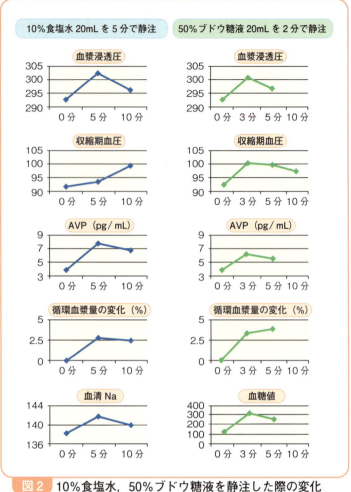

図2　10％食塩水，50％ブドウ糖液を静注した際の変化

（文献2を参照して作成）

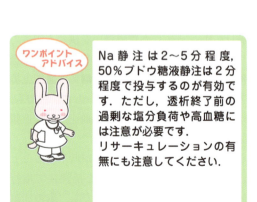

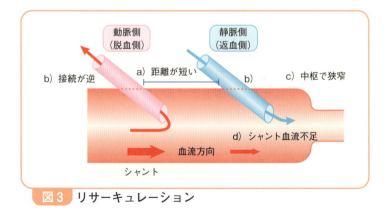

図3　リサーキュレーション

参考文献

1) 珍田純子 他：透析時低血圧症の管理. 腎と透析 69（3）：287-289, 2010
2) Shimizu K et al：Effect of hyperosmolality on vasopressin secretion in intradialytic hypotension：a mechanistic study. American Journal of Kidney Diseases 52(2)：294-304, 2008

2章 透析療法の理論，実践について

Q26 HDFの置換量は何Lほどで効果があるのでしょうか？

中分子量尿毒素の効率的除去をHDFの目的とするならば，膜間圧力差やアルブミン損失が許容される範囲内で置換液量が多いほうが効果は高くなります．後希釈法で20 L/回以上，前希釈法で40 L/回以上が望ましいと思われます．ただし，透析中の血圧安定を主な目的とする場合は，この限りではありません．

エビデンスレベルⅠ

回答者
中里優一

1 HDFの利点

- **血液透析**（HD）では，透析膜を介して血液と透析液が接触し，両者の濃度差に応じて拡散現象で溶質が移動します．腎不全患者に蓄積した尿毒素のうち，尿素やクレアチニンなど分子の小さいものは拡散が速いため良好に除かれますが，分子量が大きくなるにつれ除去量は減り，分子量11,800の β_2-ミクログロブリン（β_2-MG）などの除去能は低くなってしまいます．
- **血液濾過**（HF）では，溶質はそのサイズが濾過膜の孔径より小さいものであれば溶媒とともに膜を通過して除かれます．このため，比較的大きな分子でも小分子に近い効率で除かれる利点があります．一方，尿素など小分子の除去量はHDと比べると低くなってしまいます．
- **血液透析濾過**（HDF）は，HDとHFを組合せたもので，低分子量〜中分子量の広い範囲の尿毒素の除去を行えるため，**透析アミロイドーシス**の進行抑制やかゆみの改善効果が期待され，また，透析中の血圧低下が起こりにくいといわれています．HDFでは置換（補充）液が少なければHDに近くなり，置換液を増やし透析液流量を減らせばHFに近づくといえます．

2 HDFの種類

- 置換液の注入部位により，前希釈法と後希釈法に分類されます（図1）．置換液は**前希釈法**ではダイアライザー通過前の血液に，**後希釈法**ではダイアライザー通過後に注入されます．
- また，置換液の調製法によっても，市販の補充液バッグを使用する**オフラインHDF**と，清浄化した透析液そのものを置換液として使用する**オンラインHDF**に分類されます．
- 補充液は高価であり，オフラインHDFは置換液量が比較的少なくて済む後希釈法でのみ行われていますが，オンラインHDFでは使用液量について制約が少なく，前希釈法と後希釈法の両者が行われています．最近では，少量の置換液を間欠的に注入する間歇補充型血液透析濾過も行われています．

3 HDFの置換液量

a）前希釈法

- 血液がまず置換液で希釈されるため血液と透析液間の濃度差が減り，尿素など低分子溶質の拡散による除去はむしろ減少します．しかし β_2-MGなど中分子量の溶質除去は主に濾過に依存しているため，置換液流量（Q_S）が多いほど増加します．Q_S は血流量（Q_B）の50〜150%程度で，β_2-MGを十分除去するには200 mL/分以上を用います．

b）後希釈法

- 置換液による血液の希釈が無いため，同一の置換液量で比較すると，溶質除去効率は前希釈法より優れています．Q_S が多いほど小分子〜中分子の除去効率は上昇しますが，血液の濃縮と血漿蛋白の濃度分極の形成で**膜間圧力差**（TMP）が上昇し，**アルブミン漏出量**が増加します．
- TMP上限は200〜300 mmHg程度が安全であり，Q_S は Q_B の1/3程度が限界となります．この制約により，1回当たりの置換液量は，5〜20 L程度使用されることが多いようです（表1）．

4 置換液量と生命予後

- 後希釈法が用いられている欧州からいくつかのランダム化比較試験が報告され（**表2**），大量置換液（20 L/回以上）を用いたHDFでHDと比べ生命予後が改善することが示されています[1]．前希釈HDFについて同様なHDとのランダム化比較試験は報告されていませんが，傾向スコアマッチング法を用いた研究からは高置換液HDF（40〜60 L/回）でその優位性が示唆されています[2]．
- HDFの予後改善効果は高い置換液量で期待できますが，その実現には**十分な血液流量**（特に後希釈法で）・**透析液流量・透析時間**が必要となります．透析低血圧の改善などをHDFの目的とする場合は，より緩徐な条件での実施でもよいと思われます．

表1 標準的置換液量

後希釈オフラインHDF	20〜50 mL/分	5〜12 L/回
後希釈オンラインHDF	40〜80 mL/分	10〜20 L/回
前希釈オンラインHDF	170〜290 mL/分	40〜70 L/回

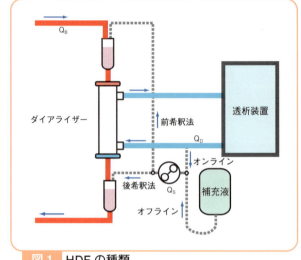

図1 HDFの種類

表2 後希釈HDF対HDのランダム化比較試験

研究名	発表年	患者数	平均CV*	総死亡率	事後解析
CONTRAST	2012	714	20.7 L	有意差なし	高置換HDFで低死亡率
Turkish OL-HDF	2013	782	17.2 L	有意差なし	高置換HDFで低死亡率
ESHOL	2013	906	22.9〜23.9 L	HDFで低値	
FRENCHIE	2017	381	21 L	有意差なし	
COVINCE	2023	1360	25.3 L	HDFで低値	

*CV（convection volume）総濾過量＝置換液量＋除水量

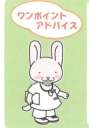

ワンポイントアドバイス
個々の患者さんについて，HDFの目的，シャント血流量，血清アルブミンの動態，透析状況を考慮してHDFの種類と置換液量を決めてください．

参考文献

1) Blankestijn PJ et al：Effect of hemodiafiltration or hemodialysis on mortality in kidney failure. N Engl J Med 389（8）：700-709, 2023
2) Kikuchi K et al：Predilution online hemodiafiltration is associated with improved survival compared with hemodialysis. Kidney Int 95（4）：929-938, 2019

2章 透析療法の理論，実践について

Q27 維持透析と運動について教えてください

1) 必要な血流速度をどのくらいの時間保っていれば，効率をあまり下げることなく透析を行うことができるのでしょうか？ 血圧が低下する場合等，早めに流量を下げてしまってもよいのでしょうか？
2) 導入前は運動するとクレアチニンが上がるのでよくないと聞きました．導入前はあまり運動しないほうがよいのですか？ 導入後，もし運動するとしたら，どのくらいの運動量が適しているといえますか？
3) 「β_2-ミクログロブリン（β_2-MG）は通常の膜では通過しない」とありますが，わかりやすく教えてください．

A
1) 週3回4時間は標準的な透析スケジュールですが，腎機能の代替としては最小限にすぎません．低血圧に対しては，すみやかに対応して循環動態を安定させます．もちろん原因の把握も欠かせません．
2) 安定した保存期CKDの患者さんでは，可能な範囲での運動療法を推奨します．透析導入後も，特に身体機能が低下しているあるいは身体活動量の少ない患者さんに運動を勧めます．
3) 広く普及している高性能膜では，分子量の大きな β_2-MG も除去できます．

エビデンスレベルⅡ

回答者
賀来佳男

1 透析効率を決める要素

- 透析効率（透析量）とは，どれくらいの尿毒素の除去が得られたかであり，尿素がどれだけ除去されたかで評価します．透析効率を決めるのは，**血流量（Qb），透析時間，ダイアライザーの性能（主に膜面積），透析液流量**です．透析液流量は通常500 mL/min に固定されており，残りの3条件を調整します．Qbが最も効率を左右し，Qb 200〜250 mLまでは比例して効率が上がります．透析時間を3時間から4時間に延ばせば10%増えるにとどまり，膜面積を2倍にすると透析量は10%増えます．
- 透析効率は透析前後の尿素窒素値を用いて Kt/V を求めるか，より簡便でベッドサイドでも算出できる尿素除去率 URR を用います．
- 至適透析量を，死亡率を低くする透析量と考えたとき，安定した維持透析患者では最低 Kt/V 1.2 以上（URR 65%），目標値は1.4です（URRで70%）（参考文献1）．
- また透析時間は，Kt/V と独立して生命予後と相関しており，透析時間が短いほど死亡のリスクは高く，長いほどリスクが低いことが示されています（図1）．
- 長時間透析は中大分子量の尿毒度物質の除去，血圧管理や生命予後の点ですぐれますが，保険制度上の制約と長時間の拘束という問題もあります．なお週3回4時間というのはかつて保険で定められた国内での標準的なスケジュールですが，腎機能の代替としては1/10程度の最低限にすぎません．**患者さんに長時間透析の有効性と，1回4時間週3回が最低限であることを理解してもらいましょう．**
- 透析中の血圧低下には，よく遭遇します．透析前半によくみられるのは，除水速度が大きすぎる場合で，後半に多いのは総除水量が多すぎるかドライウェイトの設定がきつすぎる場合です．ガイドラインでは平均除水速度を 15 mL/kg/時間以下を目指すと提唱しています．また最大透析間隔日（中2日）の体重増加を6%未満とすることが望ましいとしています（参考文献1）．
- 著しいあるいは急な血圧低下に対してはすみやかに対応し，循環動態を安定させなければなりません．下肢挙上，除水停止，生理食塩水の急速注入，昇圧

- 剤等で対応します．血液流量を下げることも広く行われていますが，他の対応と合わせて行われる補助的な対応と考えましょう．
- 対応が遅れたり，背後に**虚血性心疾患などの重篤な病態が隠されていると生命に関わります**．原因の把握が欠かせません．
- 透析関連低血圧は起立性低血圧，もともと血圧が低い常時低血圧，透析時に血圧が急激に下がる透析低血圧に分けられます．透析時の急な血圧低下（収縮期 BP 30 mmHg 以上）や透析終了後の起立性低血圧は予後不良となります（参考文献2）．また透析前収縮期 BP が 100 以下の常時低血圧も予後不良と報告されています．透析中の血圧低下や常時低血圧では虚血性心疾患や重症弁膜症などの心機能評価が必要になります．

2 透析導入前の運動

- かつては腎障害患者の身体活動は制限すべきと考えられてきました．肥満の是正，糖尿病発症予防ないし改善，心血管疾患の発症進行予防を期待して，状態の安定した CKD 患者に対しては年齢や身体機能を考慮しながら可能な範囲で運動療法が推奨されています（参考文献3）．

3 導入後は？

- 透析患者の高齢化や長期透析患者が増える中，ADLや栄養状態の悪化した方が増えています．身体活動量の低下や栄養障害，尿毒症からの筋委縮などが影響して，サルコペニア・フレイルが増加し，それらは心臓血管合併症や感染症を引き起こすことで生命予後にも影響しています．そのため心肺機能の維持やサルコペニア・フレイル予防のために積極的に運動しようという考えが広がっています．2022年度の診療報酬改定では透析時運動指導等加算が算定できるようになりました．
- 筋骨格系の可動域制限，心血管系の問題があれば，当該専門科に相談します．禁忌や中止基準についてはガイドラインを参照しましょう（参考文献4）．
- 運動療法の効果は，最大酸素摂取量の増加，心機能改善，骨格筋線維の増加，血圧低下，脂質異常の改善，QOL の上昇などが確認されています．抑うつ症状や透析効率の改善も確認されています．生命予後の改善は観察研究では確認されていますが，介入研究では確認されていません．
- 具体的な内容としては，可能な限り有酸素運動とレジスタンストレーニングを併用することが望ましいです．

4 $β_2$-MG と透析膜

- $β_2$-MG とは，長期透析で起こりうる重大な合併症である透析アミロイドーシスの前駆蛋白です．透析患者では排泄低下によって $β_2$-MG の血中濃度が正常人の 10～40 倍まで上昇します．透析アミロイドーシスの発症予防のために，血中濃度を積極的に低く抑えるようにされています．さらには $β_2$-MG 濃度は生命予後にも関連すると知られており，最大

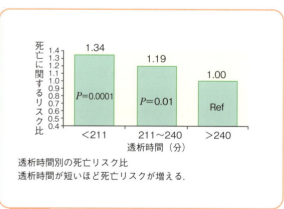

図1 透析時間が死亡に及ぼすリスク
透析時間別の死亡リスク比
透析時間が短いほど死亡リスクが増える．
透析時間を30分長くすると有意に死亡リスクが減ることも報告されている．（引用文献1より引用）

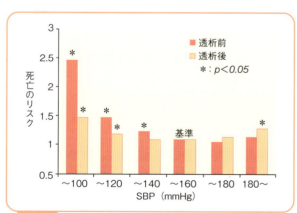

図2 透析前後の臥位収縮期血圧と1年間の死亡リスク （引用文献2より引用）
グラフの形状から U-shaped 現象と呼ばれる．

間隔透析前血清 β_2-MG 濃度が 30 mg/L 未満を達成できるように条件を設定するよう推奨されています（参考文献 1）．
● 尿素やクレアチニンなどの小分子量物質（分子量数 10～数 100）に比べて，β_2-MG の分子量は 11,800 と大きいため旧来の透析膜では除去が困難でした．β_2-MG などの中分子量物質の除去能に優れた高性能膜やオンライン HDF が昨今はあまねく普及しており 2017 年度の国内での調査では 70% の患者で達成されていました．

表1 透析患者に対する運動療法・指導の具体例（透析時間以外）

	種目	運動時間	運動頻度	運動強度
有酸素運動	・エルゴメーター ・トレッドミル	20～40 分	週 3～5 回	・RPE 11～13 ・嫌気性代謝閾値の心拍数* ・最高心拍数*の 50～70%
	散歩（自宅）	30 分/日	週 4～7 日 （非透析日中心に）	・息切れが生じない速さ
	身体活動量（自宅）	4,000 歩	週 4～7 日 （非透析日中心に）	・RPE 11～13
レジスタンストレーニング	重錘，セラバンド	10～20 分	週 3～5 回	・RPE 13～17
	自重トレーニング（スクワット，カーフレイズ，椅子からの立ち座り）			・1RM（or 5RM）の 60～70%
	神経電気刺激	20～40 分	週 3 回	・耐え得る最大の出力
バランストレーニング	・バランスマット上 ・片脚立位，タンデム立位，セミタンデム立位，閉脚立位	5 分	週 3～5 回	・上肢支持なしで，最低 10 秒以上は保持可能な姿勢

（引用文献 3 より引用）

*運動負荷試験から得られた

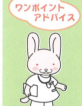

ワンポイントアドバイス

透析中の運動療法の流れとしては，ストレッチ（3～5 分）→レジスタンストレーニング（10～15 分），エルゴメーター等の有酸素運動（10～60 分）→ストレッチ（3～5 分）の順に行う．RPE（自覚的運動強度）11 は楽，13 はややきつい，17 はかなりきついになります．
RM（最大反復回数）は，繰り返し何回の関節運動が可能かによって決まる運動強度です．5RM は最高 5 回繰り返せる負荷です．

引用・参考文献

〈引用文献〉
1) Saran R et al：Longer treatment time and slower ultrafiltration in hemodialysis：associations with reduced mortality in the DOPPS. Kidney Int 69（7）：1222-1228, 2006
2) 日本透析医学会：わが国の慢性透析療法の現況（2001 年 12 月 31 日）．2002
3) 日本腎臓リハビリテーション学会 編：腎臓リハビリテーションガイドライン．p40，南江堂，2018

〈参考文献〉
1) 日本透析医学会：維持血液透析ガイドライン 2013
https://www.jsdt.or.jp/dialysis/2094.html
2) 日本透析医学会：血液透析患者における心血管合併症の評価と治療に関するガイドライン 2011
https://www.jsdt.or.jp/dialysis/2094.html
3) 日本腎臓学会 編：エビデンスに基づく CKD 診療ガイドライン 2023．東京医学社，2023

2章 透析療法の理論，実践について

Q28 除水と血圧は，どう関係しているのですか？

1）ECUM（イーカム）では，血液流量がどのくらいで除水量を最大かけられるのでしょうか？ 血液流量の何％くらいまで大丈夫でしょうか？
2）足のカテーテルで，血液流量 100 mL 以上かけることができますか？ 透析効率は下がらないのでしょうか？（当院では 100 mL までしかできません）
3）血圧低下のある患者さんでは，除水の引き方としては，最初に多めに引いたほうがよいのでしょうか？ それとも均等に引いたほうがよいのでしょうか？ 後半に血圧低下が起こる人の場合は？
4）除水をかけると，人によって，どんどん血圧が低下していく患者さんもいますが，透析途中まで血圧は下がるものの，それ以降は上昇する患者さんもいます．どうしてなのでしょうか？

A 血液透析症例での体液管理は，重要な項目の一つです．体液管理と血圧管理を組合せて，それぞれの症例に対して適切に対応をとる必要があります．

エビデンスレベルI

回答者
大河原 晋

1 ECUM（extracorporeal ultrafiltration method）

● ECUM（イーカム）は，血液浄化法の中でも限外濾過のみを行う「単独限外濾過法」を示す略語です．この方法では溶質除去を行わないため，血清浸透圧には変化をきたさないことより，循環動態への悪影響を少なくして限外濾過を行うことが可能となります．

● **血液流量（Qb）に対する限外濾過流量（Qf）の比〔Qf/Qb×100（％）〕**は「**濾過率**」と呼ばれ，限外濾過によるダイアライザー内での過度な血液濃縮，またはそれに続く血液凝固を避ける観点より，一般的には濾過率は 25 ％を超えず，可能な限り低いことが望ましいとされています．

● 限外濾過による血液濃縮において，ダイアライザー内のヘマトクリット（Ht-D）は 40 ％までは問題なく許容範囲であることが知られており，ECUM 施行症例のヘマトクリットを Ht-pre とすると，以下の式から限外濾過流量に対して必要となる血液流量を算出することも可能です．

　Ht-D＝Qb×Ht-pre／（Qb－Qf）
この式より
　Qb＝Qf×〔Ht-D/(Ht-D－Ht-pre)〕が成り立ちます．

● Ht-D＝40％として Ht-pre が 30％であった場合，Qf＝30 mL/分で ECUM を施行するためには，上記の式より Qb＝120 mL/分を得ることが望ましいものと理解されます．

2 透析用ダブルルーメンカテーテル

● 透析用ダブルルーメンカテーテルは，一時的なブラッドアクセスとして汎用されています．カテーテルそのものの改良（抗血栓性，脱血孔および返血孔の配置等）により，その性能は向上しています．

● カテーテルの挿入および留置状態が安定していれば血液流量で問題になることは少ないですが，血管内脱水やカテーテルの脱血孔が血管壁に近いような場合には脱血孔が血管壁に張り付く現象が起こりやすく，血液流量を得ることに難渋する場合もあります．

● また，カテーテルを使用した血液透析では，以前より透析効率に関する議論がありますが，現在では，相当の血液流量（Qb ～300 mL/分）を得ても再循環を認めないことが知られています．

● ただし，脱血不良のため返血孔より脱血を行い，脱血孔より返血を行う，いわゆる逆接続を行う場合，血液流量の多少に関わらず再循環は必発であることを忘れてはいけません．

3 透析中の血管透過性および血圧管理

- 血液透析施行中では，体内の血管透過性，すなわち**間質から血管内への体液移動は透析前半に高く，透析後半に低下する**ことが知られています．したがって，透析前半により多くの除水を施行し，後半の除水を緩やかにするプログラム除水は除水方法としては合目的と考えられます．
- ただし，全症例に必要というものではなく，特に透析後半の血圧低下により除水が不十分となるような症例がよい適応です．
- 透析中の血圧変動は，除水速度のみならずドライウエイト設定そのものにも影響を受けるものであり，血圧値に前述した血管透過性の指標を組合せることにより，ドライウエイト調整もしくは降圧薬使用に関する治療方針の簡便な判断が可能となります（表1）．
- また，ACE 阻害薬やβ遮断薬等は透析により除去されるため，透析後半の血圧上昇に関与する可能性が考えられます．
- 透析施行における血圧の推移パターンを図1に示しますので，関与する病態を理解してください．

表1 血液透析症例における体液-血圧の管理指針

		きつい ← 体液管理 → 甘い		
	mean Kr (mL/min/mmHg)	≤1.0	1.0〜4.0	4.0<
Systolic blood pressure (mmHg)	PWI	≥4.0	2.0〜4.0	≤2.0
<120		体液過少状態 → DW を上げる		透析困難症
120〜160			適正なドライウエイト	
160<		レニン依存性高血圧 → 降圧薬追加		体液過剰状態 → DW を下げる

（文献2, 3を参照して作成）

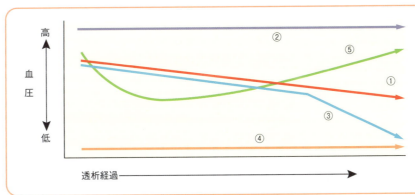

図1 血液透析時の血圧の推移パターンと関連する病態

① 正常
② 常時高血圧（体液過剰，降圧薬不足）
③ 血圧低下（体液減少，降圧薬過量）
④ 常時低血圧（透析困難症，体液過少，降圧薬過量）
⑤ 血圧上昇（降圧薬濃度減少，レニン依存性血圧上昇，体液過剰残存）

ワンポイントアドバイス
- ECUM での限外濾過量は，血液流量の25%を目安にします．
- ダブルルーメンカテーテル使用時には，逆接続を避けることが望ましいです．
- 透析中の血圧変動には，様々な病態の関与があります．

参考文献

1) Moist LM et al：Relationship between blood flow in central venous catheters and hemodialysis adequacy. Clin J Am Soc Nephrol 1：965-971, 2006
2) 大河原 晋：適切なドライウェイト設定のノウハウ．腎と透析 53（別冊：HDF 療法）：67-70, 2002
3) 田部井 薫 他：除水による蛋白濃縮度の意義の検討．透析会誌 32（7）：1071-1077, 1999

2章 透析療法の理論，実践について

Q29 ヘパリン使用時のACTでの測定のタイミングと測定値の目安を教えてください

ACT (activated coagulation time) の測定は，その目的により測定部位，タイミングが異なります．維持透析患者でのヘパリン投与量の調節が目的ならば，脱血部（ヘパリン注入部の前）で採血し，透析終了30分前で，アクテスターで測定したACTが130〜180秒を目標とすべきでしょう．

エビデンスレベルⅢ

回答者
吉田　泉

1 なぜヘパリンが必要なの

- ダイアライザーと血液の接触により，内因系凝固機序と血小板が活性化されます．また，補体系の活性化は単球を活性化させ，組織トロンボプラスチンの発現を通して外因系凝固系を活性化させると考えられます．透析液からのカルシウムイオンの補給も凝固能を高めます．また，回路内には血流の停滞する箇所（ピロー，血液ポンプセグメント部，動静脈側エアートラップチャンバー，ダイアライザー等）があり，そこでは特に凝固反応が進行しやすく，抗凝固療法が不適切であれば，そこを核として凝血が進行することになります．
- このため，**血液浄化法の施行には抗凝固薬の使用が不可欠**です．抗凝固薬として，日常ヘパリン（未分画ヘパリン）が広く使用されていますが，その他にも低分子ヘパリン，メシル酸ナファモスタット，アルガトロバン等が使用されています．
- 各凝固薬とも作用機序，半減期，メリット，デメリットの違いがあります．
- ヘパリン（未分画ヘパリン）では効果判定ないしモニタリングする方法としてACTの測定が広く知られています．

2 ACTってなに

- ACTとは，セライト，カオリン，ガラス粒，シリカ等の活性化剤と全血試料を混合して内因系凝固の接触相を活性化させて凝固反応を惹起し，**フィブリン形成までの時間を測定する**ものです．
- ACTの精度はAPTT（活性化部分トロンボプラスチン時間）に劣るとされますが，短時間で全血を用いて評価できること，持ち運びが可能な簡易測定できる機器が市販されていること等から透析施設ではよく使用されていると思います．
- ACTを測定する機器は代表的なもので，ヘモクロン，ヘモクロンJr，アクタライク，ACT Plus，HMS等があります．
- また，ヘパリンの感受性には幅広い個人差が存在するうえに，患者さんの状態によっても数値が変化する可能性があります．
  ①アンチトロンビンⅢ減少等によるヘパリンの効果の減少
  ②血小板数
  ③ワルファリン服用者
  ④高リン脂質抗体症候群，接触因子（XII因子等）低下症等

3 測定する場所は

- 言うまでもありませんが，全血試料を採取する場所によっても数値が変化します．当院では全身ヘパリン化の程度をみる意味で**脱血部（ヘパリン注入部の前）で採取**していますが，ダイアライザー前で採取する方法，体内に戻すヘパリンを最少にする意味で，ダイアライザー後で採取する方法もあり得ます．
- 当院では，アクテスターによりACTを測定していますが，当院における検討では，Lee white 凝固時間との関係は，
  Lee white 凝固時間＝（ACT測定−100）× 0.7
ですので，ACTが130〜180秒とは，Lee white 凝固時間が20〜56分であると考えられます[4]．

4 ACT 測定値の目安は

- ACT の測定値は，透析開始前が 100 秒前後，透析開始後は成書によって前値＋80％，120〜150 秒前後，前値の 1.5〜2.5 倍または回路前採血で 150〜200 秒などと記載されています．
- 当院では脱血部（ヘパリン注入部の前）での採取で，アクテスターで ACT を測定し，透析開始前（コントロール），透析開始 1〜2 時間後，終了直前を想定し透析開始後 1〜2 時間で 150〜200 秒，終了直前で 150 秒を目標としております．

5 治療でヘパリンを使用したときのヘパリンの量は

- 心臓カテーテル検査やシャント PTA 後，あるいは急性心筋梗塞などで持続的にヘパリンが投与されている患者さんで透析を行うこともありますが，そのような場合には，**透析開始時に脱血側にて ACT を測定し，その値によりその日のヘパリン投与量を変更しています**．
- 具体的には，開始時 ACT が 150 秒以下では通常量，ACT が 151〜200 秒では通常の半分量，ACT が 201 秒以上の場合には透析中のヘパリン投与なしとしています．この方法で，透析終了時 ACT は 150 秒になるようにしております[5]．

6 いつ ACT を測定するの

- ACT の測定が必要なのは，血液回路内凝固（ダイアライザー，動静脈側エアートラップチャンバーなど）があったとき，シャントの止血困難時，透析前にヘパリンが投与されている場合，他院から転入してきた時に測定されるべきでしょう．
- 血液回路内凝固であれば透析開始 1〜2 時間後，シャントの止血困難時であれば終了直前に測定します．
- ちなみに，当院の検討では，メシル酸ナファモスタットでもダイアライザー入口の ACT 測定によりモニター可能です[4]．

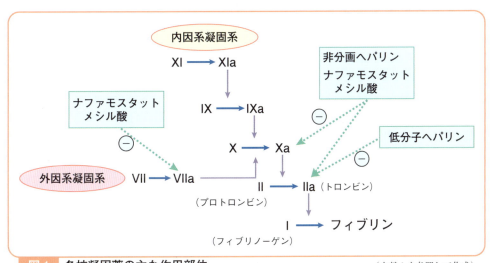

図1 各抗凝固薬の主な作用部位　　　　　　　　　　（文献1を参照して作成）

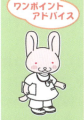

ワンポイントアドバイス
ACT 測定は一種の目安であり，その数値だけに頼るのは注意が必要です．抗凝固薬投与時は，いかに血液回路内凝固を起こさせることなく，かつ，シャントの止血ができるだけ速やかであることを両立させるような投与量で，かつ，必要最小限度の投与量を模索することが重要です．

参考文献

1) 金子修三 他：抗凝固作用のモニタリング．"血液療法事典 第2版" pp 128-129, 2009
2) 山下芳久 他：抗凝固モニタ．臨牀透析 23（7）：345-351, 2007
3) 鈴木正司 監修，信楽園病院腎センター 編集：抗凝固薬，透析療法マニュアル 第7版．日本メディカルセンター，pp 174-180, 2010
4) 細井春久 他：Actester による FUT-175 の適正使用量の検討．透析会誌 21：849-853, 1988
5) 唐澤あや子 他：心臓カテーテル検査後のヘパリン使用量の検討．透析会誌 37（10）：1857-1860, 2004

2章 透析療法の理論，実践について

Q30 ECUMとHD，HF，HDFについて教えてください．また，オキサロール®の適応は？

1) HDFとHFの適応と原理について教えてください．なぜ血圧が下がりにくいのでしょうか？
2) オキサロール®の適応などについて教えてください．

A 透析膜を介した拡散効果と限外濾過の効果比率を変化させることで，体外式透析療法は分類されています．拡散による体液補正に限外濾過を追加することで，浸透圧物質BUNの除去速度が減少し，透析中の血圧の安定化に寄与できる可能性があります．

エビデンスレベルⅡ　回答者　加藤 仁

1　HD，HDF，HF，ECUMの違い

- HD，HDF，HF，ECUMは，体外式透析療法の設定に相違があり，透析膜を介する拡散能力と限界濾過能力の比率により分類されています．
- 体外式透析療法は，透析膜を介して体液と透析液を隔離し，拡散と限外濾過により体液性因子を調節しています．
- 拡散は，溶質の濃度勾配により高濃度側の溶質を低濃度側の溶質に移動させ濃度を平均化させ，分子量が小さい溶質（小分子量物質）の濃度変化に効果が強いとされています．
- 限外濾過は，透析膜を介した片側に圧を負荷もしくは軽減させ溶質を移動させる方法であり，比較的分子量の大きい溶質（中分子量物質）や水（H_2O）の除去に効果が強いとされています．
- HDは基本的に拡散効果のみ，HFは限外濾過効果のみを利用した血液浄化法であると考えると理解しやすいでしょう．
- HDFは，拡散と限外濾過の両方をその比率を調節しながら血液を浄化し，小分子量物質とともにある程度の中分子量物質を除去させることができます．
- ECUMは，HFと同様の方法ですが限外濾過量が少なく，溶質はほとんど変化せず原則的には水分（H_2O）のみの除去に用いると理解してください（図1）．

2　透析で変化する因子と浸透圧

- 透析に伴い変化し得る体液性因子を図2に示します．Na，K，Ca，P等の電解質，グルコース，BUN等は，分子量が小さく小分子量物質と称されます．
- アルブミン，β_2-ミクログロブリン（β_2-MG），α_2-ミクログロブリン（α_2-MG）等は，血液に含まれる蛋白質であり中分子量物質と呼ばれます．
- 透析では，BUN，Cr，P等は最大限に除去し，K，β_2-MG，α_1-MG等は適度な除去，Na，Ca，グルコース，Mgは濃度の適正化，重炭酸イオンは体内（血液側）に補充と設定しています．
- それらの溶質の中で血漿浸透圧に関係するBUNは，小分子量物質に属し，拡散による血液透析において急激に血液から除去されます．限外濾過を併用・追加することで，浸透圧物質であるBUNの急激な減少を軽減させ，血圧低下や下肢攣り等を回避できる可能性があります．つまり，血漿浸透圧の低下速度は，HD→HDF→HF→ECUMの順に弱まり，透析困難症に対して有効である可能性があります．

3　オキサロール®の適応

- オキサロール®注は，ロカルトロール®注と同様に静脈内に投与される活性型ビタミンD製剤です．ビタミンDの急激な血中濃度の上昇と間歇的な投与により，腎不全に伴う二次性副甲状腺機能亢進症の治療に有効とされています（表1）．
- 活性型ビタミンDは，標的臓器に対して様々な作用を有しています．副甲状腺細胞に対しては，PTHの分泌抑制・細胞増殖の抑制，腸管においてはカルシウムおよびリンの吸収促進，骨に対しては代謝速度の抑制等が有名ですが，その他にも様々な

作用を有しております.
- 副甲状腺機能亢進症に対してビタミンD注を使用すると，PTH低下作用のみならず腸管からのカルシウム吸収促進による血清カルシウム値の上昇をきたします．そのために活性型ビタミンD注を使用する際には，高カルシウム血症が存在しないかを確認し，少量から投与を開始（漸増法）していくことが必要です．

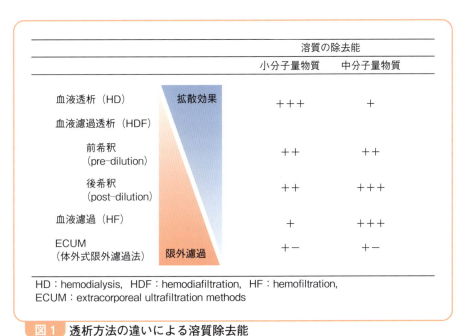

図1 透析方法の違いによる溶質除去能

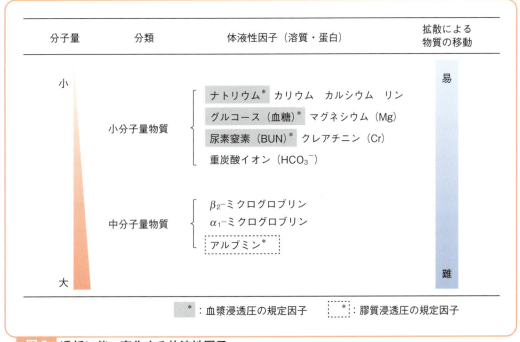

図2 透析に伴い変化する体液性因子

表1 静注ビタミンD製剤

製剤名	マキサカルシトール（オキサロール®）　カルシトリオール（ロカルトロール®）
分類 投与方法	活性型ビタミンD製剤 静脈内注射
保険適応	二次性副甲状腺機能亢進症（2HPT：secondary hyperparathyroidism）
作用・効果	副甲状腺：PTHの分泌抑制，細胞増殖の抑制 腸管：カルシウム・リンの吸収促進 骨：代謝回転の抑制 内分泌：FGF23の分泌抑制
投与アルゴリズム	2HPTの有無 ──なし──→ 再考 　↓あり 高Ca血症（cCa>9.5 mg/dL）の有無 ──あり──→ 再考 　↓なし 投与開始 　漸増法：少量より開始

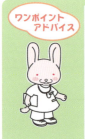

ワンポイントアドバイス
患者さんの状況を正確に判断し，透析療法の設定を詳細に検討することが必要です．安定した透析が実施できるように，多職種間において患者中心の情報共有と議論が重要です．

参考文献

1) Maduell F et al：Latest Trends in Hemodiafiltration. J Clin Med 13（4）：1110, 2024
2) Ronco C：Hemodiafiltration：technical and clinical issues. Blood Purif 40 Suppl 1：2-11, 2015
3) Kumon K：Acute blood purification using extracorporeal ultrafiltration method（ECUM）for treatment of heart failure. Nihon Rinsho 65 Suppl 5：251-254, 2007
4) Monard C et al：Extracorporeal blood purification therapies for sepsis. Blood Purif 47 Suppl 3：1-14, 2019

2章 透析療法の理論，実践について

Q31 ECUM（イーカム）って何ですか？

ECUMとは限外濾過により水分を除去したいときに行います．除水が目的ですので，心不全，透析で体重増加が多いときなど溢水状態がよい適応となります．

エビデンスレベルⅡ

回答者
鶴岡昭久

1 ECUMとは（図1, 2）

- ECUMとは「extracorporeal ultrafiltration method」の略で体外限外濾過法といいます．陰圧（限外濾過圧）をかけて主に水分を除去する方法です．
- 限外濾過圧をかけた状態で血液がダイアライザーを通過すると，ダイアライザー中空糸細孔の内側から外側へ主に水分が濾過されます．血流量は100 mL/minで回路濃縮があれば血流量を増やします．
- ダイアライザー膜面での蛋白ゲル発生により限外濾過流量には限界があり限外濾過流量は血流量の25％程度が上限といわれています．
- 透析液を使用せず，拡散は行われないため，尿素窒素などの濃度はあまり変化しません．Naですが塩分1 g内のNa濃度は17 mEqであるため，例えば血清Na濃度140 mEq/Lの患者さんに対しECUMで1 Lの除水を行ったとすると140 mEq/（17 mEq/g）≒8.2 gの塩分を除去したことになります．
- 適応は除水を目的とするため，腎不全，心不全，ネフローゼ症候群，肝不全等溢水状態にある場合に行われます．透析では体重増加が多い場合に透析の前後に追加，または臨時透析としてECUMのみ3～4時間行われる場合が多いです．

2 プラズマリフィリング

- プラズマリフィリングとは除水により循環血漿量が減量した場合に間質から血管内に水分が移動する現象です．
- 間質と血管内の水分の移動は静水圧，膠質浸透圧，血管透過性により規定されます．除水を行うと血管内静水圧（Pc）の低下やアルブミン濃度の上昇が膠質浸透圧を上昇させプラズマリフィリングが増大し間質から血管内に水分移動します．
- 膠質浸透圧が血管内外の水分移動に関係しているのに対し，血漿浸透圧は細胞内外の水分移動に関係しています．膠質浸透圧は主にアルブミンにより，血漿浸透圧はNa，グルコース，尿素窒素により規定されます．
- ECUMでは透析液が流れていないので拡散は起こらずグルコール，尿素窒素はほとんど除去されません．Naは除去されますが，血清Na濃度の変化は起こりにくいです．結果としてECUMでは血漿浸透圧の変化が起こりにくいです．

3 ECUMは透析前？ 透析後？（表1）

- 透析前にECUMを行うメリットですが，①血漿浸透圧の低下が起こりにくい（透析後半に血漿浸透圧は低下する），②プラズマリフィリングや血管透過性亢進は透析開始直後に最も高く，時間とともに低下する，③透析開始前のECUMにより血液が濃縮され膠質浸透圧が上昇する．ECUMの主目的は除水であるため，プログラム除水として透析前のECUMで時間除水量を増やし，透析後半に除水量を少なくして血圧低下を予防します．
- 透析終了後にECUMを追加する場合，透析後半は前半より血漿浸透圧が低下しており，血圧低下の原因になります．透析終了時にECUMを追加しようとしたが血圧が低く施行できないこともあります（ECUMは血圧低下が起こりにくいが，血圧が低下しないわけではありません）．
- 透析中に透析液温度を下げ低温透析で低血圧を減少

させた後，ECUMを行う考えもあります．ECUMは透析液が流れていないので，体外循環中は温度調節ができず体温が低下する可能性があり注意です．

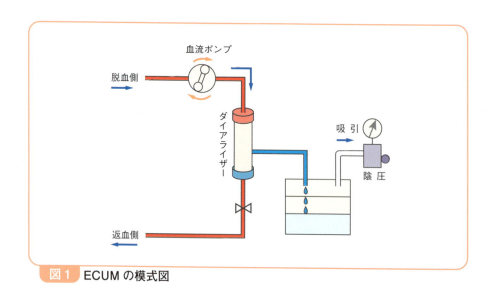

図1　ECUMの模式図

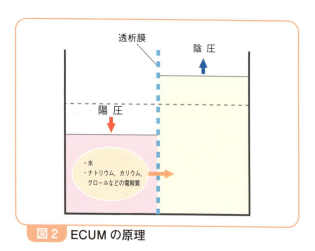

図2　ECUMの原理

表1　血管内膠質浸透圧と血漿浸透圧

- 血管内膠質浸透圧 $[mmHg] = 2.8C + 0.18^2 + 0.012C^3$
  C：血清アルブミン値
- 水移動量 $= Lp\{(Pi - Pc) - (\pi i - \pi c)\}$
  Lp：血管透過性，Pi：血管外静水圧，Pc：血管内静水圧，
  πi：血管外膠質浸透圧，πc：血管内膠質浸透圧
- 血漿浸透圧 $(mOsm/kg) = 2(Na + K) [mEq/L] +$ グルコース $[mg/dL]/18 +$ 尿素窒素 $[mg/dL]/2.8$

（文献3より引用）

ワンポイントアドバイス
血液透析に比べ血圧が下がりにくいメリットがあります．透析液が流れていないので，透析液温調節が困難で体温が下がるリスクもあります．

参考文献

1) 塚本　功：血圧低下防止を心掛けた透析方法．臨牀透析 39 (1)：78-82, 2023
2) 上殿英記 他：血液透析患者におけるドライウエイト（DW）のマネジメント．Hospitalist 11 (2)：309-318, 2023
3) 安藤勝信 他：体液量・血圧管理　血圧の緩徐な低下と残腎機能保持を目指した除水法．Clinical Engineering 24 (5)：427-431, 2013

3章
尿毒症について

3章 尿毒症について

Q32 透析患者が透析を行わなかった場合、どのくらいで尿毒症になってしまうのでしょうか？

A 維持透析中でも透析不足、透析で除去されにくい尿毒素の蓄積により尿毒症症状が出現します。透析中止後、呼吸苦、倦怠感の出現頻度は高く、透析中止後の予後は7日以内が最多と報告されています。

エビデンスレベルⅢ

回答者
鶴岡昭久

1 尿毒症とは

- 尿毒症とは腎機能の低下により尿中から排出される尿毒素の低下により尿毒素の体内蓄積が起こる症状、病態です。尿毒素は European Uremic Toxin (EUTox) Work Group では分子量、産生、蛋白結合性から6種類に分類しておりインドキシル硫酸、β_2-ミクログロブリンなど数十種類以上が報告されています。
- これらの尿毒素が蓄積することにより表2のような、嘔気、下痢、食欲不振等の消化器症状、心不全、高血圧、不整脈等の循環器症状、肺水腫等の呼吸器症状、頭痛、傾眠、意識障害、無気力等の神経症状、掻痒感等の皮膚症状、電解質異常による症状など多彩な全身症状がみられます。

2 保存的腎臓療法（CKM）

- CKM は末期腎不全で腎代替療法が必要な状態であるが腎移植、透析を行わず尿毒症症状の軽減、QOL の改善を目的とします。CKM には透析による不利益が利益を上回る場合、維持透析患者が透析を中止することも含まれています。
- 日本では透析中止による死亡者数は不詳ですが、自殺・拒否が毎年0.6%と報告されています。米国では2020年の血液透析患者の死亡原因として透析中止が第2位で死因の17%を占めます。CKM では死亡2ヵ月前より疲労、倦怠感、掻痒感、食欲不振、呼吸困難等の症状を認めます。維持透析患者が透析を中止した場合、余命は10日前後で7日以内の死亡例が最多であったと報告されています。

3 維持透析中の尿毒症

- 透析を中止しなくても透析不足で尿毒症症状は出現します。
  - インドキシル硫酸、p-クレシル硫酸は酸化ストレスを惹起し炎症、動脈硬化、血管石灰化、死亡率と関連があります。インドキシル硫酸は95%がアルブミンと結合し透析で除去されにくいため、透析期間が長いほど高濃度となり生命予後に関連するとされています。
  - β_2-ミクログロブリンから成るアミロイド線維の骨関節組織への沈着により手根管症候群、破壊性脊椎関節症や掻痒感を発症します。血液濾過透析で透析前 β_2-ミクログロブリンを 30 mg/dL 未満とすることが推奨されています。
  - 尿毒症性肺炎は典型例では陰影の辺縁が明瞭な butterfly shadow を呈する肺水腫となります。無気肺、肺胞出血がみられることもあります。透析により butterfly shadow や症状が改善することより尿毒素による肺胞と毛細血管間の血管透過性亢進の関与が推察されます。溢水による肺水腫は非導入例より透析中止例の方が生じやすいと報告されています。

表1 緩和透析とCKM

	CMKの終末期
全体的な考え	患者中心のQOL維持が最大目標．緩和目的の「引き算の治療」に転換する．鎮静や緩和透析への移行も考慮
水分管理	利尿薬使用．水分塩分・点滴制限で溢水防止．肺水腫による呼吸困難・苦痛には瀉血も有効．単発的な透析や限外濾過も考慮
食事制限	患者中心．QOLを重視する
CKD-MBD	患者中心．QOLを低下させない限定的処方
貧血	患者中心．QOLを低下させない限定的処方

(文献2を参照して作成)

表2 CKM：症状と頻度

食欲不振（51％）	呼吸困難（61％）
認知機能障害	浮腫（54％）
不眠・睡眠障害（51％）	嘔気
むずむず脚症候群（33％）	便秘
掻痒感（67％）	抑うつ・不安
筋けいれん	嗜眠
疼痛（62％）	倦怠感（77％）

(文献5より引用)

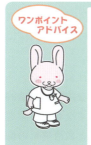

ワンポイントアドバイス
維持透析中の患者さんが透析を中止する保存的腎臓療法（CKM）では呼吸困難，倦怠感，掻痒感，食欲不振，不眠が頻度の高い症状です．

参考文献

1) 吉田　栞 他：尿毒症と臨床検査．臨床検査 68（4）：502-505, 2024
2) 甲田　豊：緩和透析．腎と透析 96（3）：368-373, 2024
3) 藤島理恵 他：尿毒症，腎不全．medicina 59（4）：274-278, 2022
4) 光永慶吉 他：尿毒症性肺炎．medicina 17（3）：366-367, 1980
5) 吉野かえで：透析見合わせ時（非導入・中止後）のCKM．Hospitalist 11（2）：536-545, 2023

3章 尿毒症について

Q33 尿毒症の症状と注意点について教えてください

A 尿毒症の症状はいろいろありますが，腎不全の末期にならないと出現しません．透析では除去されない物質もありますが，現在はハイパフォーマンスメンブレンの出現やオンラインHDFの登場で，ほとんどの物質が除去されるようになってきました．

エビデンスレベルI

回答者
佐藤順一

1 尿毒症とは

- 概念は，末期腎不全に伴う全身の重篤な臓器障害のことで，放置すれば数日で死亡するとされています[1]．

2 尿毒症の症状と関連が想定される尿毒症物質

- 尿毒症の症状として，①精神・神経症状，②循環器症状，③呼吸器症状，④消化器症状，⑤皮膚症状，⑥貧血・出血傾向，⑦易感染傾向等があります（**表1**に，症状との関連が想定される尿毒症物質を示しました）．
- ①精神・神経症状：無気力から昏睡に至るまで，様々な意識障害が起こります．幻覚，統合失調症等の精神症状を呈し，ひどくなれば脳波上徐波が増加する痙攣発作を起こします．記銘力低下，集中力の低下等もあります．**末梢神経障害**は左右対称性で，知覚障害が下肢に強く出ます．進行すると運動神経障害もみられ，腱反射が低下します．
- ②循環器症状：**高カリウム血症**は様々な致死的な不整脈（完全房室ブロック，心室粗動，心室細動）を誘発します．それにより心停止をきたすことがあります．尿毒症性心外膜炎により心タンポナーゼをきたすこともあります．
- ③呼吸器症状：胸水，**肺水腫**をきたします．胸水は血性となることが多いとされています．**肺水腫**をきたすため，夜間呼吸困難となることが多く，救急車で夜中に来院することが多くなります．
- ④消化器症状：**悪心・嘔吐**，**食欲不振**，**下痢症状**を呈します．胃十二指腸潰瘍も起こりやすくなります．
- ⑤皮膚症状：**かゆみ**を強く訴えます．掻きむしることで皮膚がびらん状になることもしばしばあります．以前は透析患者というと皮膚が黒いとされましたが，最近では技術の進歩で皮膚が黒い患者さんをめったにみかけなくなりました．
- ⑥貧血・出血傾向：最近では腎不全保存期にエリスロポエチン製剤を使用しているため高度な貧血はめったにみなくなりましたが，ほぼ全例に貧血をみます（**腎性貧血**）．血小板機能が障害されているため，**出血傾向**をきたします．
- ⑦易感染傾向：血液中に排泄されない毒素が溜まるため白血球の働きが悪くなり，感染に対する抵抗力が落ち，**易感染傾向**となります．

3 尿毒症の治療

- 現在尿毒症の治療となる腎代替療法としては，血液透析，腹膜透析，腎移植があり，それぞれに長所と短所が存在します[2]（**表2**）．
- 腎移植は生体腎移植と献腎移植があり，日本では生体腎移植が9割を占めます．近年，透析療法を経ずに移植を行う先行的腎移植（PEKT）が注目されています[3]．PEKTは腎および生命予後がよいとされており，移植が検討される場合早期に移植専門医に紹介する必要があります．
- 腎不全の治療は患者の年齢・性格・社会的背景・ライフスタイルに合わせて相互補完的な治療（包括的腎代替療法）が推奨されています．すなわち腹膜透析から血液透析への移行，腹膜透析と血液透析の併用，透析療法から腎移植への移行等です．

● また一度決定した腎代替療法はその後も変更可能であるし，3療法の選択に加えて透析をしないという保存的腎臓療法の選択肢もあります[4]．

表1 尿毒症の症状と関連が想定される尿毒症物質

尿毒症症状	原因物質
精神・神経症状	インドール化合物・アミノ酸・フェノール・グアニジン誘導体・尿素・βアミノイソ酪酸
循環器症状	水・ナトリウム・カリウム・レニン・アルドステロン・ナトリウム利尿ホルモン・メチルグアニジン
呼吸器症状	水・ナトリウム
消化器症状	グアニジン誘導体・アンモニア・尿素・ガストリン・アミン類・レプチン
皮膚症状	リポクローム・メラニン細胞刺激ホルモン・PTH・カルシウム・リン・オピオイド様物質
貧血・出血傾向	ポリアミン・中分子量物質・リボヌクレアーゼ・PTH・メチルグアニジン・アルミニウム・グアニジノプロピオン酸・マンジアルデヒド・グアニジノコハク酸・フェノール・クレアチニン・尿素・cAMP
易感染傾向	メチルグアニジン・中分子量物質・DNA合成阻害因子・小分子量蛋白・$β_2$-ミクログロブリン由来ヘプタペプチド・ジプチルサイクリックAMP・リボヌクレアーゼ

表2 血液透析・腹膜透析・腎移植の違い

	血液透析	腹膜透析	腎移植
代替できる腎臓の機能	血液透析で10%程度，腹膜透析で5%程度（エリスロポエチンやビタミンD等のホルモンの異常が残る）		50%程度．ホルモンの異常はある程度回復
必要な薬剤	末期腎不全のときに使用した薬剤とほぼ同等		免疫抑制薬とその副作用予防の薬剤が追加される
生命予後	腎移植に比べると劣る		優れている
心血管合併症	多い		透析に比べて少ない
生活の質	腎移植に比べると劣る		優れている
生活の制約	多い（週3回，1回4時間程度の通院治療）	やや多い（透析液交換，装置のセットアップなど）	ほとんどなし
社会復帰率	低い場合がある		高い
食事・飲水制限	多い（蛋白・水・塩分，カリウム，リン）	やや多い（水，塩分，リン）	少ない
手術	内シャント作製，カテーテル挿入	腹膜透析カテーテル挿入	腎移植
通院回数	週3回	月に1〜2回程度	安定していれば，3ヵ月以降月1回
旅行・出張	旅行先等での透析施設の確保が必要	透析液等の携帯や準備	制限なし
スポーツ	脱水に注意	腹圧がかからないようにする	移植した部位の保護
妊娠・出産	妊娠・胎児のリスクを伴う		安定期で腎機能良好なら可能．免疫抑制薬等の調整
感染症	リスクが高い		予防が重要
入浴	透析終了後は，当日の入浴・シャワー不可	カテーテル出口部の保護が必要なことがある	制限なし
その他のメリット	医療スタッフが管理	血圧や老廃物の変動が少ない 在宅治療である 自由度が高い 尿量が維持されやすい	透析療法が不要
その他のデメリット	バスキュラーアクセスの問題（閉塞，感染，出血，穿刺痛，ブラッドアクセス困難） 除水による血圧低下	腹部症状（腹が張る等） カテーテル感染・位置異常等 腹膜炎のリスク 透析液への蛋白喪失 腹膜の透析膜としての寿命（5〜8年くらい）	免疫抑制薬の副作用 拒絶反応等による腎機能障害 透析再導入の可能性 移植腎喪失への不安

（文献2より引用）

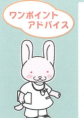

ワンポイントアドバイス
わが国の腎代替療法は血液透析が大部分を占めていますが，腎移植も徐々に増えています．2022年の診療報酬改定でも腹膜透析・腎移植の推進がさらに図られています．

参考文献

1) 鈴木正司：特集 尿毒症・慢性透析にみられる合併症と関連する諸物質．臨牀透析 21：1167-1172，2005
2) 日本腎臓学会 他編：腎代替療法選択ガイド2020．ライフサイエンス出版，2020
3) Mange KC et al：Effect of the use or nonuse of long-term dialysis on the subsequent survival of renal transplants from living donors. N Engl J Med 344 (10)：726-731, 2001
4) 日本腎臓学会 編：エビデンスに基づくCKD診療ガイドライン2023．東京医学社，2023

4章

透析中の合併症について

4章 透析中の合併症について

Q34 「つれ」への対応策は？

CTR 56%，4時間透析で除水したくても2時間経過した頃に「つれ」が出現して引けなくなります．食事や水分，塩分を指導しても変化がありません．どうしたらよいでしょうか？

A まずは目標体重（DW）を再検討し，次に除水速度を検討します（透析時間の延長）．芍薬甘草湯の内服は予防だけではなく，症状出現時の治療としても有効です．血中カルニチン濃度を測定し，その欠乏症があればカルニチン製剤投与を検討します．低カルシウム血症や低マグネシウム血症がある場合，その原因を検索したうえで適切に対処します．

エビデンスレベルⅡ

回答者
佐藤順一

1 「つれ」（＝こむらがえり）について

- 透析中の「つれ」の原因で最も頻度が高いものは，急速かつ過剰な除水です．これは過度の脱水状態になることで筋肉の細胞が異常に収縮してしまうからです．
- その他の原因としては，筋肉の興奮性が高まる状態，すなわち酸・塩基平衡の急激な変化や，低カルシウム（Ca）血症（血漿のアルカリ化に伴う低Ca血症を含む）および低マグネシウム（Mg）血症が挙げられます[1]．

2 除水速度について

- 血液透析（HD）における適切な**除水速度**とは何でしょうか？　通常1時間あたりドライウエイト（DW）の1%の除水速度（10 mL/kg/時）は安全とされ，ガイドラインでは15 mL/kg/時以下が推奨されています[2]．
- 透析で除水を行うと，水分は血管内から引かれ，循環血液量は急速に減少しますが，これを補うため，血管と細胞の間にある間質の水分が血管内に移動してきます．この現象を **plasma refilling** と呼びます．
- この間質から血管内に水分を引き込む原動力となるのが，透析によって除去されないアルブミン（Alb）で，除水が進むにつれAlb濃度が上昇することにより，水分を血管内に引き込みます．
- よって除水速度とplasma refillingが一致していれば何も起こりませんが，除水速度のほうが速いと血圧が低下したり，間質の水分が減ることで細胞から間質に水分が移動して筋肉の細胞が収縮してしまうことで「つれ」が出現したりします（図1）．

3 plasma refilling を測定するには？

- この plasma refilling さえわかれば，適切な除水速度を決定することができます．現在，最も使用されているのが**クリットラインモニター法**です[3]．
- これらは，透析患者血液中のヘマトクリット値（Ht）を近赤外線で測定しています．除水をするとだんだんとHtが増加するので，これから循環血液量を算出し，リアルタイムにグラフ表示します．グラフ画面には⊿BV（循環血液量変化率）が表示されます（図2）．
- ⊿BVは−15%以内が望ましいとされていますが，基準点となるHtが水分増加率や実質体重の変化によって変動することや，心機能・動脈硬化程度・自律神経機能などに個人差があることなどから，全体的な目標⊿BVを設定することは難しいとされています．よって個々の経過を振返りながらの評価が必要となります．

4 透析中の「つれ」に対する治療法

- まずはDWが適切か，すなわちDWを上げる必要がないかを検討します．
- DWが問題ない場合，除水速度が適切かどうかを検討します．これには上述したクリットラインモニター法が有用です．除水速度が速すぎる場合，時間をかけることで除水速度を落とします．
- 時間がかけられない場合はplasma refillingを増加させることを考えます．これには生理食塩水100〜200 mLの急速補充，10%食塩水20 mLの静注，

- 50％ブドウ糖液 20 mL の静注があります．
- 緊急対応として 8.5％グルコン酸 Ca 20 mL をゆっくり静注することもありますが，低 Ca 血症を確認したうえで施行することが肝要です．
- 芍薬甘草湯の内服は即効性の効果が期待できます．
- 低カルニチン血症がある場合は，カルニチン補充療法も有効です．
- また低 Ca 血症や低 Mg 血症の確認もするようにしてください．これらがある場合に，透析液の Ca 濃度や Mg 濃度の調整で効果があらわれる場合もありますが，個人用透析機でしか対応できないため症例が限られる可能性があります．

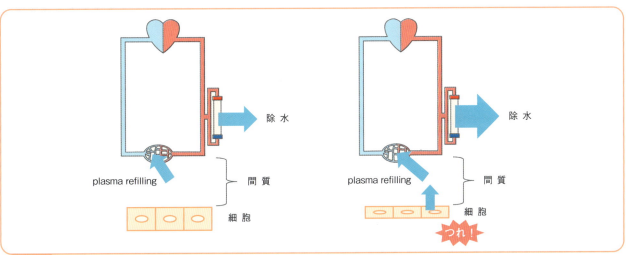

図1 「つれ」が生じる場合の透析による除水と plasma refilling の関係

除水速度を上げると plasma refilling も上がらなくてはなりません．間質の水分が十分にあれば何とかなるでしょうが，足りなければ細胞から水分を引っ張って来なくてはなりません．すると細胞が縮んで筋肉では「つれ」が生じます．

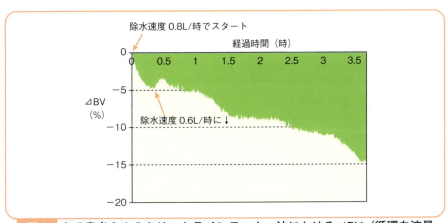

図2 ある患者さんのクリットラインモニター法における ⊿BV（循環血液量変化率）

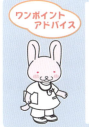

ワンポイントアドバイス
「つれ」は透析中によくみられる合併症の一つです．透析間の体重増加が多くて1回の透析での除水量が多くなった場合も「つれ」が生じます．この場合，水分の摂り過ぎではなく，多くの場合は塩分の摂り過ぎです．よって栄養指導を適切に行う必要があります．

参考文献

1) 加藤明彦 編：血液透析トラブルシューティング A to Z．文光堂，2023
2) 日本透析医学会：維持血液透析ガイドライン：血液透析処方．透析会誌 46（7）：587-632, 2013
3) 柳場 悟 他：CRIT-LINE monitor の原理と応用．透析フロンティア 12：21-23, 2002

4章 透析中の合併症について

Q35 血圧が下がると，どうして嘔気が出現するのですか？

透析中の血圧低下による脳血流の低下が，延髄の嘔吐中枢を刺激することで，腹筋・横隔膜筋・呼吸筋が急激に収縮し，嘔気，時に嘔吐を誘発します．

エビデンスレベルⅠ

回答者
睦好祐子
伊藤聖学

1 嘔気の原因とは？

- 一般的に嘔気・嘔吐をひき起こす疾患には，脳卒中等の頭蓋内疾患，心筋梗塞等の心疾患，腸炎・腸閉塞・出血性潰瘍等の消化器疾患，メニエール病等の耳疾患，精神科疾患等がありますが，その他に頭痛等を含む疼痛や緑内障等でも同症状は起こります．
- つまり，嘔気・嘔吐は延髄にある嘔吐中枢が刺激されるとどのような疾患が原因であっても起こり得ることを認識しなくてはなりません（図1）．
- しかしながら，私たちが透析に従事している際に遭遇しやすい透析患者における嘔気症状はある程度限られます．その一つに透析中の低血圧があります．

2 透析中の嘔気の原因とは？

- 透析中の嘔気症状をひき起こす原因には様々ありますが，嘔気症状をひき起こすもののなかで緊急度の高い疾患には注意しなくてはなりません．透析中の血圧低下（循環血漿量低下）の他，透析開始時の血圧低下（ダイアライザー不適合やフサン®の使用），透析後半での血圧低下（きつめのDW設定や除水速度），低血糖，虚血性心疾患，不整脈，原疾患が糖尿病であることによる自律神経障害等があり，それらが複数関連する場合もあります．
- 上述の内容を含め，透析中に何らかの原因で血圧低下が起こることを「透析低血圧」と呼びますが，特に冷汗や頻脈等の症状を合併する場合には，低血糖や心血管合併症を考慮し，早期の適切な対処が必要です．また透析患者は透析中に傾眠していることも多く，症状に気づきにくい可能性があることにも注意を払っておく必要があります．

3 透析低血圧

- 日本透析医学会のガイドラインでは，透析関連低血圧は，透析低血圧，起立性低血圧，常時低血圧の3つに分類され，透析低血圧[1]，起立性低血圧は予後不良の危険因子となっています．また透析前の収縮期血圧が低いほど，死亡の相対危険度が上昇することも示されています（図2）[2]．
- そのため，透析患者では適切な血圧に保つことが必要であり，特に透析低血圧は起こさないように注意を払う必要があります．
- 透析低血圧は，循環血漿量減少が原因となることが多く，DWの設定や除水速度の決定には身体所見，透析中の血圧変化，CTR等を中心として，さらに可能ならhANP，下大静脈径，PWI（plasma weight index），BVM（blood volume monitoring），クリットライン等も含め，その指標となり得る各パラメーターの推移を十分に観察しながら決定することが重要となります[3]．
- また，極端な体重増加は単位時間当たりの除水量が相対的に多くなってしまい循環動態の変動が大きくなることで透析低血圧をひき起こす可能性があることから，ガイドラインが示すように中1日であれば3％以内，中2日であれば5％以内の体重増加におさめてもらえるように，患者さん側にも協力していただくことが必要です．
- 適切な対液量の調整を行ったうえでDWを設定しているにも関わらず，透析低血圧を頻回に認める場合には，心機能評価等，別の誘因を考慮することが必要です[3]．

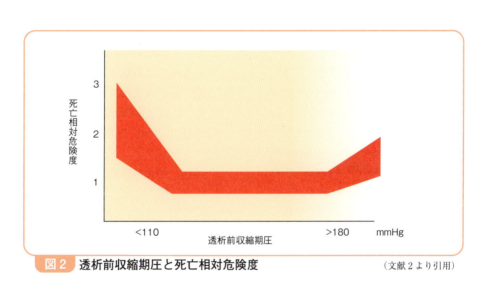

図1 嘔気・嘔吐をきたす疾患

- ●耳鼻科疾患：難聴を含む耳疾患，良性発作性頭位めまい，メニエール病，前庭神経炎 等
- ●代謝・内分泌疾患：尿毒症，電解質異常（低Na血症・高Ca血症），糖尿病（ケトアシドーシス含む），甲状腺機能亢進症 等
- ●薬　物：β遮断薬やカルシウム拮抗薬を含む降圧薬，インスリンや経口血糖降下薬，鉄剤，NASAIDs，抗菌薬，麻酔薬，テオフィリン，抗がん剤 等
- ●その他：不安神経症・うつ病などの精神疾患，化学療法・放射線療法後，敗血症，疼痛，何らかの手術後，緑内障，周期性嘔吐症 等
- ●神経疾患：脳出血・脳梗塞，くも膜下出血，痙攣，髄膜炎，水頭症 等
- ●心血管疾患：心筋梗塞，心不全，徐脈を含む不整脈 等
- ●腹部疾患：感染性腸炎，腸閉塞（イレウス），便秘，胃・十二指腸潰瘍，悪性腫瘍，クローン病等の炎症性腸疾患 等

図2 透析前収縮期圧と死亡相対危険度

（文献2より引用）

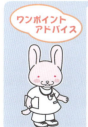

ワンポイントアドバイス

透析中の嘔気症状をみたら透析低血圧を考える必要がありますが，それをひき起こす原因を「単に'水の引きすぎ'であるのだから生理食塩水を負荷すればよい」ではなく，緊急度の高い疾患が含まれている可能性があることも念頭におくことが必要です。

参考文献

1) Shoji T et al：Hemodialysis-associated hypotention as an independent risk factor for two-year mortality in hemodialysis patients. Kidney Int 66：1212-1220, 2004
2) Luther JM, Golper TA：Blood pressure targets in hemodialysis patients. Kidney Int 73：667-668, 2008
3) 伊藤聖学 他：透析患者の対液量の変化に関する検査の進め方．"透析患者の検査値の読み方 第4版" 深川雅史 監修．日本メディカルセンター，pp58-62, 2019

4 透析中の合併症について

4章 透析中の合併症について

Q36 糖尿病性腎症の透析中の血圧コントロールについてよい方法がありましたら教えてください

A 糖尿病性腎症では透析前高血圧と透析時低血圧をきたし，血圧管理に難渋することが多いです．透析前高血圧に対してはACE阻害薬やアンジオテンシンⅡ受容体拮抗薬の使用が望ましく，透析時低血圧に対してはドライウエイト設定を含めた細やかな対応が必要となります．

エビデンスレベルⅠ

回答者　大河原　晋

1 糖尿病性腎症と透析療法

●日本透析医学会の統計では1998年より新規透析導入症例において，糖尿病性腎症が慢性糸球体腎炎を抜き原因疾患の第1位となって以降，絶対数および原因疾患の割合ともに増加を認めていましたが，近年ではともに減少傾向が見て取れるようになっています．しかしながら，依然としてその予後は他の原因疾患に比し厳しい状況であることには変わりありません．その原因として，動脈硬化性疾患の合併，糖利用障害，自律神経調節障害等，様々な因子の関与が考えられますが，ここでは血圧管理を中心にして述べることにします．

2 糖尿病性腎症と血圧管理

●高血圧症は糖尿病性腎症に限らず透析症例では大きな問題であり，死亡率増加に関わる危険因子であることが知られています．日本透析医学会の血液透析患者における心血管合併症の評価と治療に関するガイドライン[1]では，**週初め透析前血圧を140/90 mmHg未満にすることが提唱されています**．しかしながら，糖尿病性腎症からの透析症例では，臥位での血圧上昇，立位での血圧低下といった奇異な血圧動態となるため，体液および血圧管理に難渋することになります．

a) 糖尿病性腎症と高血圧——その成因（表1）

●糖尿病性腎症および透析症例では，表1に挙げられるような様々な因子の関与により高血圧症を発症すると考えられています．特に体液過剰は重要な問題です[1]．

b) 糖尿病性腎症と高血圧——対応（表2）

①ドライウエイト設定の適正化

・透析症例の血圧管理において，体液依存性の要因を除外するためにドライウエイト設定を適切にする必要があります．このドライウエイト設定は古くて新しい問題であり，未だ解決のつかない問題を含んでいます．しかしながら，医療者側は最低限，限外濾過量（除水量）とドライウエイトは全く無関係であることを理解する必要があります．この設定における指標には胸部X線写真での心胸郭比，下大静脈径，循環血液量変化率等，様々な指標がありますが，私達は血管透過性係数（mean Kr）[2]やplasma weight index（PWI）[3]を指標として，その設定を行っています．mean Krは血液透析中の間質と血管内との体液移動速度を示す指標であり，PWIは体重変化率に対する循環血漿量変化率の比を示す指標です．"3 kgも除水すれば大丈夫だろう"といった根拠に基づかない除水設定は，できる限り避けなければなりません．

②透析間体重増加の抑制

・塩分および水分の過剰摂取が，体液量増加を介して透析前高血圧に関与することは明らかです．このような場合，医療者側が症例の日常生活の確認と是正を促す必要があります．

③薬物療法

・糖尿病性腎症では，その初期より腎保護作用を有するACE阻害薬やアンジオテンシンⅡ受容体拮抗薬の使用が推奨されています．透析療法期に至っても，腎保護作用のみならず心血管系保護効果を期待して継続的に使用することになります．これらの使

用でも降圧効果が不十分な場合には，長時間作用型のCa拮抗薬やβ遮断薬の使用を検討することになります．特にβ遮断薬は，心筋梗塞の既往例や冠動脈疾患を有する症例では積極的に使用することが推奨されています[1]．ただし，この薬物療法を行うにあたり各症例の服薬管理についてもしっかりと確認をする必要があります．

3 糖尿病性腎症と透析低血圧

● 透析低血圧症は，高血圧と同様に予後不良の危険因子であることが示唆されています．その主な原因として，心機能低下や自律神経調節障害，さらには腹腔内血液プールの調節障害等の関与が知られていますが，その詳細は成書にて確認してください．表3に透析低血圧の予防法を示しますので，各項目を確認しながら日常臨床に利用してください．

表1 糖尿病性腎症における高血圧の成因

1. 体液量過剰
2. renin-angiotensin system 系の異常
3. 交感神経活性の亢進
4. 内皮依存性血管拡張の障害
5. 尿毒素
6. 遺伝因子
7. エリスロポエチン

表2 糖尿病性腎症での高血圧管理

①ドライウエイト設定の適正化	・胸部X線写真による心胸郭比の計測 ・下大静脈径の測定 ・循環血液量変化率の観察 ・血管透過性係数の算出
②透析間体重増加の抑制 （中1日でDWの3%， 中2日で5%を限度）	・塩分制限（5〜6 g/日） ・口渇によらない飲水行動の制限
③薬物療法	・ACE阻害薬 ・アンジオテンシンⅡ受容体拮抗薬 ・Ca拮抗薬 ・β遮断薬（心血管疾患を有する症例） ・服薬確認の必要性

表3 糖尿病性腎症での透析低血圧の予防

各症例への対応	①ドライウエイト設定の適正化 ②透析間体重増加の抑制 ③透析中の摂食の中止 ④低酸素血症の回避—予防的酸素投与 ⑤透析前降圧薬内服の中止 ⑥昇圧薬の使用
透析条件の検討	①限外濾過量の適正化 ②透析時間の延長 ③透析液温度の変更（34.0〜35.5℃） ④HDFもしくはHFへの変更 ⑤無酢酸透析液の使用

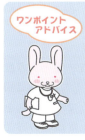

ワンポイントアドバイス
糖尿病性腎症における血圧管理は，死亡率にも関与する重要事項です．このことを，医療者側だけでなく患者さんにも理解を得られるよう努力する必要があります．これが，適切な血圧管理への第一歩となります．

参考文献

1) 日本透析医学会：血液透析患者における心血管合併症の評価と治療に関するガイドライン．透析会誌 44（5）：337-425, 2011
2) 大河原 晋 他：血液透析における plasma refilling coefficient（mean Kr）算出の臨床的意義の検討．透析会誌 34（8）：1185-1192, 2001
3) 田部井 薫 他：除水による蛋白濃縮度の意義の検討．透析会誌 32（7）：1071-1077, 1999

4章 透析中の合併症について

Q37 血圧が60〜80 mmHgと低血圧なのに，平気なのはなぜですか？

A 体質性低血圧症，または生理的低血圧のためと思います．これは，慢性低血圧症にも関わらず症状のないものを指します．

エビデンスレベルⅡ

回答者 吉田　泉

- 体質性低血圧の原因に言及しているものはほとんどありませんが，神経性血圧調節機構（動脈圧受容体，心肺圧受容体）や体液性血圧調節機構（レニン–アンギオテンシン–アルドステロン系，バゾプレッシン，心房性ナトリウム利尿ペプチド）や血圧に対し脳循環を一定に保つレンジ，セットポイントがより低い血圧にシフトしているためかもしれません．

1 低血圧症について

- 「血液透析患者における心血管合併症の評価と治療に関するガイドライン」[1]では，透析関連低血圧を起立性低血圧（orthostatic hypotension），常時低血圧（chronic sustained hypotension），透析低血圧（intradialytic hypotension：IDH, crash）に分類しています．
- 透析低血圧は，透析開始時血圧と比べて，収縮期血圧が30 mmHg以上低下した場合と定義されています．
- 常時低血圧の基準は，収縮期血圧が（a）100 mmHg以下，（b）40歳未満は100 mmHg以下，40歳以上 110 mmHg以下，65歳以上 115 mmHg以下，（c）男性 110 mmHg以下，女性 100 mmHg以下などの意見があります．比較的汎用されているのはReindellらによる収縮期血圧100mmHg以下とするものです．
- 慢性本態性低血圧とは，特に基礎疾患がなく，何かの愁訴をもつ慢性低血圧です．愁訴は多様で脱力感，易疲労性，頭痛，めまい，耳鳴り，不眠から前胸部圧迫感，動悸，息切れ，四肢の冷感，上腹部膨満感，食欲不振，悪心，嘔吐，頻尿等に及びます．

また，これらの症状は，昇圧薬を使用しても，必ずしも寛解しないといった特徴があります．
- 症候性低血圧症または二次性低血圧症とは，何らかの基礎疾患を有して低血圧症となっているものです．この原因となる疾患を表1に示します．
- 一過性低血圧症には，いわゆる起立性調節障害やShy-Drager症候群，症候性（または二次性）のものとして脳血管疾患，脳腫瘍，脊髄空洞症，糖尿病性神経症，胃切除後等があります．萩原，大塚らによる二次性起立性低血圧症の原因を表2に示します．
- ちなみに，維持透析患者にみられる常時低血圧の原因としては，心筋梗塞や尿毒症性心筋症による心機能低下，拘縮性心外膜炎，長期透析による血管の昇圧物質に対する反応性の低下等が考えられます．

(注1) 笹本らは，これにあたる低血圧症を生理的低血圧＋本態性低血圧症で自覚症状のないものとしています．

2 血圧と脳循環について（血管のautoregulation）

- 脳循環には血圧の変動にも関わらず，脳の血流は一定に保たれる仕組み（autoregulation）が備わっています．血圧が80〜140 mmHgの間では非常に正確に脳血流の恒常性が保たれています．動脈圧が急に60 mmHgに低下したり，140 mmHgまで上昇しても脳血流に有意な変化はないといわれています．
- また高血圧の患者さんでは，脳血流を一定とする血圧の調節範囲がより高い方にシフトしており，180〜200 mmHgまでのこともあるそうです．これを図示したものが図1です．これは正常血圧の方と

高血圧の方の脳血流と血圧（正しくは平均動脈圧）を示したものです．
● 一方，もし血圧が 60 mmHg 以下になると極端に脳血流は低下しますし，脳血流を一定に保つ限界より高い血圧になると脳血流は急速に増加し，脳血管そのものを過拡張させたり，時には深刻な脳浮腫をひき起こすこともあるかもしれません．

表1 慢性二次性低血圧の原因

1.	心機能低下	不整脈，心筋症，心筋梗塞，心不全，心タンポナーデ
2.	循環血液量低下	出血，脱水，貧血，下大静脈症候群，妊娠後期
3.	血管作動物質の異常	下垂体機能低下症，甲状腺機能低下症，Addison 病，21-ヒドロキシラーゼ欠損症，Bartter 症候群，偽性低アルドステロン症
4.	代謝異常	栄養失調，悪性腫瘍，神経性食思不振症
5.	薬剤性	降圧薬，モノアミン酸化酵素阻害薬
6.	その他	血液透析

（文献3より引用）

表2 二次性起立性低血圧の原因

1. 心原性
    心筋梗塞，うっ血性心不全，心筋症，心タンポナーゼ，心外膜炎
2. 循環血液量減少
    出血，貧血，脱水，火傷，褐色細胞腫
3. 中枢神経障害
    Shy-Drager 症候群，オリーブ橋小脳委縮症，Parkinson 症候群，多発性硬化症，脊髄空洞症
4. 末梢神経障害
    糖尿病性神経症，アルコール性神経症，頸動脈洞過敏症，Guillain-Barré 症候群
5. 薬剤性
    神経筋遮断薬，α 遮断薬
6. 老年者

（文献3より引用）

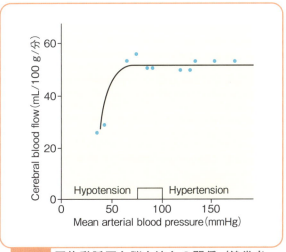

図1 平均動脈圧と脳血流との関係（健常者，低血圧症，高血圧症患者を含めて）

（文献5より引用）

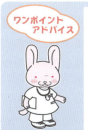

ワンポイントアドバイス
常時低血圧症があっても，自覚症状がないかあっても少ない場合は，特別な治療は必要としません．しかし，もし自覚症状がある場合は，症候性との鑑別や昇圧薬や原疾患への治療が必要となるでしょう．

参考文献

1) 日本透析医学会：血液透析患者における心血管合併症の評価と治療に関するガイドライン．透析会誌 44（5）：337-425, 2011
2) 木川田隆一：本態性低血圧症．"最新内科学体系" 中山書店，pp 377-392, 1991
3) 萩原利雄 他：二次性低血圧．"最新内科学体系" 中山書店，pp 377-392, 1991
4) Cerebral Blood Flow, the Cerebrospinal Fluid, and Brain Metabolism "Textbool of Medical Physiology" Guyton C ed. Elsevier Saundars, Philadelphia, pp 761-768, 2006
5) Lassen NA：Cerebral blood flow and oxygen consumption in man. Physiol Rev 39：183-238, 1959

4章 透析中の合併症について

Q38 透析低血圧への対策を教えてください

透析開始前，開始中，開始後と全般的に収縮期血圧が100 mmHgと低く，除水がかけられない場合があります．どのようにしたらよいですか？ リズミック®を内服しても効果がありません．

> **A** 内服薬の見直しや，高度の心不全の合併がなければドライウエイトの再設定を検討します．透析中の血圧低下（intradialytic hypotension：IDH）は透析予後の悪化因子とされていますが，臨床症状のない血圧が低値で安定した患者さんであれば，昇圧剤を用いて血圧を上昇させる必要はないと考えます．

エビデンスレベルⅡ

回答者
山路安義

1 透析患者の低血圧は予後不良

- まず，動脈狭窄により血圧が低く測定されている可能性（図1）を検討しましょう．下肢の血圧測定でその可能性が疑われれば，シャント側上肢の血圧を慎重に測定してみることも必要になります．
- 透析患者では血圧が低いと予後が悪く，また，透析中の血圧低下も予後不良を意味します．したがって，開始時の収縮期血圧が100 mmHgであればもう少し高めに血圧を誘導したいところです．
- 降圧薬を内服している場合はその中止が必要ですが，β遮断薬やカルシウムチャンネルブロッカー等は狭心症，不整脈，心不全等の治療目的で内服をしている場合もあり，慎重な取扱いが必要です．

2 ドライウエイトと血圧

- 次に，高度の心不全などの特別な合併症がなければ，ドライウエイトを増やしてみることになると思います．ここで，体液量と血圧の関係を考えてみましょう．
- 血圧は，心拍出量と末梢血管抵抗で決まります．血液透析中に除水をすると循環血液量が減少しますが，毛細血管で間質液が血液へと取り込まれるプラズマリフィリングにより循環血液量は維持されます．透析後半ではこのプラズマリフィリングが除水に追いつかずに循環血液量が減少する場合が多く（ヘマトクリットは上昇します），心臓へ戻る血液が減少し，心拍出量が減少し，血圧が低下することがあります．
- 循環血液量が減少しても，①静脈系の収縮による心臓へ戻る血液量の維持，②心拍数の増加等による心拍出量の維持，③細動脈収縮による末梢血管抵抗の増加，等により血圧は低下しないこともあります（図2）．これらは主に交感神経系の活動によっているので，末梢神経障害のある患者さんでは透析中の血圧が不安定になってしまいます．
- 一方で，ドライウエイトを少し下げることにより，血圧は非透析日も含めて全般的に低下し，維持体重を高く設定することにより全般的に上昇しますが，そのメカニズムはよくわかっていません．食塩の過剰摂取が交感神経系の活性化を介して末梢血管抵抗を上昇させることや，間質へのナトリウム貯留が血圧上昇に関与することと関連があるのかもしれません．いずれにせよ，ドライウエイトの設定を上げることにより血圧が上昇する例が多いことは事実です．

3 昇圧薬は必要か？

- 一方で，透析中透析後も明らかな低血圧とならず，血圧が低いことによる臨床症状のない患者さんに昇圧薬の投与を行うべきでしょうか？ 血圧が低い透析患者の予後が悪いとの報告はありますが，そのような患者さんへの**昇圧薬の投与が予後を改善するか否かは検証されていません**．観察研究の血圧の低い患者さんの予後不良は，全身状態が悪く，その症状の一つとして血圧が低い患者さんがいるために，集団として予後が悪くなっている可能性もあります．
- 現在の情報では，臨床症状のない安定した透析患者の血圧を昇圧薬を用いて無理に上げる必要はないと

考えます．昇圧薬は交感神経系を活性化しますが，交感神経の活性化は心血管系合併症のリスクであることが示唆されています．

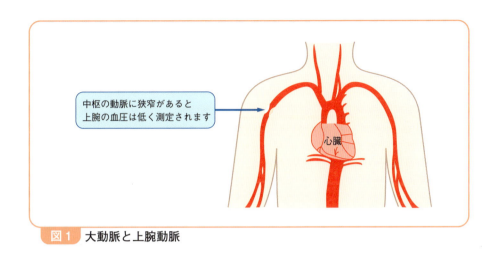

図1 大動脈と上腕動脈

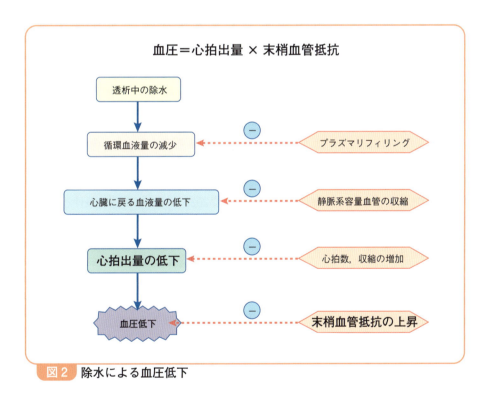

図2 除水による血圧低下

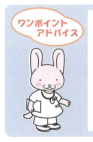

ワンポイントアドバイス
維持体重を調整することにより血圧が全般的に上がったり下がったりしますが，心拍出量が変化するわけではなく，そのメカニズムはよくわかっていません．

参考文献

1) Reeves PB et al：Mechanisms, clinical implications, and treatment of intradialytic hypotension. Clin J Am Soc Nephrol 13（8）：1297-1303, 2018
2) 日本透析医学会：血液透析患者における心血管合併症の評価と治療に関するガイドライン．第2章 血圧異常．透析会誌 44（5）：363-368, 2011

4章 透析中の合併症について

Q39 透析低血圧で薬を使う場合に注意することは何ですか？

リズミック®は血管を収縮させるので，心疾患のある患者さんには使用してはいけないと聞きますが，自律神経の機能では交感神経は末梢血管を収縮させるが冠動脈は拡張させると教わりました．心疾患患者にリズミック®はなぜいけないのか教えてください．

A リズミック®の使用によるβ刺激作用が心臓の仕事量を増加させ心臓の負担となる可能性があります．一方，低心機能や著明な体重増加により，透析低血圧を合併する患者も多く，上手に使用していくことが重要です．

エビデンスレベルⅡ　回答者　伊藤聖学

1 リズミック®（アメジニウムメチル硫酸塩）とは？

- リズミック®の添付文書によると，その薬理作用は「ノルアドレナリン（NA）と競合して末梢の神経終末に取り込まれ，NAの再取り込みを抑制するとともに，神経終末においてNAの不活性化を抑制し，交感神経機能を亢進させる」と記載されています．
- 図1[1)]のように，リズミック®の使用により内因性NAが循環血漿中に相対的に増加することにより，間接的にα刺激作用が増強し，末梢血管抵抗が上昇し，昇圧することができます．その一方で，NAにはβ刺激作用もあることから，それにより心臓の仕事量も増加します．
- 心筋梗塞後や心筋症により慢性心不全をもつ患者さんに対して，カルベジロールやビソプロロールといったβ遮断薬の使用が心不全の予後を改善することが報告され，近年は慢性心不全治療の中心となっています[2)]．
- このことから慢性心不全を含む心疾患をもつ患者さんにとって，心臓の仕事量を増加させるβ刺激作用を有する薬剤の使用は，心疾患を悪化させる可能性があります．リズミック®も間接的ではあるものの，β刺激作用を有するため，心疾患をもつ患者さんに影響する可能性があります．
- 以上より，心疾患のある患者さんにリズミック®を使用してはいけないということではなく，その使用により心臓の仕事量が増えることで心筋への負荷が大きくなってしまうため，重篤な心疾患を抱えている患者さんには注意しながら使用する必要があります．
- なお，リズミック®の最高血中濃度到達時間は2.7時間，半減期はα作用が6.4時間，β作用が13.6時間で，透析患者では透析開始時または透析中に1回10～20 mgの服薬をすることが一般的な使用方法です．
- リズミック®以外にも，透析低血圧時に使用される薬剤があります（表1）．

2 透析患者の心疾患合併症との関連

- 2022年末のわが国の慢性透析療法の現況によると，透析患者の心不全死の割合は21％を占めます．透析患者では溢水に代表される体液過剰による心不全を第一に考慮しなくてはなりませんが，心疾患由来の心不全も合併することが多く，その原因には虚血性心疾患，心臓弁膜症，高血圧性を含む心筋症，不整脈によるもの等が挙げられます．
- 透析により溢水の状態を改善したとしても，低心機能を伴う心疾患がある場合には透析関連低血圧となることが多く，リズミック®等のような血圧低下を予防する薬剤を使用する機会が多くなります．
- その一方で，透析患者の慢性心不全診療においてもカルベジロールが，プラセボと比較し全死亡を抑制することが示されており[3)]，透析患者における心血管ガイドラインでも肝代謝であるカルベジロールの有用性が示されています．
- 以上をまとめると，慢性心不全の治療薬であるものの血圧を下げる可能性のあるβ遮断薬と，リズ

ミック®のような透析を継続していくために必要な透析関連低血圧を予防する薬剤のバランスをうまく調節しながら、薬剤選択を行っていくことが重要です．

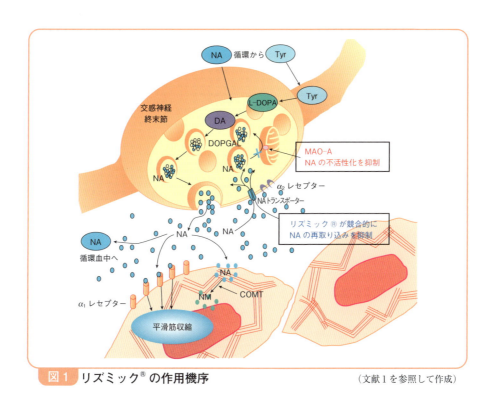

図1 リズミック®の作用機序 （文献1を参照して作成）

表1 透析低血圧に対して使用頻度の高い薬剤とその特徴

薬剤	特徴
リズミック® (アメジニウムメチル硫酸塩)	透析開始時や血圧の下がってきやすい透析後半に備えて透析開始2時間後の服薬も有効である．内因性NAが増加する．
ドプス® (ドロキシドパ)	透析開始1時間前に服薬することが多い．常時低血圧の患者さんに使用される．NA前駆体である．
メトリジン® (ミドドリン塩酸塩)	作用発現は緩徐で，作用時間が長い．起立性低血圧にも使用される．α_1刺激作用で末梢血管を収縮させる．
エホチール® (エチレフリン塩酸塩)	主に心拍出量増加により，昇圧する．透析時に経静脈的に使用されることが多い．α刺激作用よりβ刺激作用が強い．

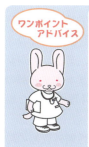

ワンポイントアドバイス
昇圧薬を使用する場合にもその使用によるリスクがありますが，透析関連低血圧は透析困難や生命予後にも大きく影響するため，低血圧の原因を理解したうえで，必要なら昇圧薬も適切に使用することが必要です．

参考文献

1) 鈴木友和 監：低血圧治療とその新しい展開．Mebio 11（2）：9-12, 1994
2) 日本循環器学会 編：急性・慢性心不全診療ガイドライン（2017年改訂版）
https://www.j-circ.or.jp/cms/wp-content/uploads/2017/06/JCS2017_tsutsui_h.pdf
3) Cice G et al：Carvedilol increases two-year survivalin dialysis patients with dilated cardiomyopathy：a prospective, placebo-controlled trial. J Am Coll Cardiol 41：1438-1444, 2003

4章 透析中の合併症について

Q40 透析中の不整脈への対応は？

透析中に不整脈があり，脈拍が100以上であっても自覚症状がない場合，動悸等の症状が出現するまで様子をみたほうがよいのでしょうか？

A まずは不整脈のタイプを正確に診断し，緊急性の是非を明確にすることが必要です．

エビデンスレベルⅡ

回答者
金森成水

1 不整脈，動悸の診察

- 透析中に脈拍数の異常や胸部症状の訴えがあればただちにⅡまたはV₁誘導で心電計を装着します．この誘導はP波やQRSの形を判別しやすいからです．心室細動や完全房室ブロックを含む高度の徐脈等の場合はすぐに医師を呼び，AEDを含む緊急対処の準備を行います．まずは不整脈のタイプを明らかにして緊急処置が必要か否かを速やかに判断します（表1）．
- 症状がある不整脈はすぐに診断できますが慢性の経過をたどる不整脈では症状に乏しく，偶然に発見されることがあります．内シャントの自己診察を兼ねて脈の不整を自分で判断できるトレーニングを行うとよいでしょう．
- 不整脈のタイプが判別できたら，原疾患も含めて精査を行います（表2）[1]．

2 徐脈性不整脈

- 最も危険な徐脈性不整脈は，**洞不全症候群と完全房室ブロック**です．この診断となった場合にはただちに基幹病院の心臓専門医に連絡して対処を行ってください．基本的には救急搬送の適応となります．
- ⅠまたはⅡ度の房室ブロックと診断した場合は，Holter心電図や心臓内科への紹介を考慮します．特にⅡ度の房室ブロックの一部は，非透析患者ではペースメーカの適応にならない場合でも，透析患者で著しい低血圧の原因となっている場合などは適応とする場合もあります．心臓専門医との詳細な連携

が肝心です．

3 頻脈性不整脈

- 心房細動（Af）は，透析患者の約12.5％に認められるとされており[2]，筆者の経験ともほぼ一致します．発作性の場合は息苦しい等，何らかの症状を自覚することが多いのですが持続性の場合は無症状のこともよくあります．最近ではカテーテルアブレーション治療の適応拡大と進歩により，透析患者というだけでは非適応とはされません．また以前は非適応だった80歳以上の患者でも個々の状態から適応と判断することもある，とされています[3]．
- Afの原因として高カリウム（K）血症を忘れてはいけません．透析前のK値を必ず測定して，食事指導，補正を行うようにしましょう．
- その他の頻脈性不整脈で最も頻度が高いのは洞性頻脈です．急激かつ多量の除水による低血圧に伴うことが最も多く，水分管理を含めた透析処方の工夫で多くは改善することがあります．上室性期外収縮，上室頻拍は，多くは緊急性がありませんが，脈拍数が著しく多い場合や急激な低血圧が起こる場合は積極的な対処が必要です．カテーテルアブレーションの適応となることもあるので心臓内科医へ紹介のタイミングをきちんと見極めましょう．また，カルシウム拮抗薬による頻脈の可能性もあります．一部の症例ではβ遮断薬を使用して脈拍管理が可能な場合もあります．
- 最後に心室性の頻拍症ですが，心室性期外収縮の場合は，K値，除水量等，透析の基本条件をきちん

と見直しましょう．それでも頻繁に起こる場合には基質的疾患の検索が必須となります．心室頻拍は突然の心停止を起こすことがあり，持続する場合には緊急対応となります．前述の心室細動や完全房室ブロックと同様な対応となることが多くあります．

表1 不整脈の種類

頻脈性	徐脈性
洞性頻脈 期外収縮（上室性，心室性） 発作性頻拍（上室性，心室性） 心房粗動　心房細動 WPW症候群	洞性徐脈 洞房ブロック　心房内ブロック 房室ブロック　洞不全症候群 心室内伝導障害

表2 動悸，脈拍異常をきたす疾患

非心疾患性	心因性 貧血　発熱　甲状腺機能異常 低血糖　ダンピング症候群 褐色細胞腫　肺塞栓症
心疾患性	弁膜疾患　虚血性心疾患 心筋炎　心嚢炎　高血圧性心疾患 心筋症　心不全　K値の異常

（文献1を参照して作成）

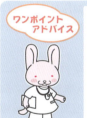

ワンポイントアドバイス　危険な不整脈か否かを速やかに判断できる能力を身につけましょう．

参考文献

1) 福井次矢 他：内科診断学 第2版．医学書院，2008
2) Wizemann V et al：Atrial fibrillation in hemodialysis patients. Kidney Int 77（12）：1098-1106, 2010
3) 2024年 JCS/JHRS ガイドライン フォーカスアップデート版 不整脈治療．pp25-30
https://www.j-circ.or.jp/cms/wp-content/uploads/2024/03/JCS2024_Iwasaki.pdf

4章 透析中の合併症について

Q41 心胸比が大きい場合，考えられることは？

心胸比が60％以上でも，心不全症状がみられず，普通に生活している人がいます．心胸比が大きいのは水分貯留の問題だけでなく，何か器質的なものがあるのでしょうか？

A まずは適切な撮影条件かどうか，ドライウエイトが甘くないか，肥満はないか，腹水貯留や心嚢水貯留はないかを確認する必要があります．これらがない場合は，器質的な心疾患が存在する可能性が高いです．

エビデンスレベルⅡ

回答者
平井啓之

1 心胸比について

- 心胸比とは，胸部X線正面像において心臓の最大横径を胸郭の最大横径で割り，百分率で示した値です．
- 一般的に基準値は**男性が50％以下，女性が55％以下**とされていますが，患者さんの体型や基礎疾患によって異なるため，ドライウエイト（DW）の設定に関しては，同一条件でその患者さんの以前の心胸比と**比較**することが最も重要です．

2 心胸比を増大させる原因

① 撮影条件の違い
- 吸気不足では胸郭が小さくなるため心胸比が大きく見えます．そのため撮影時には，深吸気での息止めが必要です．
- 臥位で撮影した場合は，前後像となり心陰影が大きく投影されるため，心胸比が大きくなります．
- 透析により除水を行うと，血管内の水分量は減少するため，心胸比は透析前と比較し透析後のほうが小さくなります．

② 不適切なDW
- 体重がDWから1 kg増えると，心胸比は1.5％増大するといわれています．

③ 器質的心疾患
- 種々の心疾患により左室壁の肥厚または左室内腔の拡張が生じると心臓の大きさが拡大するため，心胸比は増大します．

④ 心嚢水貯留
- 尿毒症性心膜炎，甲状腺機能低下症等により心嚢水が貯留すると，心胸比は増大します．

⑤ 横隔膜挙上
- 過度の肥満，腹水貯留，多発性嚢胞腎，腹膜透析液貯留等により横隔膜が挙上すると，心臓が横隔膜に押し上げられ心胸比は増大します．

3 心拡大と心疾患

- 心拡大は，心臓の大きさが拡大している状態であり，左室壁の肥厚または左室内腔の拡張によって生じます．通常は，どちらか一方によりますが，両者はしばしば共存することもあります．
- 左室壁の肥厚および左室内腔の拡張は表1に示すような様々な心疾患によってもたらされます．頻度としては，高血圧性心疾患，虚血性心疾患，弁膜症，心房細動が多いです[1]．
- 透析患者では貧血，容量負荷，骨ミネラル代謝異常，尿毒素，慢性炎症，カルニチン欠乏等，透析患者特有の因子が複合的に関与して生じる尿毒症性心筋症（別名：透析心）も考慮する必要があります[2]．

4 心疾患の治療

- 心拡大の背景にある心疾患を放置すると徐々に心機能は低下し，心不全症状（透析中の血圧低下，労作時呼吸困難，起坐呼吸）を発症するに至り，患者のQOLや生命予後は悪化します．
- 心疾患を有する患者さんは心疾患がない患者さんと比べ，より少ない体重増加で肺うっ血をきたすため，塩分制限に基づく透析間の体重増加抑制と適切なDW設定が重要です．体重増加は中1日でDW

の3％，中2日ではDWの5％を限度とした指導を行います（図1）[3]．

- アンジオテンシン変換酵素阻害薬，アンジオテンシンⅡ受容体拮抗薬，β遮断薬は心肥大の退縮，心拡大の抑制作用をもち，心機能および生命予後を改善します．また貧血は心拍数増加や心拍出量増加により心臓に負担をかけるため，Hb≧10 g/dLに管理する必要があります．
- うっ血症状（肺うっ血，胸水貯留，浮腫等）がある場合はDWを下げます．疾患特異的な治療としては，虚血性心疾患に対する経皮的冠動脈形成術や冠動脈バイパス術，高血圧性心疾患に対する降圧治療，弁膜症に対する弁置換術や弁形成術，心房細動に対するカテーテルアブレーションがあります．

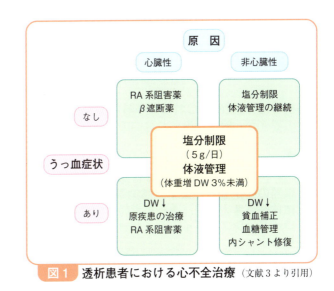

図1 透析患者における心不全治療（文献3より引用）

表1 心不全の原因一覧

心筋の異常による心不全
虚血性心疾患：虚血性心筋症，スタニング，ハイバネーション，微小循環障害
心筋症（遺伝子異常を含む）：肥大型心筋症，拡張型心筋症，不整脈原性右室心筋症，緻密化障害，たこつぼ心筋症
心毒性物質など ・習慣性物質：アルコール，コカイン，アンフェタミン，アナボリックステロイド ・重金属：銅，鉄，鉛，コバルト，水銀 ・薬剤：抗癌剤（アントラサイクリンなど），免疫抑制薬，抗うつ薬，抗不整脈薬，NSAIDs，麻酔薬 ・放射線障害
感染性 ・心筋炎：ウイルス性・細菌性・リケッチア感染など，シャーガス病など
免疫疾患：関節リウマチ，全身性エリテマトーデス，多発性筋炎，混合性結合組織病
妊娠 ・周産期心筋症：産褥心筋症を含む
浸潤性疾患：サルコイドーシス，アミロイドーシス，ヘモクロマトーシス，悪性腫瘍浸潤
内分泌疾患：甲状腺機能亢進症，クッシング病，褐色細胞腫，副腎不全，成長ホルモン分泌異常
代謝性疾患：糖尿病
先天性酵素異常：ファブリー病，ポンペ病，ハーラー症候群，ハンター症候群
筋疾患：筋ジストロフィ，ラミノパチー
血行動態の異常による心不全
高血圧
弁膜症，心臓の構造異常 ・先天性：先天性弁膜症，心房中隔欠損，心室中隔欠損，その他の先天性心疾患 ・後天性：大動脈弁・僧帽弁疾患など
心外膜などの異常：収縮性心外膜炎，心タンポナーデ
心内膜の異常：好酸球性心内膜疾患，心内膜弾性線維症
高心拍出心不全：重症貧血，甲状腺機能亢進症，パジェット病，動静脈シャント，妊娠，脚気心
体液量増加：腎不全，輸液量過多
不整脈による心不全
・頻脈性：心房細動，心房頻拍，心室頻拍 ・徐脈性：洞不全症候群，房室ブロックなど

（文献1を参照して作成）

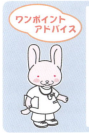

ワンポイントアドバイス
透析患者の心機能低下を防ぐには，透析間の体重増加抑制，適切なDW設定，血圧管理が重要です．

参考文献

1) 日本循環器学会 他：急性・慢性心不全診療ガイドライン2017年改訂版 https://www.j-circ.or.jp/cms/wp-content/uploads/2017/06/JCS2017_tsutsui_h.pdf
2) 平岩宏章：【Expertise】ICUでよく診る病態：敗血症性心筋症と尿毒症性心筋症はどこまでわかっているのか？ Heart View 27（3）：226-232, 2023
3) 日本透析医学会：血液透析患者における心血管合併症の評価と治療に関するガイドライン．透析会誌 44（5）：337-425, 2011

4章 透析中の合併症について

Q42 透析中の発熱で考えられる原因は？

透析中に体温が37℃前後に発熱する人がいます．ダイアライザーを変更し，カットフィルターを取り付けたのですが，変化がみられないのですが…．

> 透析中の発熱は，まずは感染症を疑い，随伴症状をもとに感染臓器の特定を行います．感染源が不明の場合は，感染性心内膜炎，結核等も考えます．透析患者特有の発熱の原因としては，透析アミロイドーシス，ダイアライザーアレルギー，透析液アレルギーがあります．

エビデンスレベルⅡ

回答者
平井啓之

1 透析患者の発熱の原因と診断のポイント

まずCRPと血液像をチェックしてください．

a) 感染症
- 発熱以外の症状（随伴症状）をもとに感染臓器の特定を行います．感染源が不明の場合は，感染性心内膜炎，結核等も考えます．透析患者は易感染性であることに加え，シャント穿刺部位や透析回路等，細菌の侵入門戸が多いため，血液培養検査を積極的に行う必要があります[1]．透析患者の結核の頻度は健常人の10〜25倍と高く，特に透析導入後1年以内に多いため，疑った場合は喀痰抗酸菌検査，インターフェロンγ遊離試験を行います．

b) 悪性腫瘍
- 悪性腫瘍による発熱は原発臓器や腫瘍の組織型によっても異なりますが，長期間続く微熱が多く，病期が進行するにつれて発熱の頻度は高くなります．除外のためには造影CT，上下部消化管内視鏡検査，末梢血液像（鏡検法），腫瘍マーカー測定を行います[1]．腫瘍マーカーのうち，CEA，CA19-9，SCCは透析患者で高値を示すため注意が必要です．

c) 膠原病・血管炎
- 全身性エリテマトーデス，ANCA関連血管炎の検索のため，抗核抗体および抗好中球細胞質抗体（ANCA）の測定を行います[1]．

d) 透析アミロイドーシス
- 長期透析歴があり，多関節痛，手根管症候群，ばね指，脊椎症，骨嚢胞等を認める場合に診断されます．組織に沈着したアミロイドは炎症を惹起し，発熱やCRP上昇をきたすことがあります[2]．

e) ダイアライザーアレルギー
- 血液が透析膜に接触する際に補体活性化が起こるため，発熱をきたすことがあります．特に透析中または透析直後に発熱がみられ，非透析日は平熱の場合に疑います[1]．異なる種類の膜に変更することにより症状が改善します．

f) 透析液アレルギー
- 透析液アレルギーの症状としては，発熱，掻痒，蕁麻疹等があり，血液検査ではCRP陽性，好酸球増多がみられることがあります．透析液に対するリンパ球刺激試験が診断に有用です[3]．

g) 薬剤熱
- 原因薬剤に対するリンパ球刺激試験，好酸球増多，特異的抗体が診断の助けになります．血液透析中に投与する抗凝固薬，エリスロポエチン製剤，鉄剤にも注意が必要です．

2 透析患者の不明熱の原因と頻度

- 血液透析患者の不明熱42例の原因を検討した本邦からの報告[4]では，感染症が29例（69％）と最多で，続いて透析アミロイドーシス6例（14％），悪性腫瘍2例（5％），薬剤性1例（2％）の順に多く，4例（10％）は原因不明のままでした．感染症29例のうち20例は細菌感染症であり，ウイルス感染症は1例のみで，真菌感染症が2例，結核が4例でした．透析アミロイドーシスは全例が透析歴10年以上であり，悪性腫瘍は胆嚢がんと胃がんでした．

薬剤熱の被疑薬はバンコマイシンでした．
- 以上より，透析患者の不明熱の原因としては感染症が最も多く，その中でもまずは細菌感染症を疑い精査を行うことが重要です．細菌感染症が否定的な場合は，真菌感染症や結核の検索も必要です．透析歴が長い患者では透析アミロイドーシスも考慮する必要があります．悪性腫瘍は頻度が低いものの，忘れてはならない原因の一つです．
- CRPが陰性で，37℃前後の体温の場合は，自律神経機能異常による高体温の可能性もあります．

表1 透析患者の発熱の原因一覧

1. 感染症
    1) 細菌感染症（bacterial）
        - 全身臓器感染症（局所所見なし）
          敗血症，菌血症，感染性心内膜炎，静脈炎，感染性動脈瘤など
        - 各種臓器の感染症（局所所見あり）
          慢性扁桃腺炎，副鼻腔炎，呼吸器感染，腹膜炎（肝臓，横隔膜下）腫瘍，偽膜性腸炎，腎盂腎炎，腎周囲膿瘍，膿腎症，前立腺炎，副睾丸炎など
        - 血液透析患者
          VA感染症（内シャント，人工血管，血管内留置カテーテル感染など）
        - CAPD患者
          CAPDカテーテルトンネル感染，出口部感染，硬化性腹膜炎など
        - 見落としやすい感染症
          婦人科領域感染症，乳腺炎，軟部組織感染症，大腸憩室炎，骨・関節感染症など
    2) 結核症（tbc）
        特に肺外結核（リンパ節，胸膜炎，髄膜炎），粟粒結核など
    3) 真菌感染症（fungal）
        日和見感染（カンジダ，アスペルギルス，クリプトコッカス症，ニューモシスチス・カリニ肺炎など
    4) ウイルス感染症（viral）
        サイトメガロウイルス，インフルエンザ，ヘルペス，急性肝炎など
2. 悪性腫瘍
    後天性多発性嚢胞腎に合併する腎腫瘍，肝腎腫瘍，胆道系がん，膵臓がん，白血病，悪性リンパ腫，多発性骨髄腫など
3. 膠原病関連疾患
    全身性エリテマトーデス（SLE），ANCA関連血管炎，関節リウマチ
4. 透析操作に伴う発熱
    1) 透析膜，血液回路，消毒薬などの接触（アレルギー反応）
    2) エンドトキシン・サイトカイン仮設（透析液や機材の汚染），機材の細菌感染
    3) 抗凝固剤など
    4) 透析液温度上昇による体温上昇
5. 薬剤熱
    抗菌剤，アロプリノール，抗ヒスタミン剤，バルビツール酸誘導体，麻薬系
6. その他
    各種臓器塞栓（梗塞）症，静脈血栓症，透析アミロイドーシス，甲状腺機能亢進症，脱水症，MIA症候群（長期透析患者）

（文献1より引用）

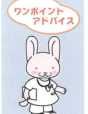

ワンポイントアドバイス
透析患者の発熱の原因としては，頻度からまずは細菌感染症を疑います．透析歴が長い患者では，透析アミロイドーシスによる発熱も考える必要があります．

参考文献

1) 川口　洋：発熱．腎と透析 72（増刊）：117-122, 2012
2) 石井智子 他：不明熱の原因が透析アミロイドーシスであった長期透析患者の1例．透析会誌 40（12）：1057-1062, 2007
3) 島　久登 他：透析液アレルギーに対し，透析液の変更を行わずに対処し，症状の改善を認めた血液透析患者の2例．透析会誌 57（1）：23-27, 2024
4) 佐藤啓太郎 他：当院における原因不明の発熱で入院した慢性腎臓病患者の特徴．透析会誌 41（5）：317-322, 2008

4章 透析中の合併症について

Q43 かゆみを改善する方法は？

かゆみのある患者さんが増えています．皮膚科受診をしたり，いろいろ試していますが，なかなか改善しません．何かよい方法がありましたら教えてください．

A 透析患者のかゆみには，一般的なものから透析患者特有のものなど多くの原因があり，患者個々により様々です．掻痒をひき起こす原因を熟知し，頻度の高い原因より一つずつ対症療法を行い，患者個々に合わせた治療を選択することが重要です．

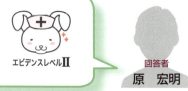

エビデンスレベルⅡ

回答者
原　宏明

1 皮膚掻痒症：原因の多様性と複合性

- 透析患者の皮膚掻痒症は，40～50％の患者さんに認められます．一般的に**難治性**であり，**QOLを低下させる要因**の一つになるとともに，掻爬による**感染の原因**となりうるため的確な対応が必要です．
- その原因は，一般的なものから透析特有のものまでから多岐にわたっていることを熟知することが必要です．また**複合的に影響**をもたらしていることを理解しなければなりません．
- それらに対応するためには，皮膚掻痒症をもたらす原因を熟知し，一般的に頻度の高い順に一つずつ治療を試み，原因の序列を認定し，患者個々に合わせた複合的な治療が要求されます．一般的に，透析患者の皮膚掻痒症の原因が複合的に影響しているため，**根気強く個々に対応していくことが重要**でしょう．
- 透析患者の皮膚掻痒症の原因は，皮膚の代謝障害，アレルギー性因子，Ca・P・PTH異常，尿毒症性物質の蓄積，心因反応等が一般的に挙げられています．

2 透析患者の皮膚障害

- 皮膚障害は，汗腺・皮脂腺の**萎縮**に伴う乾燥（皮膚乾燥症）や表皮代謝障害に伴う**表皮の菲薄化**等が皮膚の基質的な要因として挙げられます．さらに血流障害に伴う末梢神経症状，知覚過敏症状，皮膚温上昇による末梢循環異常等が考えられています．十分な保湿や透析量の確保，皮膚温の低下等が対症療法として有効です．

3 液性および中枢性因子の皮膚への影響

- アレルギー性因子は，花粉など一般的外来因子とともに，透析に使用する穿刺針，血液回路，透析膜の素材，抗凝固薬等による影響を勘案しなければなりません．まず，抗ヒスタミン薬（レスタミン®など）などの局所塗布薬を試み，無効な場合に抗アレルギー薬やグリチルリチン製剤（強力ネオミノファーゲンシー®等）を使用します．
- **Ca・P異常**においても，容易に掻痒感を伴います．高P血症に関しては食事を見直すよう促し，高Ca血症に関してはビタミンDや炭酸Ca製剤等の投薬を見直す必要があります．
- **高PTH血症**は，単独でも皮膚の知覚異常症をきたすことが報告されており，PTH値の正常化も検討しなければなりません．
- 尿毒症性物質に関しては，掻痒感と相関する良い臨床的指標は現在までに明らかとなっていませんが，BUN，Cr値，β_2-ミクログロブリン（β_2-MG）値，Kt/V等一般的に透析量の指標として用いられるマーカーで評価し，十分な透析を行うことが必要です．
- また，掻痒感は"かゆい"という思いが，その症状を継続・増悪することを忘れてはいけません．**心因反応**が，掻痒症の治療抵抗性を創出することもあり，患者さんから十分に訴えを聴取し，共感したうえで対応法を協議していくことが必要です．
- 最近，掻痒感の**神経伝達系**が明らかとなり，かゆみ受容体作動薬の効果が期待されています．オピオイドκ受容体に結合するナルフラフィン塩酸塩（レミッチ®），ジフェリケファリン酢酸塩（コルスバ®）は，かゆみの感覚を伝える神経細胞の働きを低下させ，掻痒感を鎮静させます．しかし，脳神経に作用し眠気を伴うため，投与時の行動に注意する必要があります．

表1 皮膚搔痒症の原因（透析患者）

皮膚障害	局所因子	汗腺，皮脂腺の萎縮 表皮角質層の代謝障害 局所アレルギー（接触物質） 感　染
	全身性因子	尿毒症性物質の蓄積 Ca，P代謝異常症 PTH過剰症 アレルギー 体温の上昇
神経障害	末梢神経	尿毒症性物質の蓄積 知覚過敏症 神経障害（糖尿病など）
	中枢神経	ストレス 心因反応 搔痒執着

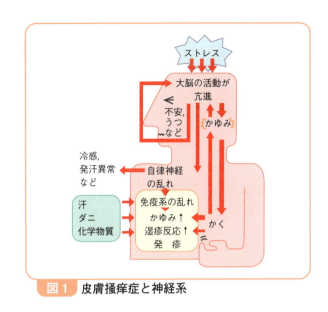

図1 皮膚搔痒症と神経系

表2 透析患者における搔痒症への原因別対処法

原　因	対　処　法
1. 皮膚障害 　　かゆみ感受性の亢進 　　　・乾燥（角質水分量の減少） 　　　・末梢神経の変性 　　かゆみ伝達物資の産生過剰 　　　・ヒスタミン，セロトニンなど	保湿剤（パスタロン®），清拭，清潔の保持 外用薬（抗ヒスタミン薬・酸性水・ステロイド軟膏・NSAID軟 　　　　膏・酸性クリーム） 止痒内服薬（抗ヒスタミン薬・抗アレルギー薬 等）
2. 尿毒症性因子 　　腎不全による搔痒物質の蓄積 　　PTH過剰症 　　Ca，P異常	血液濾過透析 副甲状腺機能亢進症の治療 高P血症，高Ca血症の是正
3. 透析関連因子 　　透析不足，透析膜の素材・滅菌法 　　ヘパリン 　　消毒薬 　　絆創膏 等	透析量などの見直し 透析用器材や薬品の変更
4. 中枢性因子 　　脳内オピオイドペプチドの産生過剰	ナルフラフィン塩酸塩（レミッチ®）
5. 心因性因子	生活指導，精神安定薬

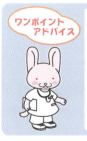

ワンポイントアドバイス　難治性を示す搔痒感は，複合的原因に起因しています．原因を限定せずに総合的に評価しましょう．アレルギー性因子，皮膚の乾燥・炎症，尿毒症性物質，Ca・P・PTH管理等，頻度の高い順に対処し，主たる原因を突き止めましょう．

参考文献

1) 段野貴一郎：皮膚障害　長期透析症候群．腎と透析 69（5）：629-632, 2011
2) 百瀬昭志：スタンダード透析療法　合併症と管理基準，管理法；皮膚障害．腎と透析 70（増刊号）：319-322, 2011

4章 透析中の合併症について

Q44 色素沈着への有効な対策は？

色素沈着が強く出ていて，体全体が黒くなってきています．透析で色素が抜けますか？ よい方法があれば教えてください．

A 透析技術の進歩により皮膚色素沈着の程度は軽減していますが，すでに沈着した色素を除去する治療法は明らかではありません．透析時間を十分に確保し，高分子領域までの尿毒素物質を除去する透析治療を選択します．日常生活では，日焼けや摩擦から皮膚を保護する注意が必要です．

エビデンスレベルⅡ

回答者 黒川 仁

1 透析患者の色素沈着

- 透析技術の進歩により，色素沈着を有する透析患者は以前に比べると減少しています．
- 色素沈着した皮膚は，黄褐色から黒褐色調を呈します．
- 透析患者の色素沈着は，びまん型，アジソン型，肝斑（しみ）型に分類されます．びまん型が大多数で全身に色素沈着を認めますが，特に顔面，頸部，手背部等の露光部に認められます（図1）．

2 色素沈着の原因

- 皮膚の色素沈着は，一般的にはメラニン色素の沈着により起こります．メラニンは皮膚の表皮基底層にあるメラノサイト（メラニン色素細胞）より合成され，紫外線や物理的刺激により増加して肌を保護する働きがあります．
- このメラニンを増やす作用をもつメラニン細胞刺激ホルモン（MSH）は脳下垂体より分泌されます．下垂体前葉ではプロオピオメラノコルチン（POMC）より MSH，ACTH，β-リポトロピン（β-LPH）等が産生されますが，POMC は皮膚メラノサイトやケラチノサイトにおいても分泌され[1]，体色変化を調節する役割を担っています．
- α-MSH と ACTH の過剰産生はメラニン細胞活性を刺激し，一部の内分泌疾患において過度の色素沈着を起こします[2]．
- β-MSH は，β-LPH の部分構造であることが判明しています．この β-LPH も色素沈着を起こします[3]．

3 透析患者の色素沈着

- 透析患者を含む慢性腎不全患者では，体内蓄積物質がメラノサイトを刺激することによりメラニンが増加して，表皮基底層に色素沈着を起こす機序が指摘されています（図2）．
- 血中 ACTH 値が透析患者において健常者と同等であるのに対し，β-LPH は 10 倍以上に達するとされています．また，血液透析で除去されにくく，透析患者特有の色素沈着に関わるとされています．
- 透析患者が腎移植を受けると色素沈着が改善することから，メラニン以外の物質沈着も想定されており，今後の検討が待たれます．
- メラトニンは睡眠覚醒サイクルや体内の生物学的リズムを整えますが，健常者における色素沈着に影響していると考えられています．透析では体内より除去されますが，その代謝産物である 6-SM（sulfatoxymelatonin）は透析患者で蓄積することから，色素沈着との関連が疑われています[4]．
- 他に，尿を着色しているウロクローム等の排泄遅延による黄色調の色素沈着や，**頻回の輸血や鉄剤投与**等によるヘモジデリン沈着により灰色から青色調を呈することがあります．ミカンやカボチャに含まれるカロチンは，透析患者で血中濃度の上昇を認めず色素沈着への関与は否定的です[4]．
- 糖尿病性腎不全患者は，色素沈着の程度が軽度と指摘されています．その原因として，POMC より α-MSH が生合成される過程に促進的に作用するイン

スリンが，糖尿病罹患により減少〜枯渇する影響が示唆されています[5].

4 色素沈着の治療

● 透析患者の色素沈着は，透析よりもむしろ**慢性腎不全によって生じる**ものと考えられています．したがって透析期間が長くなるほど色素沈着の程度は強くなりますが，透析の手段により色素沈着の悪化を抑える工夫が必要です．そのためには，**ハイパフォーマンス透析膜による透析**，**長時間透析**（腹膜透析を含む）による十分な透析量の確保や，**オンラインHDF**を行うことにより高分子老廃物の除去を積極的に行い，また清浄化透析液の使用によりサイトカインの誘導を抑え色素沈着の軽減を図ることが必要です．

● ビタミンCやトラネキサム酸はメラニン産生の抑制作用を有する薬剤ですが，透析患者の色素沈着対する効果は明らかではありません．また，透析患者に対するビタミンCの大量長期投与は，蓚酸結晶沈着の問題があり薦められません[4].

● 色素沈着は紫外線を浴びると悪化します．患者に対する日常生活指導として，直射日光を避けるように心がけてもらいます．また，生地の粗いタオルで擦ると色素沈着は悪化しますので，過度の摩擦刺激を与えないよう注意を促します．

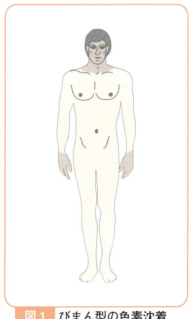

図1 びまん型の色素沈着

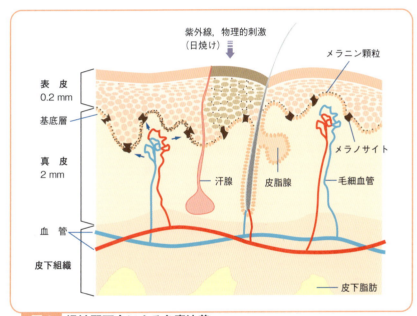

図2 慢性腎不全による色素沈着

慢性腎不全による体内蓄積物質がメラノサイトを刺激（→印）することにより，メラニンが増加し表皮基底層に色素沈着を起こす．

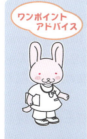

ワンポイントアドバイス
透析患者の色素沈着は，透析だけでなく慢性腎不全により生じます．ハイパフォーマンス透析膜による透析，オンラインHDF，腹膜透析等による十分な透析期間の確保が必要です．また，遮光や摩擦低減等の指導が大切です．

参考文献

1) Rousseau K et al：Proopiomelanocortin (POMC), the ACTH/melanocortin precursor, is secreted by human epidermal keratinocytes and melanocytes and stimulates melanogenesis. FASEB J 21（8）：1844-1856, 2007
2) 福井次矢 他監修：ハリソン内科学 第5版．メディカル・サイエンス・インターナショナル，p368, 2017
3) 日本内分泌学会 編：内分泌代謝科専門医研修ガイドブック．診断と治療社，pp131-133, 2018
4) 深川雅史 他編：EBM透析療法 2008-2009．中外医学社，pp435-438, 2007
5) 柴田昌典 他：維持透析患者の皮膚の色素沈着―第二報 皮膚の明度の低下と年齢，透析期間，基礎疾患との関連．透析会誌 40（7）：589-594, 2007

4章 透析中の合併症について

Q45 透析低血圧治療薬「ドプス®」の効果的な服用法は？

透析低血圧の治療について「ドプス®をHD開始前2〜3時間」という話を聞きましたが，当院の糖尿病の患者さんには，HD開始前とHD開始後2時間で飲ませています．どちらが効果がありますでしょうか？

A ドプス®およびその活性代謝物であるノルエピネフリンは内服1時間後より血中濃度が上昇し始めるため，透析中の血圧低下に対して用いるのであれば，透析開始直前〜開始1時間前に内服することが妥当と思われます．

エビデンスレベルI

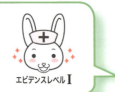

回答者 平井啓之

1 ドプス®の薬物動態

- ドプス®（一般名：ドロキシドパ）はノルエピネフリンの前駆体であり，生体内でL型芳香族アミノ酸脱炭酸酵素によりノルエピネフリンに変換され昇圧効果をもたらします（図1）．
- 透析患者におけるドプス®の最高血中濃度到達時間は6時間（健常者2時間），半減期は6時間（健常者1.5時間）であり，体内薬物動態は健常者に比べ遅延します．ドプス®の添付文書には200〜400 mgを透析開始30〜60分前に経口投与することと記載されています．
- 椿原らは透析関連低血圧を有する11人の血液透析患者を対象にドプス®の薬物動態を解析しています[1]．ドプス® 300 mgを経口投与し経時的に血中濃度を測定したところ，投与6時間後に最高血中濃度に達し，投与24時間後にはわずかに検出される程度まで減少していました．一方，血中ノルエピネフリン濃度はドプス®投与3時間後から有意上昇がみられ，投与24時間後に最高血中濃度に達しました（図2）．ドプス®およびノルエピネフリンの血中濃度上昇は内服1時間後よりみられており，透析中の血圧低下に対して用いるのであれば，少なくとも透析開始直前には内服することが望ましいと考えられます．

2 ドプス®の効果

- 椿原らは透析関連低血圧を有する34人の血液透析患者を対象にドプス®の有効性を検討しています．透析開始1時間前にドプス® 200 mgを経口投与し，効果の得られない場合は1週ごとに100 mgずつ最高400 mgまで増量しました．その結果，34人中22人（64.7％）で透析中の低血圧症状の改善を認めました[2]．
- 秋澤らは起立性低血圧を伴う血液透析患者152例を対象に二重盲検比較試験（ドプス® 400 mg，200 mg，またはプラセボを透析開始30分前に内服）を行っています．その結果，めまい・ふらつきなどの

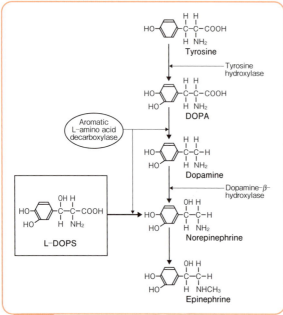

図1 カテコールアミン生合成経路とドプス®
（秋澤忠男 他：血液透析患者の低血圧症に対するL-DOPSの臨床効果．医学と薬学 37（2）：411-427, 1997 より引用）

起立性低血圧症状の改善度は 400 mg 群で 60.4％，200 mg 群で 43.5％，プラセボ群で 12.8％であり，ドプス®は用量依存性に起立性低血圧症状を改善しました[3]．

3 ドプス®と他の経口昇圧薬との併用

● 経口昇圧薬であるリズミック®（一般名：アメジニウム）はノルエピネフリンの分解および再取り込みを阻害することにより，ノルエピネフリンの作用を増強します．椿原らは透析関連低血圧を有する患者にリズミックとドプスを併用することで，リズミック単独に比べ透析中の最低血圧が有意に上昇することを報告しています（図3）[4]．

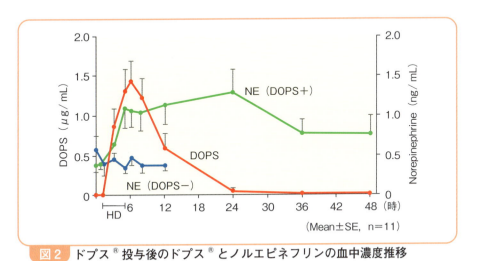

図2 ドプス®投与後のドプス®とノルエピネフリンの血中濃度推移

HD 開始前 1 時間に DOPS 300 mg 単回服用後の血漿 DOPS および norepinephrin（NE）濃度の推移—DOPS 非投与時との比較—

（文献1より引用）

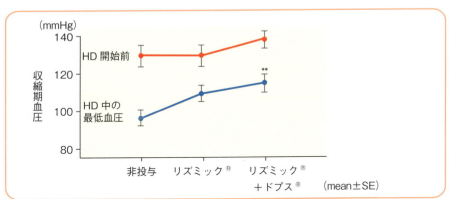

図3 透析低血圧に対するドプス®とリズミック®併用効果

**：$p<0.01$　非投与あるいはリズミック®単独と比較して．　　（文献4より引用）

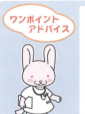

ワンポイントアドバイス

ドプス®は効果持続時間が長いため，透析中の血圧低下だけでなく，透析後の起立性低血圧にも効果があります．200 mg から投与を開始し効果がなければ 400 mg まで増量が可能です．他の経口昇圧薬であるリズミック®やメトリジン®との併用も有効です．

参考文献

1) 椿原美治 他：慢性腎不全患者におけるドロキシドパの臨床薬理試験．医学と薬学 37（2）：401-410, 1997
2) 椿原美治 他：透析低血圧症に対する L-DOPS（ドロキシドパ）の臨床効果．医学と薬学 37（2）：389-400, 1997
3) 秋澤忠男 他：透析患者の起立性低血圧に対する L-DOPS の臨床効果．腎と透析 42（7）：527-550, 1997
4) 椿原美治：透析関連低血圧は QOL や生命予後を悪化する．腎と透析 54（6）：805-810, 2003

4章 透析中の合併症について

Q46 ビタミンDパルス療法って何ですか？

透析患者に合併する二次性副甲状腺機能亢進症を抑えるために大量のビタミンD製剤を間欠的に静脈内投与する治療法です．高度の二次性副甲状腺機能亢進症にも効果がみられますが，副作用として高Ca血症および高P血症に注意する必要があります．

エビデンスレベル I

回答者 平井啓之

1 ビタミンDについて

- ビタミンDは腸管からカルシウム（Ca）およびリン（P）の吸収を促進する作用および副甲状腺ホルモン（parathyroid hormone：PTH）の合成・分泌を抑制する作用をもちます．その他，抗炎症作用，免疫増強作用，抗癌作用等を有します（図1）[1]．ビタミンDは7-ヒドロキシコレステロール（プロビタミンD_3）というコレステロールとして体内に吸収された後に紫外線，肝臓の水酸化酵素，腎臓の水酸化酵素によって活性化され，活性型ビタミンDとなります（図2）[1]．

2 活性型ビタミンD製剤

a）内服薬と注射薬の使い分け

- わが国では現在3種類の内服薬，2種類の注射薬が保険適応となっています（表1）[2]．
- 内服薬に治療抵抗性の二次性副甲状腺機能亢進症，高度の二次性副甲状腺機能亢進症（intact PTH≧500 pg/mL）では注射薬が選択されます．原則として血清P値を3.5〜6.0 mg/dL，血清補正Ca値を8.4〜10.0 mg/dLに管理したうえで，intact PTH 60〜240 pg/mLを目標に投与量を調節します[3]．

b）内服薬

- いずれの製剤も連日投与が一般的です．ビタミンDは脂溶性ビタミンであり，食後は胆汁分泌により脂質が乳化され吸収されやすくなるため，食後に服用します．

c）注射薬

- 注射薬はパルス療法と呼ばれる使い方をします．
- パルス療法とは間欠的に大量のビタミンD製剤を投与することで，薬の効果を高めて効率よくPTHの分泌を抑制する治療法です．透析終了時に透析回路より薬剤を注入します．
- 力価はマキサカルシトール5 µgがカルシトリオール0.5 µgに相当します．初期投与量は，intact PTH≧500 pg/mLの場合はマキサカルシトール10 µg/回，intact PTH＜500 pg/mLの場合はマキサカルシトール5 µg/回であり，毎回透析終了時に投与します．増量する場合はマキサカルシトール20 µgまで増量が可能です．減量する場合は1回投与量をマキサカルシトール10 µg→5 µg→2.5 µgへ減量し，その後は投与回数を3回/週→2回/週→1回/週へ漸減します．

d）副作用

- 最も注意すべき副作用は高Ca血症であり，その他に高P血症，PTH過剰抑制があります．高Ca血症に対しては血清Ca濃度を定期的に測定し，補正Ca値が10.0 mg/dL以上になった場合に減量・中止する必要があります．
- カルシウム受容体作動薬（シナカルセト，エボカルセト，エテルカルセチド，ウパシカルセト）はPTH濃度を低下させるだけでなく，血清Ca値やP値も低下させるため，高Ca血症や高P血症のためビタミンD製剤が使えない場合に有効な手段です．

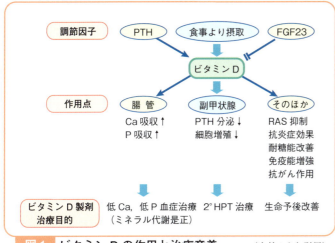

図1 ビタミンDの作用と治療意義　　　（文献1より引用）

2°HPT：二次性副甲状腺機能亢進症
RAS：レニン-アンジオテンシン系
FGF23：線維芽細胞増殖因子23

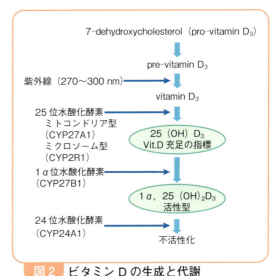

図2 ビタミンDの生成と代謝

（文献1より引用）

表1　活性型ビタミンD製剤一覧

一般名	商品名	規　格	常用量
活性型ビタミンD製剤（内服薬）			
アルファカルシドールカプセル	アルファロール® カプセル	0.25 μg, 0.5 μg, 1 μg	0.5～1.0 μg/日
アルファカルシドール錠	ワンアルファ® 錠	0.25 μg, 0.5 μg, 1 μg	0.5～1.0 μg/日
カルシトリオールカプセル	ロカルトロール® カプセル	0.25 μg, 0.5 μg	0.25～0.75 μg/日
ファレカルシトリオール錠	フルスタン® 錠 ホーネル® 錠	0.15 μg, 0.3 μg	0.3 μg/日
活性型ビタミンD製剤（注射薬）			
カルシトリオール注射液	ロカルトロール® 注	0.5 μg, 1 μg	0.5～1.5 μg×週1～3回
マキサカルシトール注射液	オキサロール® 注	2.5 μg, 5 μg, 10 μg	2.5～20 μg×週3回

（文献2より引用）

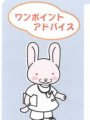

ワンポイントアドバイス

ビタミンD製剤とカルシウム受容体作動薬は両者ともPTH濃度を低下させますが，ビタミンD製剤が血清Ca値とP値を上昇させるのに対して，カルシウム受容体作動薬は血清Ca値とP値を低下させます．血清Ca値とP値によりこれらを使い分け，場合によっては両者を併用します．

参考文献

1) 加藤　仁 他：ビタミンD製剤．腎と透析 72（5）：737-742，2012
2) 高橋浩雄 他：二次性副甲状腺機能亢進症．腎と透析 70（4）：532-537，2011
3) 日本透析医学会：慢性腎臓病に伴う骨・ミネラル代謝異常の診療ガイドライン．透析会誌 45（4）：301-356，2012

4章 透析中の合併症について

Q47 高リン血症と高カルシウム血症が同時に起こる患者さんへの対応は？

高リン血症，高カルシウム血症が同時にある患者さんの病態は，どういった機序でこのような病態になるのでしょうか？

A ①食事中リン（P）の過剰摂取，②P吸着剤として炭酸Ca剤の使用，③活性型VD₃剤の使用（内服，静注），④高度の副甲状腺機能亢進症の存在，⑤不十分な透析量など，いくつかの要因が複合して発生します．

エビデンスレベルⅠ

回答者
川﨑小百合
栗原　怜

1　リン（P）の過剰摂取

- リンの体内動態は複数の液性因子（FGF23，PTH，活性型ビタミンD等）によって調整されています（図1）．
- 日本人平均の食事中リン（P）は約1,200 mg/日で，その1/3（400 mg）が便に排泄され，残りの2/3（800 mg）が腸管から吸収されます．腎機能正常者ならば吸収された800 mg/日のPは尿中に排泄され，血中濃度が常に適正に維持されます．しかし透析患者ではこの1日あたり800 mg，1週間で5,600 mgのPが体内に蓄積することになります．
- 1回の透析で除去できるPは800 mg程度ですので，週3回で2,400 mgが除去できるのみです．その結果，週当たり3,200 mgのPが過剰となります．
- この過剰なPを減らすには，①**食事中のPを減らす**，②**P吸着剤の服用**，③**透析でのP除去量を増やす**，の3方法以外ありません．
- 食物中のP量は，蛋白量とほぼ相関関係にあり，蛋白摂取量を増やすと必然的にP摂取も増えてしまいます．しかし，同じ蛋白量でも食物の種類によってP含有量には差があります．蛋白量に対するP含有量の少ない蛋白食品（図2）を選ぶよう，具体的な食品名での患者指導が大切です．また，食品多添加物には無機リンが多く含まれており，過剰な摂取に注意が必要なことを指導しましょう．

2　炭酸カルシウム（Ca）剤の使用

- わが国で使用可能な**リン吸着薬には，炭酸Ca製剤，セベラマー塩酸塩，炭酸ランタン，ビキサロマー，クエン酸第二鉄水和物，スクロオキシ水酸化鉄，テナパノル塩酸塩の7種類があります．炭酸Ca製剤はCaを含んでいるため，腸管から吸収されて血中Ca濃度を上昇させます．1日3.0 g以内の使用に留めたほうがよいでしょう．
- また**活性型VD₃製剤の併用**で，高Ca血症の発現頻度が高まります．血中Ca・P積の上昇は，血管壁や臓器の石灰化を増悪させ，生命予後に悪影響を及ぼしますので十分なコントロールが必要です．
- **セベラマー塩酸塩**はCaを含まないため，Ca・P積の上昇をきたさず，かつLDLコレステロールの低下作用を有することから，血管壁の石灰化を抑制することが知られています．
- 本症例のように高Pと高Ca血症が同時にある場合は，**炭酸Ca剤を減量ないし中止**，P吸着剤をセベラマー塩酸塩，ビキサロマー，炭酸ランタンなどに変更が必要です．

3　活性型VD₃製剤の使用（内服・静注）

- 活性型VD₃製剤の内服や静注（カルシトリオール），あるいはアナログ剤（マキサカルシトール）を使用している患者さんでは高Ca血症が発現しやすいので要注意です．
- 副甲状腺機能亢進症合併患者では，**シナカルセト塩酸塩（レグパラ錠®），エボカルセト，エテルカルセチド，ウパシカルセトナトリウム水和物**が選択肢になります．シナカルセト塩酸塩はPTHを低下させると同時に，血清CaおよびP値も低下させます．

4 透析時間とリン除去量

- 1回4時間の透析（血流 200 mL/分）で除去できるPは800 mg前後ですが，1回6時間の透析では1,000 mgほどが除去できます．通常の4時間透析より週あたり（3回の透析）で1,200 mgほど多く除去できる計算になります．

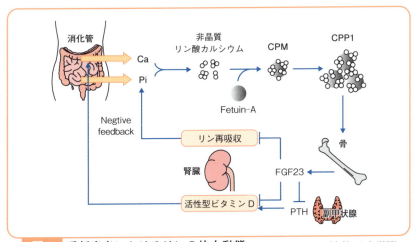

図1 透析患者におけるリンの体内動態

（文献3より引用）

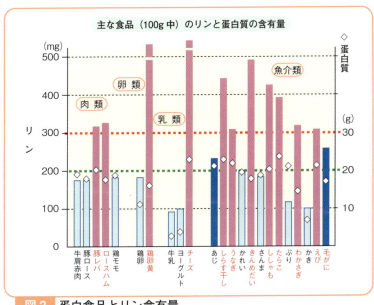

図2 蛋白食品とリン含有量

（さいたまつきの森クリニック管理栄養士：小林 恵，原図）

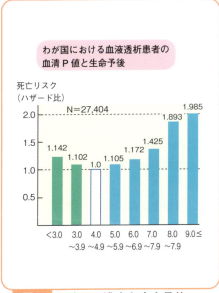

図3 血清リン濃度と生命予後

（文献2を参照して作成）

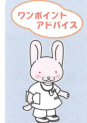

ワンポイントアドバイス
Ca・P積の上昇は，臓器石灰化を亢進させます．特に血清P濃度の上昇は，生命予後と強い関連性があり，CKD-MBDガイドライン（2012改訂）では生命予後の観点から，目標P濃度を3.5～6.0 mg/dLとしています（図3）．

参考文献
1) 日本透析医学会：慢性腎臓病に伴う骨・ミネラル代謝異常の診療ガイドライン．透析会誌 45（4）：301-356, 2012
2) Nakai S et al : Patient Registration Committee of the Japanese Society for Dialysis Therapy, Tokyo Japan : Effects of serum calcium, phosphorous, and intact parathyroid hormone levels on survival in chronic hemodialysis patients in Japan. Thera Apher Dial 12：49-54, 2008
3) 黒尾 誠：尿細管障害と calcium phosphate microcrystals. 腎と透析 95（3）：277-282, 2023

4章 透析中の合併症について

Q48 二次性副甲状腺機能亢進症の治療薬で生じる消化器症状の対策法は？

レグパラ®，レナジェル®，ホスレノール®などの薬剤では，嘔気，腹部症状が随伴しやすいですが，効果的な援助の方法はありますか？

A レグパラ®，レナジェル®，フォスブロック®，ホスレノール®，フォゼベル®は，いずれも薬理作用が異なり，消化器症状の発症機序も異なります．基本的にはこれらの薬剤も，低用量から投与を開始することが大切です．

エビデンスレベルⅠ

回答者
岡本日出数

1 シナカルセト塩酸塩（レグパラ®錠）

- 副甲状腺細胞表面上のカルシウム（Ca）受容体に作用して，細胞外 Ca イオン濃度が上昇した場合と同様に，副甲状腺ホルモン（PTH）を抑制する化合物で，このような化合物の総称を**カルシミメティクス**といい，透析患者の血中の PTH，Ca，リン（P）を同時に低下させ，さらに，副甲状腺に対して，**過形成副甲状腺の退縮，異所性石灰化の退縮，心血管石灰化進展抑制，線維性骨症の改善，骨折率の低下，さらに透析患者の全死亡率および心血管系死亡率の改善**が報告されています（図1，2）．

- 第一世代のカルシミメティクスであるシナカルセト塩酸塩（レグパラ®錠）には，副作用として**悪心・嘔吐，胃部不快感，食欲不振，腹部膨満等の上部消化管障害**が約20〜30％の頻度で認められ，その他，**低 Ca 血症，QT 延長**等があります（表1）．シナカルセトが上部消化管を刺激する機序はほぼわかっていませんが，ガストリン分泌細胞（G細胞）および消化管の粘膜下神経叢においてカルシウム受容体（CaR）の発現が報告されており，シナカルセトによる **CaR 刺激が上部消化管障害を誘発する可能性**が示唆されています．また，シナカルセトが上部消化管を直接刺激し，**求心性迷走神経を介して悪心・嘔吐を引き起こしている可能性**も示唆されています．

- 対処法としては，ドンペリドン（ナウゼリン®錠），メトクロプラミド（プリンペラン®錠），モサプリドクエン酸塩（ガスモチン®錠），イトプリド塩酸塩（ガナトン®錠）等の胃排泄促進剤を内服したり，胃が空腹状態の眠前等に内服したりすること等が考慮されます．

- 最近はシナカルセトの上部消化管障害や薬剤相互作用といった問題点を軽減するために開発された次世代のカルシミメティクスであるエボカルセト（オルケディア®錠）や，消化管を介さない静脈注射用製剤のエテルカルセチド塩酸塩（パーサビブ®静注透析用シリンジ），ウパシカルセトナトリウム水和物（ウパシタ®静注透析用シリンジ）が出現したことで，上部消化管障害の問題はほぼ改善され，シナカルセトの使用頻度は減り，エボカルセト，エテルカルセチド，ウパシカセトが使用されるようになってきています．

2 セベラマー塩酸塩（レナジェル®錠，フォスブロック®錠）

- セベラマー塩酸塩（セベラマー）は構造式中に Ca，マグネシウム（Mg），アルミニウム（Al）を含まない吸着性のポリカチオン性ポリマーで，食物から遊離したリン酸イオンと消化管内で結合して，分解・吸収されることなくそのまま糞便中に排泄されることで，P の体内への吸収を抑制する高 P 血症治療薬です．

- 透析患者の P および Ca・P 積低下作用に加えて，**低比重リポ蛋白コレステロールの低下**も認められています．構造中に Ca を含まないため，既存の P 吸着剤である Ca 製剤の副作用である高 Ca 血症の発症は皆無で，PTH の低い患者は，Ca 製剤からの切り替えにより Ca バランスが負に向かうことにより，副甲状腺の Ca 受容体が刺激されて，PTH は適正範囲内に上昇します．PTH の高い二次性副甲

状腺機能亢進症の患者においてはビタミン D 製剤の増量が可能となります．
● さらに，セベラマーを服用した透析患者では，Ca製剤と比較して，心血管系障害の主因となる冠動脈および大動脈石灰化の進行が抑制されるという結果や，初回入院リスクが半減することで**医療費の低減**

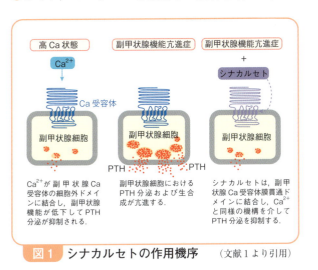

図1 シナカルセトの作用機序 （文献1より引用）

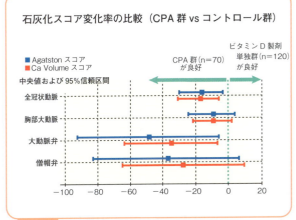

図2 シナカルセトの使用による石灰化スコア変化率の比較 （文献4を参照して作成）

CPA：cinacalcet, protocol adherent

表1 患者アウトカムにおけるカルシミメティクスおよびコントロールの効果
（全ての有害事象，全死亡，低 Ca 血症，悪心，嘔吐，下痢，呼吸苦，上気道炎，頭痛）

	母数モデル OR（95%CI）	P value	変数効果モデル OR（95%CI）	P value	Heterogeneity P value	I²
全ての有害事象	1.43（1.14, 1.80）	0.002	1.30（0.78, 2.18）	0.320	<0.001	74%
全死亡	0.86（0.46, 1.60）	0.630	0.86（0.46, 1.60）	0.630	0.980	0%
低 Ca 血症	2.46（1.58, 3.82）	<0.001	2.45（1.11, 5.41）	0.030	0.190	32%
悪　心	2.45（1.29, 4.66）	0.006	2.53（2.01, 3.18）	<0.001	<0.001	79%
嘔　吐	2.78（2.14, 3.62）	<0.001	2.73（2.07, 3.60）	<0.001	0.400	3%
下　痢	1.51（1.04, 2.20）	0.030	1.49（1.01, 2.22）	0.050	0.370	4%
呼吸苦	1.97（0.87, 4.45）	0.100	1.93（0.85, 4.40）	0.120	0.630	0%
上気道炎	1.79（1.20, 2.66）	0.004	1.79（1.20, 2.67）	0.004	0.480	0%
頭　痛	1.62（0.97, 2.72）	0.070	1.60（0.95, 2.69）	0.080	0.720	0%

OR：オッズ比，95% CI：95%信頼区間　　　　　　　　　　　　　　　　　　　　　　　　　　　（文献3を参照して作成）

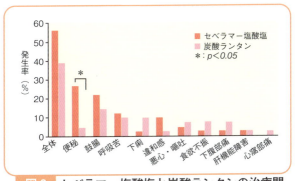

図3 セベラマー塩酸塩と炭酸ランタンの治療関連の有害事象 （文献5を参照して作成）

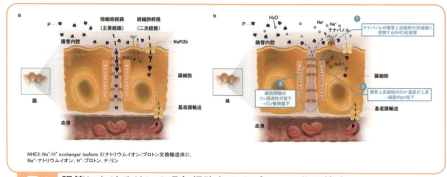

図4 腸管におけるリンの吸収経路とテナパノルの作用機序
(Yee j et al：Am J Nephrol 52：522-530, 2021. Doshi SM et al：Kidney Int Rep 2022；7：688-698, 2022. King AJ et al：Sci Transl Med 10：eaam6474, 2018 を参照して作成)

につながるといった報告もあります．しかし，消化管内で水分を吸収して膨潤するために**胃腸障害，特に便秘や腹部膨満**を生じやすく，進展すると**腸閉塞や腸管穿孔**といった重篤な病態を引き起こすことがあります（図3）．

- したがって，**腸閉塞の患者には投与禁忌**で，腸管狭窄のある患者または便秘のある患者，腸管憩室のある患者，腹部手術歴のある患者，痔疾患のある患者，消化管潰瘍またはその既往歴のある患者，CAPDの既往があり被嚢性腹膜硬化症（EPS）が疑われる患者のような重度の消化管運動障害を有する患者は**慎重投与**となります．
- 消化器症状に対する対処法は，理論的に D-ソルビトール®，ラクツロース NF®，モビコール® 等の**浸透圧下剤**あるいはアミティーザ®，リンゼス® 等の**上皮機能変容薬**を同時に服用させるのが有効ですが，それでも便秘を防げない，症状が改善しない場合には，腸管蠕動運動を促進する作用機序の下剤を併用します．便秘の出現頻度は投与開始1〜4週間後までが最も多く，したがって投与開始4週間後までは，便秘症状，自覚症状の有無に気をつけて経過観察する必要があります．
- セベラマーは同時服用すると併用薬の吸収を遅延・減少させる可能性がありますので，併用薬については服用時間をずらしたり，また，セベラマーにより**脂溶性ビタミン（ビタミンD，ビタミンE，ビタミンK等）や葉酸塩の吸収が阻害される可能性**があるので，セベラマーを長期間投与する場合には，これらを補給したりすることが必要です．
- 一方，同効薬として2012年6月にはビキサロマー（キックリン® カプセル）が日本国内で発売されました．ビキサロマーの特徴は，セベラマーと比較して膨潤の程度が小さく，腹部膨満や便秘等の消化器系の副作用が軽減されています．また，セベラマーで心配される過塩素血症性の代謝性アシドーシスを引き起こすことがなく，また胆汁酸の吸着能が低く，ビタミンの吸収障害を生じる可能性も低いとされています．

3 炭酸ランタン水和物（ホスレノール® チュアブル錠，顆粒，OD錠）

- 炭酸ランタン水和物（炭酸ランタン）は，Ca，Al，Mgを含まないP吸着薬で，食物中のリン酸とランタンが結合して**不溶性の複合体を形成**し，解離されることなく糞便中に排泄されます．そのため，消化管からのリン酸の吸収は阻害され，Pの上昇を抑えます．Caは胃酸分泌が少ない，すなわち胃内のpHが高いときには効果が低下する欠点がありますが，炭酸ランタンのP除去率は，pH3，5，7でそれぞれ97.5%，97.1%，66.6%で，安定したP除去率を示しています．**Pの低下作用はセベラマーの3倍以上，炭酸Caの2倍と報告**されています．
- 副作用としては，主に**悪心・嘔吐，胃部不快感，便秘**があり，その発生機序は不明です．悪心・嘔吐の症状は服用後30分以内に見受けられることが多く，空腹時や食事量が少ないときに発現しやすいとされています．また，服用量を増量した際にも発現することがあります．対処法としては，**1回の服用量を低用量から始める，もしくは投与量を再調整する，食直後の服用を徹底することで継続投与が可能**です．また，PPIやH₂ブロッカー，メトプロミドを併用してみるのも一つです．
- 近年，ランタンが消化管粘膜に沈着することが報告

されており，胃におけるランタン沈着の有病率は60〜85％と推定されています．胃と十二指腸におけるランタン沈着は，内視鏡検査中に白っぽい病変として認識されます．胃十二指腸にランタンが沈着した患者予後は不明な点が多く，正確な診断と健康状態の追跡を行い，消化管におけるランタン沈着症の病態を解明することが不可欠と考えられます．

4 テナパノル塩酸塩（フォゼベル®錠）

- **既存のリン吸着薬とは異なる作用機序を有する薬剤**で，主に腸管上皮細胞の頂端膜に発現するナトリウムイオン（Na）/プロトン（H）交換輸送体3（NHE3）を阻害する薬剤です（図4）．NHE3はNaと体液量のバランスの維持において中心的な役割を担っており，NHE3を阻害することで細胞膜におけるNaとHの交換輸送を阻害し，腸管上皮細胞内のH濃度が上昇することにより細胞内のpHが低下し，腸管上皮細胞間隙でのP透過性が低下します．これにより，高P血症患者の血中P濃度を低下させます．

- 血液透析施行中の高リン血症患者を対象とした国内第Ⅲ相単剤投与試験と，既存のP吸着薬による血清P濃度の管理が困難な血液透析施行中の高リン血症患者を対象とした国内第Ⅲ相併用投与試験において，テナパノルの有効性と安全性が確認され，**既存のP吸着薬で血清P値のコントロールが不十分な血液透析患者の治療選択肢となりうる**ことが示唆されました．

- さらに第Ⅲ相リン吸着薬からの切替え長期投与試験では，テナパノルの長期投与における安全性と忍容性が確認され，血清リン濃度がコントロールされている患者集団において，多くの患者が**テナパノルを追加することによって，リン酸吸着薬の使用量を減らす**ことに成功しています．

- これらの知見から，難治性高P血症で薬物負担が大きい患者においても，テナパノルは，ポリファーマシーと服薬アドヒアランスの改善に寄与しながら，リン酸塩吸着薬の錠数を減らし，血清リン値をコントロールするという2つの目標を達成できる可能性が示唆されました．**主な副作用は下痢・軟便で60％以上の頻度で認められ**，稀に重度の下痢を呈することもあります．これは腸管腔内のNa濃度が上昇することで浸透圧較差が生まれ，腸管上皮細胞から水が腸管腔内に引き寄せられ，便の水分量が増えるため，軟便や下痢になったり，排便の回数が増えたりします．いまだ有効な対策法はありませんが，腸の蠕動運動を抑制して水分吸収を増やし，また腸管粘膜での水分分泌を抑制するロペラミド塩酸塩（ロペミン®）の使用がある程度効果があると思われます．

> **ワンポイントアドバイス**
> 以前はアルミゲルが強力なリン吸着薬として使用されていましたが，アルミニウム骨症，アルミニウム脳症等の発症にみられるように，体内への蓄積が問題となり，現在は禁忌となっています．
> レグパラ®，レナジェル®，フォスブロック®，キックリン®，ホスレノール®，フォゼベル®の登場で，CaおよびPの管理，二次性副甲状腺機能亢進症の治療は大きく進歩を遂げました．

参考文献

1) 永野伸郎：calcimimeticsの現況—新しい副甲状腺機能亢進症治療薬シナカルセト塩酸塩—．日本透析医会雑誌 21：300-309，2006
2) 栗原 怜：塩酸セベラマーの副作用と安全な使用法．腎と骨代謝 17：363-370，2004
3) Zhang Q et al：Effects and safety of calcimimetics in end stage renal disease patients with secondary hyperparathyroidism：a meta-analysis. PLoS One 7：e48070, 2012
4) Ureña-Torres PA et al：Protocol adherence and the progression of cardiovascular calcification in the ADVANCE study. Nephrol Dial Transplant 2012；9：doi：10.1093/ndt/gfs356
5) Kasai S et al：Randomized crossover study of the efficacy and safety of sevelamer hydrochloride and lanthanum carbonate in Japanese patients undergoing hemodialysis. Ther Apher Dial 16：341-349, 2012
6) Akizawa T et al：Evocalcet：a new oral calcimimetic for dialysis patients with secondary hyperparathyroidism. Ther Apher Dial 24：248-257, 2020
7) Iwamuro M et al：Review of the diagnosis of gastrointestinal lanthanum deposition. World J Gastroenterol 26：1382-1545, 2020
8) Fukagawa M et al：Tenapanor for the treatment of hyperphosphatemia in Japanese Hemodialysis Patients：a randomized phase 3 monotherapy study with an up-titration regimen. Am J Kidney Dis 82：635-637, 2023
9) Nitta K et al：Randomized study of tenapanor added to phosphate binders for patients with refractory hyperphosphatemia. Kidney Int Rep 8：2243-2253, 2023
10) Koiwa F et al：Long-term safety and decrease of pill burden by tenapanor therapy：a phase 3 open-label study in hemodialysis patients with hyperphosphatemia. Scientific Reports 13：19100, 2023

4章 透析中の合併症について

Q49 フサン®やヘパリンが透析患者に与える影響は？

1) フサン®使用で，なぜ高カリウム（K）血症になるのでしょうか？
2) ヘパリン使用で，なぜ脂質異常症になるのでしょうか？

A 透析患者の尿中へのカリウム排泄は元々少なく，フサン®で高カリウム血症となることは稀です．ヘパリンの脂肪分解酵素活性化による悪影響は，確認されていません．

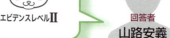

エビデンスレベルⅡ
回答者 山路安義

1 高カリウム血症

- 高カリウム血症は，細胞外液のカリウムが上昇した状態です．カリウムは生体内で細胞内液に多く含まれており，細胞内カリウムの細胞外液への移動によってもカリウム値は上昇します．また，体内の総カリウム量の増加は血清カリウム値の上昇につながります．
- 体内の総カリウム量は，インとアウトのバランスで決まります．生理的には経口摂取されたカリウムが腸管から吸収され，同じ量のカリウムが主に尿中へ排泄されることにより，体内の総カリウムの量は一定に保たれています．
- 血清カリウムが高くなると，カリウムの尿中排泄量が増加します．フサン®は尿中へのカリウム排泄を抑制するために，高カリウム血症の原因となります．
- 腎臓におけるカリウムの排泄のメカニズムを解説します．腎臓の糸球体では濾過により1日当たり約150 Lの原尿が生成されますが，その約99％が尿細管で再吸収され，1日当たり500～3,000 mLの尿が作られます．
- この過程でカリウムは一度再吸収されたあと，集合管と呼ばれる尿細管の部位で再び尿中へ分泌されます（図1）．
- 血清カリウムが上昇すると，集合管でのカリウム分泌が増加することにより，尿中へのカリウム排泄が増加します．フサン®は，集合管でのカリウムの分泌を抑制すると考えられています．
- カリウム分泌のメカニズムを細胞レベルで見たものが図2です．集合管の主細胞の管腔側（尿が流れています）の細胞膜にはカリウムを通す蛋白質（カリウムチャネル）と，ナトリウムを通す蛋白質（ナトリウムチャネル）が発現しており，ナトリウムが細胞内に取り込まれ，それと交換する形でカリウムが尿細管腔へ分泌されます．
- このナトリウムチャネルは蛋白分解酵素により活性化されますが，フサン®はその蛋白分解酵素を阻害することにより，ナトリウムの再吸収とカリウムの分泌を阻害すると考えられています．
- 透析患者のカリウムの体内からの排泄には，透析による除去と便中への排泄が重要であり，尿中へのカリウム排泄量は元々少ないので，フサン®の使用で高カリウム血症となることは稀と考えられます．

2 ヘパリンと脂質代謝

- ヘパリンは，血中のリポプロテインの脂質を分解するリポプロテインリパーゼを活性化します．
- VLDL カイロミクロンといった中性脂肪の多いリポプロテインが減少し，善玉コレステロールといわれるHDLが増加しますが，一方で，体に悪い作用をすることも示唆されている遊離脂肪酸が増加します．
- このヘパリンの作用が患者さんに悪い影響を与えるとの報告は，今のところないようです．
- ヘパリンにはその他にも多様な生理的な作用があり，動物実験ではよい結果につながるとする報告が多いようです．

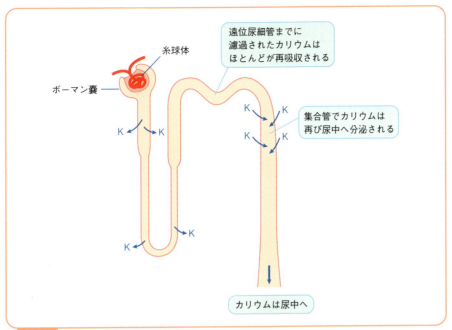

図1 腎臓でのカリウム排泄

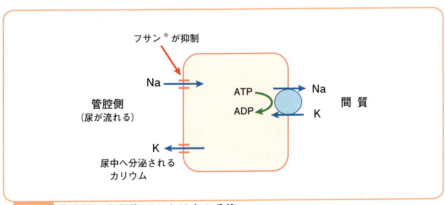

図2 集合管・主細胞でのカリウム分泌

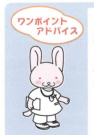

ワンポイントアドバイス

まったく食事を摂らないと，細胞内から細胞外液へカリウムが移動し，血清カリウムが上昇します．食事が摂れないときには，糖類などの炭水化物を摂取することを勧めましょう．禁食中の点滴には，ブドウ糖が必要です．

参考文献

1) 特集なぜ危険？どう伝える？イラスト図解 高リン血症・高カリウム血症のケア．透析ケア 23（8），2017
2) 有原大貴 他：高齢者へのナファモスタットメシル酸塩の投与による高カリウム血症発現リスク．医療薬学 46（10）：561-566, 2020
3) Stegmayr B：Uremic toxins and lipases in hemodialysis：a process of repeated metabolic starvation. Toxins (Basel) 6（5）：1505-1511, 2014

4 透析中の合併症について

4章 透析中の合併症について

Q50 透析開始直後の血圧低下はなぜ起こるのですか？

70代の女性，HD開始時のBP200〜210mmHg台で，開始30分後BP100 mmHg台まで下降，どうしてHD開始まもなくBPが下降するのか，原因を教えてください．

> **A** 透析中の血圧低下はドライウエイト（DW）の下方設定による循環血漿量の減少の要因が大きいとされていますが，本症例では開始直後に血圧が低下していることから，除水やDW以外の要因も考慮することが必要です．

エビデンスレベルⅢ

回答者
内田隆行

1 透析関連低血圧とは

- 透析関連低血圧は，透析中の急激な血圧低下（透析低血圧），起立性低血圧，常時低血圧に分けられます．日本透析医学会のガイドラインでは，透析中の急激な血圧低下とは，透析中に収縮期血圧が20 mmHg以上，あるいは症状を伴って平均血圧が10 mmHg以上低下する場合と定義されています．
- 透析中の急激な血圧低下（収縮期血圧30 mmHg以上）や透析終了後の起立性低血圧は予後不良と相関していることが報告されています[1]．

本症例では，開始30分以内に血圧低下が発生しました．その際に考慮すべき事項について説明します．

2 患者側由来の要因

a) 心機能低下
- 循環血漿量の減少が顕著でないにも関わらず血圧が低下する場合には，心機能の低下を鑑別すべきとされています．心機能低下症例では，透析開始直後および除水操作によって血圧が容易に低下します[2]．

b) 自律神経機能障害
- 循環を制御する自律神経機能の障害も透析低血圧の成因として重要です．特に糖尿病患者や高齢患者では顕著であるとされており，生理的には，除水によって循環血液量が減少すると，血圧低下を防止する代償性の交感神経活動の亢進や血管収縮が起きますが，障害例では，その反射が機能せずに血圧が低下するとされています（図1）[1〜3]．

3 医療材料由来の要因

- 透析医材関連アレルギーの報告では，メシル酸ナファモスタットや透析膜に含まれる親水化剤，透析液，滅菌法によるアレルギーの報告があります．

a) 抗凝固薬（メシル酸ナファモスタット）
- メシル酸ナファモスタットを使用した透析で，アナフィラキシー様ショックの報告があります．発症を予見することは困難とされ，多くの事例で，過去にメシル酸ナファモスタットの投与歴がある患者が発症している[4]ことから，初回の投与時だけでなく，その後の使用時にも注意深く観察する必要があります．

b) ポリビニルピロリドン（PVP）
- ポリスルホン（PS），ポリエーテルスルホン（PES），一部のポリエステル系ポリマーアロイ（PEPA）膜は，膜素材そのものは疎水性であるため親水化剤の添加が必要となります．親水化剤としてポリビニルピロリドン（PVP）が用いられていますが，このPVPは生体適合性を低下させる可能性が報告され[5]，PVP含有ダイアライザ使用下でのアナフィラキシー様ショックの副作用が報告されています（Q13参照）．

c) 透析液
- 酢酸含有重炭酸透析液アレルギーが疑われ，薬剤誘発リンパ球刺激試験（drug-induced lymphocyte stimulation test：DLST）が陽性であったとの報告があります．透析患者のアレルギーの原因として，透析液も考慮すべきとされています[6]．

d) ダイアライザーの滅菌方法
- 透析膜関連のアレルギーでは，膜素材を変更するこ

とで症状の改善が得られることが多いです．一方で，ダイアライザーの多くはガンマ線滅菌を採用していますが，膜素材の変更で症状の改善が認められない場合には，高圧蒸気滅菌の膜に変更することで改善に至ったとの報告があります[7]．

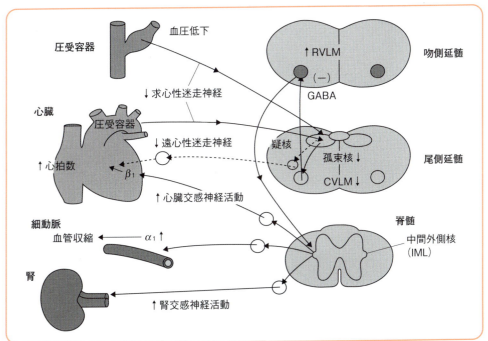

図1　血圧が急速に下降したときの動脈・圧受容器反射　　　　　（文献3より引用）

- 除水により有効循環血漿量が減少すると，心臓の圧受容器にかかる圧が低下して，延髄の尾側腹外側（CVLM）のニューロン（神経細胞）の電気活動が低下する．CVLMから延髄の吻側腹外側（RVLM）へ上行する情報伝達は，抑制性のガンマ・アミノ酪酸（GABA）が行うので，情報が逆になる．すなわちRVLMニューロンの電気活動が亢進する．
- RVLMニューロンが活性化すると
  ①心臓を支配する交感神経活動が亢進して心臓の収縮性と心拍数が増加する．
  ②血管への交感神経活動が亢進して血管収縮を起こす．
  ③腎臓への交感神経活動が亢進して，レニンが分泌されアンジオテンシンIIが産生される．また近位尿細管でのNa再吸収が増加する．
- これら3つの反応が協働して，除水しても血圧が下がらないようにする．これを心臓・圧受容器反射（低圧系の反射）と呼ぶ．
- 同様に，血圧が急に低下しそうになると，頸動脈の圧受容器にかかる圧が低下してRVLMニューロンの電気活動が活性化する．RVLMニューロンが活性化すると，これら3つの反応が協働して，血圧を元の値まで上昇させようとする．これを動脈・圧受容器反射（高圧系の反射）と呼ぶ．
- 透析患者，特に糖尿病や高齢の患者は，低圧系と高圧系の反射機能が障害されて，交感神経活動の亢進が起こらない．したがって除水に対応して細動脈の血管収縮が正しく起こらず，血圧が低下してしまう．

（文献3,4より引用）

透析中の血圧低下の多くは，透析方法を工夫することによって予防できることがあります．
開始30分以内の血圧低下の場合には，ダイアライザーの生体不適合や残留物質による血圧低下も考慮し，ダイアライザーを変更してみることも重要です．

参考文献

1) 日本透析医学会：血液透析患者における心血管合併症の評価と治療に関するガイドライン．透析会誌 44（5）：337-425, 2011
2) 熊谷裕生：透析低血圧の原因 どんな指標，検査が有用か．臨牀透析 40（2）：178-186, 2024
3) 熊谷裕生：交感神経系の伝達経路と腎神経アブレーション．医学のあゆみ 243（5）：357-366, 2012
4) 伊藤建二 他：メシル酸ナファモスタット過敏症を発症した血液透析患者の2例―既報35例との比較．透析会誌 40（11）：913-918, 2007
5) 友 雅司：透析膜update-生体適合性からみた評価法と特性 市販透析膜の特性（生体適合面を中心に）　PS（ポリスルホン）臨床透析 32（5）：575-580, 2016
6) 肥沼佳奈 他：酢酸含有重炭酸透析液によるアレルギーが疑われた1例．透析会誌 51（9）：545-550, 2018
7) 重松武史 他：突然発症した透析困難症を高圧蒸気滅菌PS膜の使用で改善できた1症例．透析会誌 52（10）：593-598, 2019

5章

透析患者の長期合併症について

5章 透析患者の長期合併症について

Q51 リクセル®の使用上の留意点について教えてください

手根管症候群の疼痛としびれのためリクセル®を使用している患者さんがいますが，リクセル®を使用するうえでの留意点などありましたら教えてください．

> **A** 保険適応に合致しているかどうかを確認し，プライミングにも注意が必要です．小柄な患者さんではサイズの選択に気をつけましょう．治療中の血圧低下と貧血が出現しやすいことも念頭におきましょう．
>
> エビデンスレベルI

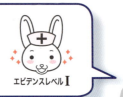

回答者 堀川和裕

1 保険適応

● リクセル®は，**透析アミロイドーシス（表1）**[1]の原因とされるβ₂-ミクログロブリンの吸着療法に使用されますが，保険適応がやや厳しく，
関節痛を伴う透析アミロイドーシスであって，
①**手術または生検により，β₂-ミクログロブリンによるアミロイド沈着が確認されている**
②**透析歴が10年以上であり，以前に手根管開放術を受けている**
③画像診断により**骨嚢胞像**が認められる
の3点を満たす必要があります．

● 治療は1年間に制限され，治療を中止したのち症状の再発があった場合は，さらに1年を限度として使用が可能です．ですから，リクセル®による治療は1年間でいったん中止しなければなりません．

● また，リクセル®の使用開始日をレセプトに記載する必要があります．

2 大きさの選択とプライミング

● リクセル®には，3種類の大きさのものが作られています（**表2**）[2]．血液充填量が比較的大きいため，体外循環血液量が増えますから，**治療中の血圧低下に注意が必要**です．通常は最も大きなS-35を選択しますが，ご高齢の患者さん（60歳以上），心機能が低下している患者さん，血圧が低下しやすい患者さんではS-25，S-15といった小さなサイズの吸着カラムを選択します．

● リクセル®は，**血流の方向が指定**されています．ラベルに矢印が記載されていますので，回路を組み立てる際には血流が逆にならないように気をつけましょう．

3 治療開始後の注意

● 実際に治療が始まったら，まず患者さんの**血圧変動に注意**をします．前述のようにリクセル®を使用すると血液充填量が大きくなります．血圧の維持が難しい場合には，小さなサイズのリクセル®を選択する以外に，除水量の多くなる週の初めの透析の際にはリクセル®の使用を避けるというやり方もあります．

● 治療を進めていくなかでは，**治療効果が現れているかどうかを見極めることが**もちろん大切です．検査でβ₂-ミクログロブリンが低下していることや除去率を確認するだけではなく，臨床症状，特に痛みが改善してきているかにも注目しましょう．

● 血液検査では，**貧血の進行がないかどうかにも注意**が必要です．リクセル®による貧血は残血が原因であることが多いことが知られていますから，残血を生じさせないように抗凝固薬の量の調節が必要になることもあります．

表1 透析アミロイドーシスの対策と治療

	対　策	
β_2-MG の産生抑制	生体適合性の良好な透析膜 透析液の清浄化 （エンドトキシンフリー） アシドーシスの持続的是正	
β_2-MG の除去	high flux 膜による透析 HDF β_2-MG 吸着療法（リクセル®）	
	治　療	
内科的治療	非ステロイド性抗炎症薬 ステロイド薬 β_2-MG 吸着療法	
外科的治療	手根管開放術（CTS*に対して） 前方固定術（DSA**に対して） 椎弓切除術（DSA に対して）	

*CTS：手根管症候群（carpal tunnel syndrome）
**DSA：破壊性脊椎関節症（destructive spondyloarthropathy）

（文献1より引用）

表2 β_2-ミクログロブリン吸着カラムの仕様

品　名	リクセル® S-15	リクセル® S-25	リクセル® S-35
販売元	カネカメディックス		
吸着材（担体）	ヘキサデシル基（セルロースビーズ）		
充填液	クエン酸/クエン酸ナトリウム混合水溶液		
吸着材充填容量	150 mL	250 mL	350 mL
滅菌法	高圧蒸気滅菌		
血液充填量	65 mL	105 mL	177 mL
ハウジング	ポリカーボネート		
適応疾患	透析アミロイド症		

（文献2より引用）

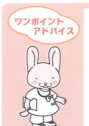

ワンポイントアドバイス
リクセル®は β_2-ミクログロブリンを除去するためにとても有効な治療器機ですが，保険の制約も少なくありません．透析室のスタッフの皆さんには，この保険のルールについても知っておいていただきたいと思います．

参考文献

1) 横山啓太郎：透析アミロイドーシス．"透析患者合併症のマネジメント"細谷龍男 他 編．医薬ジャーナル社，大阪，pp54-57, 2002
2) 星野敏久：血液吸着．"血液浄化療法─基礎から応用まで"山下芳久 他 編．日本メディカルセンター，pp145-152, 2011

5章 透析患者の長期合併症について

Q52 リクセル®で副作用が出た患者さんへの対応は？

リクセル® S-15 を使用している患者さんですが，疲労感が強く，中止と再開を繰り返しています．効果はあるのでしょうか？

A β₂-ミクログロブリン吸着筒（リクセル®，フィルトール®）は，透析アミロイドーシスによる関節痛をよく緩和します．しかし，あくまで症状緩和のために用いられる選択肢であって，副作用に悩まされるのであれば中止もやむを得ないのではないでしょうか．

エビデンスレベルⅡ

回答者
賀来佳男

1 使用法と副作用

- リクセル®は，β₂-ミクログロブリン（β₂-MG）をより効果的に吸着するカラムとして日本で開発されました．毎回の透析時に，ダイアライザーの上流に直列で接続して使用します（図1）．容量が150 mL（S-15），250 mL（S-25），350 mL（S-35）の3種類があり，小柄であったり循環動態が不安定な患者さんには容量の少ないカラムが選ばれます．

- 保険適応は，関節痛を伴う透析アミロイドーシスで，①手術または生検によりβ₂-ミクログロブリンによるアミロイド沈着が確認され，②透析歴10年以上で手根管開放術を受けており，③画像診断により骨囊胞像がある場合に，1年間を限度に認められます．使用を中止すると緩和されていた諸症状は再燃し得るため，その際は②と③を満たせば，また1年間使用できます．

- 2022年にはフィルトール®も上市されました．こちらは容量が抑えられており，50 mL（FT-75），95 mL（FT-145）の2種類があります．

- 主な副作用として，血圧低下や貧血があります．血圧低下は体外循環量の増大によるもの，貧血はカラム内の残血によるものと考えられます．S-35についての3年間の市販後調査では，183症例13,476回の治療で血圧低下は26症例（14％），156回（1.2％），Htの低下は9症例（4.6％），37回（0.27％）認めました．なお疲労と倦怠感は3症例（1.6％），11回（0.082％）認めました．

- 疲労感の原因は，血圧低下や貧血である場合が多いようです．副作用の頻度は S-15 で8％であったのに対して S-35 では25％であったという報告参考文献1）

があり，女性は体重の少ない患者さんでは特に，容量の少ないカラムに変更するとよいかもしれません．リクセル®からフィルトール®への変更も，容量を抑えるために有効かもしれません．吸着担体もセルロースビーズから PMMA 線維に変わることになります．また，週3回を週1回や週2回に減らすことで，うまくいくこともあります．言うまでもなく，血圧低下や貧血に関して他の原因検索と対応は欠かせません．

2 β₂-MG除去カラムの効果

- β₂-MG除去カラムを使うことで，透析アミロイドーシスをすでに発症した患者さんの自覚症状を緩和し得ることが知られています．関節痛や関節のこわばり，日常生活活動度（ADL）などを改善することが多くの臨床研究で示されています（図2）．また半年以上の使用によって，関節痛の緩和および夜間の覚醒回数の減少が得られた研究もあります．厳密なエビデンスは確立されていませんが，患者さんからも医師側からも有効性が実感されている治療法です．

- 他方，保険診療の枠内では1年間という制限があって中止により症状は再燃してしまうこと，発症予防効果は当然のことながら進展予防効果についても十分な検証がされていないこと，症状の緩和が期待しうる治療であって根本治療でなくあくまで対症療法であること等を考慮したとき，副作用に悩まされる患者さんにβ₂-MG除去カラムを使い続けることは適当でないかもしれません．

- なお，オンラインHDFの普及，透析液の清浄化によって透析アミロイドーシスそのものが減ってきて

います．オンラインHDFはβ_2-MGの除去効率がよく，リクセル®やフィルトール®が使用できない患者さんにも有効です．2013年の「透析処方ガイドライン」では透析前β_2-MG濃度30 mg/L未満を推奨しており，日ごろからβ_2-MGの除去にも注意を払うとよいでしょう．

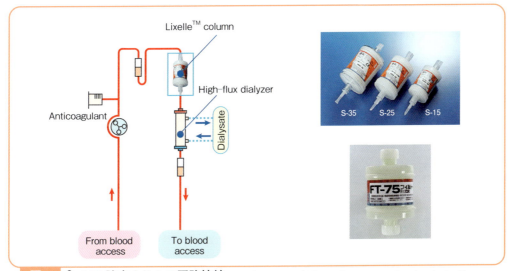

図1 β_2-MG除去カラムの回路接続
ダイアライザーの上流に直列接続する．
（リクセル®（上）はカネカメディックスホームページ，フィルトール®（下）は東レ・メディカルホームページより）

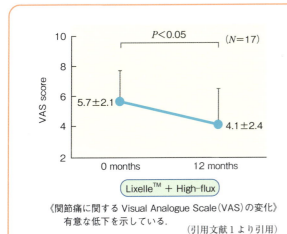

《関節痛に関するVisual Analogue Scale（VAS）の変化》
有意な低下を示している．
（引用文献1より引用）

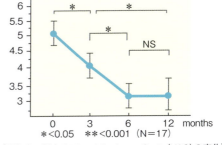

《関節痛に関するVisual Analogue Scale（VAS）の変化》
有意な低下を示している．
（引用文献2より引用）

図2 痛みの改善例

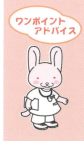

ワンポイントアドバイス
血圧低下にあたっては，虚血性心疾患などによる低心機能がないかを評価すべきです．貧血にあたっては，カラム内の残血量を確認して，適切な抗凝固が行われているかを検討します．そのうえで鉄剤やESA製剤で改善が得られる場合もありますし，大腸がん等による出血も考慮に入れなければなりません．

引用・参考文献

〈引用文献〉
1) Abe T et al：Effect of β_2-microglobulin adsorption column on dialysis-related amyloidosis. Kidney Int 64：1522, 2003
2) Yamamoto Y et al：Long-term efficacy and safety of the small-sized β_2-microglobulin adsorption column for dialysis-related amyloidosis. Ther Apher Dial 15：466, 2011

〈参考文献〉
1) 下条文武 他：β_2ミクログロブリン吸着器リクセルS-15およびS-35の臨床検討（多施設共同研究）．透析会誌 36（2）：117-123, 2003

5章 透析患者の長期合併症について

Q53 いったん沈着したアミロイドは，外科的方法以外では取れないのでしょうか？

透析方法を工夫することや，腎移植にて透析アミロイド症の発症，進展遅延，予防は期待できますが，いったん沈着したアミロイド除去効果は疑問です．透析アミロイド症の発症予防には β_2-ミクログロブリン（β_2-MG）の管理が重要で，透析処方ガイドライン（2013年発刊予定）では，透析前 β_2-MG の血中濃度を 26 mg/L 以下に管理することが推奨されています．

エビデンスレベルⅡ

回答者 吉田 泉

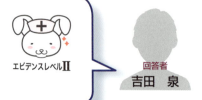

- いわゆるハイパフォーマンス膜の使用，透析液からのエンドトキシン除去，β_2-ミクログロブリン吸着カラムの併用，血液透析濾過等は，透析アミロイド症の発症，進展を遅らせると報告されています．
- また，副腎ステロイド少量療法で，可動域制限，関節痛が改善したとの報告もあります．
- 腎移植でも，透析アミロイド症の症状軽減，進展予防の効果はありますが，アミロイド除去は疑問です．

1 透析アミロイド症の外科手術について

- 透析アミロイド症のうち手根管症候群，ばね指，破壊性脊椎関節症，慢性増殖性滑膜炎，骨嚢胞等で，内科的に抵抗性で症状が強い場合には外科手術が必要になることがあります．
- 手根管症候群では，従来の手根管解放術と鏡視下手根管解放術があります．前者は視野が大きくとれ，確実にアミロイド除去ができる点が優れていますが，切開創が大きく侵襲も少なくありません．その点，鏡視下手根管解放術は切開創が小さく侵襲も少ないのですが，術後の再発が多く，再手術が必要になることがあります．いずれにせよ正中神経障害が強い場合，術後でもしびれなどの症状が残ることがあります．
- また，破壊性脊椎関節症や脊柱管狭窄症でもコルセット，牽引などの保存療法や頸部前方椎体固定術や腰椎後方除圧術が行われることがあります．
- 骨折の危険のある場所の骨嚢胞では，予防的に嚢胞を掻破し自家骨移植や骨セメント植え込みを行うこ

ともあります．
- 慢性増殖性滑膜炎にも，場所によっては関節鏡下滑膜切除が行われるようです．
- 図1に深横手根靱帯の解剖学的関係，図2に鏡視下手根管開放術の様子を示します．

2 腎移植後の透析アミロイド症

- 腎移植後に β_2-ミクログロブリンの血中濃度が大きく低下すること，関節可動域制限や骨関節痛が速やかに改善することはよく知られています．
- しかし，骨嚢胞性変化については縮小したとの報告から不変とする報告もありますし，破壊性関節病変に関しては不変ないし，かえって進行したとの報告もあるようです．
- アミロイド沈着については，改善するとのいくつかの報告もありますが，不変であったとするものもあり，結論は出ていません．
- 透析導入になってから腎移植を受けるまでの期間も影響すると考えられます．その期間が5〜10年以内であれば，透析アミロイド症の予防効果が期待できます．
- 20年以上かかり透析アミロイド症を発症してしまっても，症状の軽減，進行の抑制は期待できますが，いったん骨嚢胞性変化や破壊性関節症を発症してしまうと，その改善は厳しいものといわざるを得ないようです．
- 以上より，重度の透析アミロイド症を発症する前に腎移植することができれば，その後のアミロイド症予防効果，症状の軽減も期待できるものと思います．

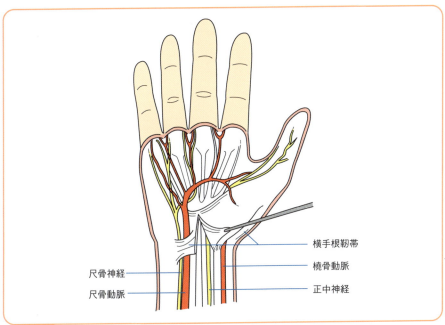

図1 深横手根靭帯の解剖学的関係

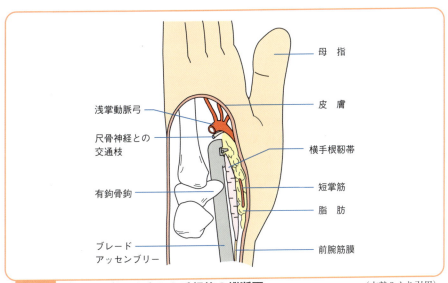

図2 ブレード挙上を表した手根管の縦断面

（文献3より引用）

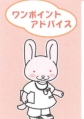

ワンポイントアドバイス
透析アミロイド症の苦痛は，とても他人には伝えられない耐えがたいものだと理解してください．また，透析導入期より β_2-MG の除去を意識した透析療法が発症予防には重要です．

参考文献

1) 高橋直生 他：透析アミロイドーシス．内科 89 (6)：1241-1245, 2002
2) 両角國男 他：透析アミロイド症と腎移植．臨牀透析 20 (2)：221-227, 2004
3) Agee JM et al：Endscopic carpal tunnel release using the single proximal incision technique. Hand Clin 10：647-659, 1994

5章 透析患者の長期合併症について

Q54 透析アミロイドーシスを予防するにはどうしたらよいのでしょうか？

透析膜の生体適合性の向上，透析液の純化，透析膜の透過性の向上，血液濾過透析等により，慢性炎症，β_2-ミクログロブリンのAGEs化，酸化ストレスを避けることが，アミロイドーシス発症予防に重要です．

エビデンスレベル I

回答者 森 穂波

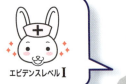

1 透析アミロイドーシスの発症機序

●透析アミロイドーシス（dialysis-related amyloidosis：DRA）はβ_2-ミクログロブリン（β_2-MG）を主な構成蛋白とするアミロイド線維が，骨，関節を中心に全身に沈着することによって起こる病態です．

●β_2-MGは，99個のアミノ酸から構成される分子量11,800のポリペプチドで，腎機能が正常であれば100％が腎糸球体で濾過され，尿細管上皮細胞で99％再吸収を受けて分解代謝されます．しかし腎不全患者では，この一連の過程が障害され，β_2-MGが体内に蓄積します．

●β_2-MGは，アミロイドの前駆物質となり，advanced glycation end-products（AGEs）化現象，酸化ストレス，炎症によるサイトカインの活性化等によって分子構造変化が起こり，アミロイド形成が促進されます（AGEsは終末糖化合物と訳され，グルコースなどの糖が，蛋白質のアミノ基と反応して生成される物質ですが，体内の炎症をひき起こし，他にも動脈硬化やがんなどの発症に関与することがわかっています）．

2 透析アミロイドーシスの発症リスク

●透析アミロイドーシスは透析歴が長くなるほど発症率，罹患率が高くなります．日本透析医学会の2010年末の患者28万人を対象とした統計資料によると手根管症候群に対する手術を受けた症例の頻度は，透析5年未満で0.5％ですが，透析年数に伴って増加し，透析25年以上では51.5％と報告されています．他に透析アミロイドーシスの発症を促進する要因としては，加齢，ローフラックス透析膜使用，非清浄化透析液の使用，MCP-1（monocyte chemoattractant protein-1），GG遺伝子多型，アポリポ蛋白アリル4等が報告され，AGE産生，それに伴うカルボニルストレス等も発症機序に関与していることが示唆されています．

3 透析アミロイドーシス発症の予防と効果（図1）[1〜3]

a）血液浄化膜

●透析による血漿β_2-MGの除去はDRAの予防と治療の要となっています．実際，ここ数年，透析治療に生体適合性が高く，高流量の膜が広く使用されるようになり，世界中で透析アミロイドーシスの発生率が低下しています．

① high performance 血液浄化膜
・β_2-MGをより良く除去する対策として，PS膜，PAN膜，PMMA膜の使用が，通常透析膜に比べて，DRA関連疾患の発症や症状が抑制されたとの報告があります．

② 内部濾過促進血液浄化膜
・内部濾過を促進することにより，血液透析モードでも血液濾過透析とほぼ同等の溶質除去が得られ，従来のhigh performance透析膜よりも低分子量蛋白の除去に優れているとされます．

③ 膜表面に抗酸化能を付加する
・透析膜の生体適合性を高めることにより，サイトカインの産生抑制，フリーラジカルストレスの軽減をはかることができると予想されます．従来の透析膜の表面に抗酸化薬であるvitamin Eをコーティングした透析膜では，透析患者の血液中AGEsが低下したとの報告があります．

b) β₂-MG 吸着カラム（リクセル®，フィルトール®）

- β₂-MG 吸着カラムとは，直接血液を灌流させる β₂-MG 吸着器で，透析治療と併用できる利点があります．リクセル® では 6 ヵ月以上の長期間使用で，関節痛の軽減，アミロイドーシスの悪化予防の効果があると報告されています．血圧低下などの副作用を考慮し，血液充填量はリクセル®，フィルトール® ともいくつかのサイズが臨床導入されています．両者とも適応はすでに手根管開放術を受けている，透析アミロイドーシスの病理診断のついている場合です（Q51, 52 参照）．

c) 血液濾過透析療法（HDF）

- HDF 療法は，β₂-MG のみならず，分子量 15,000～30,000 の蛋白も除去できると考えられ，透析アミロイドーシス要因物質の除去に有効です．HDF を使用したグループは，通常透析のグループに比べ手根管症候群，死亡ともにリスクが減ったとの報告があります．また特に濾過量の多いオンライン HDF では β₂-MG の除去量が多くなり，さらに DRA の発症予防効果が期待できるのではと考えられています（Q26 参照）．

d) 透析液の清浄化

- high performance 透析膜は，透析液からの菌毒素の血液側への流入が問題となります．菌毒素の流入は微細炎症を起こし，透析アミロイドーシスの進展に関わると考えられます．清浄化透析液を用いることでの手根管症候群の発症予防，ならびに逆浸透装置を導入した透析液生成による手根管症候群の発症予防効果が報告されています．

e) 新しい透析液

- 日本の透析液には，重曹透析液においても酢酸が 8 mEq/L ほど含まれています．酢酸フリーの血液浄化法（acetate free biofiltration：AFB）では生体適合性がよりよいと考えられ，実際 AFB による血液浄化前後での血漿ラジカル増幅が認められないのに対し，通常の透析では著しい血漿ラジカル活性の増幅がみられたとの報告があります．AFB によって生体適合性が高められるのであれば，それにより透析アミロイドーシスの発症，進展予防が可能かもしれません．

f) 腎移植

- 腎移植は，血清 β₂-MG 濃度を正常範囲に保つことが可能であり，移植後に骨関節痛が速やかに改善することがあり，DRA の治療として最も期待されます．ただし，アミロイド沈着は透析歴 2 年程度で始まっているとされており，すでに沈着したアミロイドの退縮は困難と考えられています．

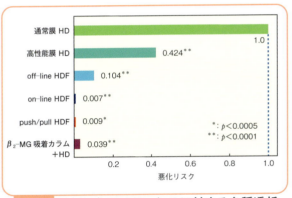

図1 透析アミロイドーシスに対する各種透析法の効果

high-performance 膜を使用した HD のみならず，β₂-MG 吸着カラム（リクセル®）を含む各種透析療法で，透析アミロイドーシスの悪化リスクの減少が認められた． （文献 4 より引用）

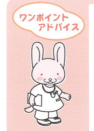

ワンポイントアドバイス　生体適合性の改善と，中大分子除去の向上が，透析アミロイドーシス予防のための一歩です．

参考文献

1) 西 慎一：透析アミロイドーシス．"最新アミロイドーシスのすべて" 植田光晴 編．医歯薬出版，pp186-195, 2017
2) Scarpioni R et al：Dialysis-related amyloidosis：challenges and solutions. Int J Nephrol Renovasc Dis 9：319-328, 2016
3) 友 雅司：血液浄化による透析アミロイドーシスの予防．腎と骨代謝 22 (1)：51-60, 2009
4) Nakai S et al：Outcomes of hemodiafiltration based on Japanese dialysis patient registry. Am J Kidney Dis 38 (suppl)：S212-S216, 2001

5章 透析患者の長期合併症について

Q55 プレドニン®が透析に及ぼす影響はありますか？

ステロイドと血液透析はそれぞれ多岐にわたる合併症/副作用をもっており，共通するものもあります．消化性潰瘍，易感染，骨粗鬆症，気分障害等は，特に意識すべき合併症と考えます．

エビデンスレベルⅢ

回答者
賀来佳男

1 用途と影響

- ステロイドを必要とする腎疾患には，ネフローゼ症候群，慢性腎炎症候群，急速進行性糸球体腎炎（ANCA関連血管炎），急性間質性腎炎等があります．膠原病やアレルギー疾患，血液疾患，呼吸器疾患，神経疾患等でも広汎に用いられており，ステロイドを使用している透析患者は少なくありません．透析アミロイドーシスの症状緩和を目的に，少量が投与されることもあります．
- ステロイドは主に肝臓で代謝されること，また血液透析によってほとんど除去されないことから，腎不全や透析患者で減量する必要はないとされています．
- ステロイドは蛋白異化を亢進し，高窒素血症を悪化させます．さらにNa蓄積，高血圧，耐糖能異常，消化性潰瘍，骨粗鬆症，易感染性等の副作用を起こすので，できるだけ使用量は少なく，使用期間も必要最小限とすることが原則です（表1）．
- ステロイドが透析患者に及ぼす特別な影響については，はっきりした知見がありません．尿量が保たれている透析患者では，ステロイドによるナトリウム蓄積作用は体重増加に，蛋白異化亢進作用は尿素窒素値を上げKt/V等の透析指標に，影響するかもしれません．
- また，ステロイドと透析のそれぞれが有する副作用は重複するものがあり，両者の併用が悪い意味での相乗効果をもたらすかもしれません．
- 例えば，透析患者の消化管は脆弱ですので，ステロイドの使用中は潰瘍形成や消化管出血等に十分留意します（NSAIDsの併用時は，さらなる注意が必要です）．
- 動脈硬化，骨粗鬆症（腎性骨異栄養症），免疫不全による易感染性，気分障害についても重複しているため，留意すべきと考えます．

2 免疫不全について　参考文献1, 2)

- ステロイドと腎不全/透析による主な免疫不全は，ともに細胞性免疫不全です．細胞性免疫不全は原因微生物が多彩であり，培養しにくい微生物も多く，丁寧な診断と治療が求められます．透析患者で多いことが知られる結核には，特に注意すべきです．
- それから，肝障害のないB型肝炎ウイルスキャリアにステロイドを用いると，HBV活性化による肝障害がみられ重症化することがあります．一見治癒したようにみえるHBV持続感染例（HBs抗原陰性例やHBs抗体陽性例）において，ステロイドの使用をきっかけに重症肝炎が発症することが報告されており，*de novo* B型肝炎として知られています．透析患者ではHCV抗体陽性率と同様にHBs抗原陽性率も高いため，ステロイドの使用にあたっては特に注意すべきでしょう．
- ちなみに舌の白苔を確認することは，日和見感染の確認のみならず，味覚異常や嗄声を予防するのにも役立ちます．嗄声は，喉頭筋のステロイド筋症でも生じますが，カンジダが原因であればステロイドの中止/減量，カンジダ舌炎の治療で改善します．

表1 ステロイドの副作用の時系列

開始当初から	不眠,うつ,精神症状,食欲亢進(通常は20mg以上で生じるが,10mg以下の少量で生じることもある)
数日後から	血圧上昇(10mg以上),Na↑・K↓,浮腫
2～3週間後から	副腎抑制,血圧上昇(10mg以上),コレステロール上昇(10mg以上),創傷治癒の遷延,ステロイド潰瘍(NSAIDsと併用時)
1ヵ月後から	易感染性〔10mg以上で用量依存性にリスク↑,15mg(0.3mg/kg)以上を2週間以上で細胞性免疫低下〕,中心性肥満,多毛,痤瘡,無月経
1ヵ月以上後から	紫斑,皮膚線条,皮膚萎縮,ステロイド筋症(10mg以上)
長期的に	無菌性骨壊死(20mg以上を1ヵ月以上),骨粗鬆症(5mg以上を3ヵ月以上),白内障(長期使用で5mgでもリスク↑),緑内障(10mg以上)

表中の用量はプレドニゾロン1日量
(引用文献3より引用)

表2 ステロイド長期使用が必要な場合のベースライン評価

感染症	「結核家族歴」の聴取,胸部X線写真,ツベルクリン反応 and/or インターフェロン-γ遊離検査,β-Dグルカン*
耐糖能異常	糖尿病家族歴の聴取,空腹時血糖,HbA1c*
ステロイド誘発性骨粗鬆症	骨密度測定 FRAX® による骨折リスク評価 (https://frax.shef.ac.uk/FRAX/tool.aspx?country=3)
消化管潰瘍	消化管潰瘍既往歴の聴取,便潜血検査,上部消化管内視鏡*
その他	血圧測定,簡易認知機能検査(MiniMental Status Examination など)

*印を付した検査では全例でルーチンに行う必要はない
(引用文献3より引用)

表3 ステロイド治療中の注意点

治療中のモニタリング
- ☐ 血圧・下腿浮腫・心不全のチェック
- ☐ LDL/HDL コレステロール・中性脂肪・血糖
- ☐ 骨密度(半年～1年ごとに)
- ☐ 眼圧(高用量,もしくは緑内障の家族歴)

予防
- ☐ 十分量のカルシウム,ビタミンDの併用
- ☐ ビスホスホネート(ガイドライン参照)
- ☐ NSAIDs併用ではPPIを考慮
- ☐ ST合剤の内服を検討

(引用文献1より引用)

ワンポイントアドバイス
ステロイドの開始から1ヵ月間は副作用が目立たず症状緩和作用が優れることが多く,蜜月期間(Honeymoon period)と呼ばれます.適切に減量できれば,その分リスクを軽減することができるので,開始する時点で減量計画を立てることが重要です.注意すべきは投与前のスクリーニングです(表2).緑内障は家族歴があればリスクが8倍になります.また特に結核(肋膜や肺浸潤とも呼ばれます)の既往歴,曝露歴,家族歴は必ず確認します.防ぎ得る副作用は,表3を参考にしてください.

引用・参考文献

〈引用文献〉
1) 岸本暢将,岡田正人 編著:関節リウマチの診かた,考え方.中外医学社,pp 81-82,2011
2) Firestein GS et al eds:Kelly's Textbook of Reumatology 8th ed. Elsevier Saunders, Philadelphia, 2008
3) 萩野 昇 編:ケースでわかるリウマチ・膠原病診療ハンドブック.羊土社,p79,2021

〈参考文献〉
1) 木村宗芳 他:免疫不全者の発熱.レジデントノート13(5):838-844,2011
2) 倉井華子:免疫不全患者における抗菌薬の選択,投与の注意点を教えてください.レジデントノート14(4):742-748,2012

5章 透析患者の長期合併症について

Q56 いったん沈着した石灰化は取れないのでしょうか？

いったん沈着した石灰化はその後，例えばPやCaをコントロールしても取れないのでしょうか？

A 実際に石灰化を取ることは難しいので，まずはPのコントロールをして，現在ある石灰化を進展させないようにしていくことが重要です．

エビデンスレベルⅡ

回答者
佐藤順一

1 異所性石灰化とは

- 異所性石灰化は，骨以外の組織（特に血管壁）にリン酸（Pi）カルシウム（Ca），ハイドロキシアパタイト等が沈着することを言います[1]（図1, 2）．血管が石灰化するわけですから，当然血管は硬くなります．いわゆる動脈硬化です．
- 動脈硬化には，アテローム型，細動脈硬化型，**メンケベルグ型**の3つのタイプ（図3）があり，透析患者でみられる多くのものは**メンケベルグ型**です（図1）．
- **メンケベルグ型**は，通常，細動脈や中動脈を傷つけます．動脈壁内へのCaの蓄積が動脈壁を硬くしますが，通常内腔は狭くなりません．これは本質的には無害な障害で，50歳以上の男女に普通に認められます．ところが透析患者では，無害どころか血管支配領域を壊死させる恐ろしい合併症です．

2 なぜ異所性石灰化が起こるのか？

- 透析患者における血管石灰化の進展に，Ca，Piの代謝異常が大きく関わってきていることがわかってきました．
- 例えば，血管平滑筋細胞を用いた実験で，高Pi状態で血管平滑筋細胞を培養すると，時間とともに細胞内のCa沈着量は増加し，その沈着物は細胞外マトリックス周囲にハイドロキシアパタイトの状態で沈着するという，いわゆる血管平滑筋細胞が骨・軟骨細胞へ分化誘導され，血管石灰化の進展に関与していることが明らかになってきています[2]．
- その他にも高Pi血症による血管石灰化の機序として，血管平滑筋が変性すると，細胞膜の選択性が失われ，アポトーシスが誘導されるという報告もあります．
- さらに生体内には石灰化抑制因子が存在しますが，腎機能障害が存在すると石灰化抑制因子が欠乏してくることも報告されています．
- よって血清Piのコントロールが最も重要なのです．

3 異所性石灰化の予防

- Pi吸着剤として炭酸Caが使用されますが，血清Caが上昇することでCa×Pi積が上昇し（60を超えると異所性石灰化が起こりやすいといわれています），血管石灰化を増悪させる可能性が報告されています[3]．このためCa非含有Pi吸着剤である塩酸セベラマー，ビキサロマー，炭酸ランタン，クエン酸第二鉄，スクロオキシ水酸化鉄が開発され，現在臨床の現場で広く使用されています．前二者はポリマー系とも呼ばれ，リン管理に多くの錠数が必要となるため，リン管理が困難な場合には後三者への変更を検討します．
- 2024年2月から腸管上皮細胞のNa^+/H^+交換輸送体3（NHE3）阻害剤であるテナパノル塩酸塩も使用可能となりました．
- ただし，1日当たりのPi吸着剤の処方量が増加するほど，患者の服薬アドヒアランスが低下して，高Pi血症のリスクが増すことが世界12ヵ国の国別Pi吸着剤の処方錠数を比較したDOPPS試験で報告されているので注意が必要です[4]．
- 副甲状腺ホルモンのコントロールのために，活性型ビタミンD製剤やCa感受性受容体作動剤（カルシミメティクス）を使用します．カルシミメティクスは治療が開始されると急激に低Ca血症が進行するので注意が必要です．

4 異所性石灰化の治療

- 異所性石灰化の有効な治療法は，とにかく血清 Pi・Ca を管理目標値内にすることです．現在ある異所性石灰化を進展させないように上述の薬剤を使用し，Pi のコントロールをしていくことが最も重要です．
- また，これまでインタクト PTH（iPTH）を 60〜240 pg/mL にすることを推奨していましたが，2024 年に改訂される「慢性腎臓病に伴う骨・ミネラル代謝異常（CKD-MBD）の診療ガイドライン」では，カルシミメティクスを使用する場合には，iPTH の下限値を設けない，活性型ビタミン D を単独で使用する場合は高 Ca 血症を避けるために iPTH の下限値を 60 pg/mL とすることになるので注意が必要です．

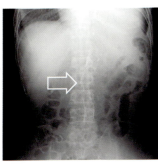
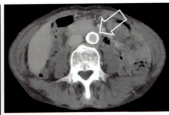

単純 X 線写真でも腹部大動脈の石灰化がわかる（左）．同部位の CT を見てみるとリング状に石灰化しているのがわかる（右）．このようなリング上に石灰化した動脈硬化がメンケベルグ型である．

図1 透析患者の腹部大動脈での異所性石灰化

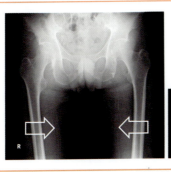
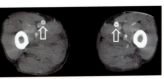

本患者では後に両下肢壊疽が進み，両下肢切断となってしまった．

図2 透析患者の大腿動脈での異所性石灰化

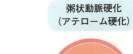
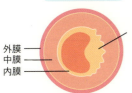
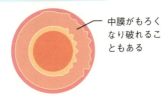
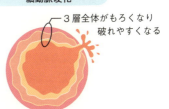

図3 動脈硬化の3つの型

ワンポイントアドバイス
一度起こってしまった血管石灰化を元に戻すのは，非常に難しいです．保存期から，血清 Pi コントロールの重要性を患者さんに教育していく必要があります．それには医師のみならず，看護師・栄養士・臨床工学技士の協力が必要です．

参考文献
1) 田原英樹：透析合併症 腎性骨症と異所性石灰化 2. 維持慢性患者における異所性石灰化とそのコントロール．最新医学（別冊）：83-90, 2012
2) 渡辺隆一 他：生体内の石灰化機構．日腎会誌 56（8）：1196-1200, 2014
3) 甲田 豊：異所性石灰化の予防と治療．腎と透析 58（1）：77-80, 2005
4) Fissell RB et al：Phosphate binder pill burden, patient-reported non-adherence, and mineral bone disorder markers：Findings from the DOPPS. Hemodial Int 20（1）：38-49, 2016

5章 透析患者の長期合併症について

Q57 長期透析合併症で自律神経失調症との関連は何があるのでしょうか？

> **A** 透析患者，特に糖尿病患者では高率に自律神経障害を生じます．生命予後やQOLと関連していますが，症状が多彩であるため診断が難しく，根本的な治療はありません．
>
> エビデンスレベルⅡ

回答者
植田裕一郎

1 自律神経失調症とは

- 自律神経は，生体が無意識に生命を守ることを目的として「自動的かつ規律正しく」働く神経です．自律神経は交感神経と副交感神経からなり，両者が協調して全身の諸臓器を支配し，呼吸・脈拍・血圧・発汗・体温調節・消化・排便・排尿・瞳孔調節・性機能等，生命維持に必要な内部環境の維持調節を担っています．
- **腎不全患者・透析患者においては，自律神経障害を高率に合併するといわれています．**特に糖尿病性腎症に伴う末期腎不全患者では，さらに高頻度といわれています．交感神経系と副交感神経系の両者が障害され，後述するような徴候がみられます．ただし無自覚に発症し，無症状に進行するため，**患者さん自身がその存在に気づかないことも多く，医療者も早期発見，診断するのは難しいです．**
- 自律神経障害は，生命維持の危機や日常生活機能の低下に直接関与するため，その進行は患者さんの生命予後，QOLに深刻な影響を及ぼします．

2 自律神経失調症の症状

a) 血圧調節異常

- 起立性低血圧，持続性低血圧，透析中の低血圧等の臨床症状が認められます．起立性低血圧は無症状例から，ふらつき，めまい，失神に至る例もあります．立位負荷試験で判定しますが，症状の強さと血圧低下の程度は必ずしも相関しないようです．
- 除水により血圧が低下したときに，自律神経機能が正常ならば，血圧低下を緩和するために脈拍が増加しますが，自律神経機能異常があると，反応性の脈拍増加が起こらないために，容易に血圧が低下することがあります．

b) 消化管運動機能異常

- 胃腸運動障害が認められ，悪心・嘔吐，下痢，便秘等の症状を呈します．透析患者における栄養障害の一因となります．

c) 発汗・体温調節・唾液分泌異常

- 汗腺機能不全による発汗の減少が認められ，体温調節障害をきたします．唾液分泌も低下していることが多いです．糖尿病患者においては，低血糖の症状である動悸や冷汗も出現しにくくなるため，注意が必要です．

d) 性機能障害

- 症状としては，勃起不全がわかりやすい症状の一つです．透析患者においては頻度が高いといわれています．

3 自律神経障害の評価法

- いくつかの機能検査を組合せて，総合的に診断します．主なものを紹介します．

a) 立位負荷試験（Schellong試験）

- 安静臥位で，数回血圧を測定後，5秒以内に起立させて，経時的に血圧を測定します．収縮期血圧30 mmHg以上，拡張期血圧15 mmHg以上の下降があれば，起立性低血圧と診断できます．

b) Valsalva試験

- 深吸気後に，15秒程度息を止めた後に，呼吸を再開します．自律神経障害患者では，健常者で認められる反射性の血圧上昇が消失します．

- その他の検査として心電図 RR 間隔，寒冷昇圧試験，sustained hand grip 試験，過呼吸試験，薬剤負荷試験等があります．
- 除水により血圧が低下した時に反応性の脈拍増加が起こらない場合に，自律神経機能異常がある可能性があります．

4 自律神経障害の治療法

- 根本的な治療は はっきりと示されておらず，対症療法が中心となります．十分な透析をすること，貧血の管理をよくすること，カルシウム/リンの管理を良好にすることで改善するという報告もあります．
- 透析中の血圧を維持するためには透析中に眠らないこと，下肢を挙上すること，透析液温を下げることなどがあります．
- 有効とされている薬剤としてドロキシドパ（ドプス®），アメジニウム硫酸塩（リズミック®），ミドドリン塩酸塩（メトリジン®）があります（Q45 参照）．

表1　透析患者の自律神経障害の原因と症状

1. 無自覚性低血糖 ……………… 低血糖症状がわかりにくい
2. 瞳孔・涙腺機能障害 ………… 縮瞳，対光反射減弱，涙液減少
3. 心血管・呼吸系機能障害
   - 起立性低血圧 ……………… たちくらみ，失神
   - 心臓調律異常 ……………… 安静時頻脈，心拍変動減少
   - 呼吸機能障害 ……………… 低酸素，高 CO_2 に対する換気応答低下
4. 体温制御機能障害 …………… 下半身発汗減少，味覚性発汗
5. 消化器系機能異常
   - 食道機能異常 ……………… 食物のつかえ間，嚥下困難
   - 胃・十二指腸異常 ………… 腹部膨満，胸やけ，悪心，嘔吐，胃内に食物停滞→低血糖
   - 胆嚢機能異常 ……………… 胆石症
   - 腸管機能異常 ……………… 便秘，下痢
6. 生殖・泌尿器系障害
   - 膀胱機能異常 ……………… 尿閉，残尿，尿路感染
   - 性機能異常 ………………… 勃起障害，精液逆流症

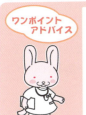

ワンポイントアドバイス
自律神経障害は，症状が多彩で診断が難しいです．不定愁訴のように思える症状も，自律神経障害の可能性を考えて問診することが大切です．

参考文献

1) 石田和史：糖尿病性自律神経障害とは？　肥満と糖尿病 5 (6)：905-907, 2006
2) 佐藤元美 他：自律神経障害．"透析療法マニュアル（改訂第7版）"鈴木正司 監，信楽園病院腎センター 編．日本メディカルセンター，pp316-317, 2010

5章 透析患者の長期合併症について

Q58 restless legs syndromeへの対処方法で有効なことはありますか？

A restless legs syndrome（以下 RLS）は就寝時や休息時にみられる四肢の深在性異常知覚であり，入眠―睡眠障害につながる病態です．対処方法は，透析不足や内服薬等 RLS 発症に関与する背景の有無を確認のうえ，ドパミン作動薬，特にドパミンアゴニストの使用から開始します．

エビデンスレベル I

回答者
宮澤晴久
大河原 晋

1 概念および診断

- restless legs syndrome（以下 RLS）は，就寝時や休息時にみられる四肢，特に下肢の深在性異常知覚であり，じっとしていることができずに入眠―睡眠障害につながる病態です．特に慢性腎不全に伴う RLS は二次性 RLS の代表であり，その合併は生命予後にも関わることが知られています．現在，RLS の診断は，International RLS Study Group（IRLSSG）の診断基準[1]に従い，4項目すべてを満たす場合のみ RLS と診断することになりますが，完全に一致しない場合には補助的診断項目を参考に判断します（表1）．

2 病因，発症機序

- RLS の発症機序はいまだ明らかではありません．現在までのところ，シナプスにおけるドパミン D_2 受容体の機能障害といった脳内ドパミン神経系の障害が主であり，これに様々な因子が関与するものと推測されています（表2）．慢性腎不全および透析症例では，腎不全に至る原疾患から使用している内服薬，さらには透析条件など，注意を払う必要がある点が多岐にわたり，慎重な判断が求められます．以下に注意するべき点を列挙します．

a）透析不足の有無

- 保存期腎不全症例の RLS が透析療法や腎移植等により症状が改善することは以前から知られており，このことより尿毒症物質が RLS 発症に関与することが推測されています．また，カルシウム/リン代謝障害に伴う二次性副甲状腺機能亢進症もその発症に関与する可能性も示唆されていますが，いずれも単一物質で病因を説明できるものではなく複合的因子の関与が想定されています．

b）内服薬を含む薬物の関与

- RLS 発症には様々な薬物が関与することが知られていますが，透析症例では時に盲点になる可能性も考えられます．カフェインや日常臨床で頻用される H_2-ブロッカー，メトクロプラミド等には特に注意をする必要があります．

c）鉄欠乏性貧血

- RLS 症例では血清鉄の低値を示すことが多いこと，また鉄欠乏性貧血の症例では RLS 合併率が高いことにより，RLS 発症に鉄欠乏状態の関与が考えられています．ドパミン合成において，その制限酵素である tyrosine hydroxylase の活性維持に鉄が関与することが知られています．鉄欠乏状態では，その活性低下によるドパミン合成抑制により RLS が発症する機序も考えられています．透析症例では，腎性貧血に対するエリスロポエチン製剤の使用が一般的になってはいますが，時に鉄欠乏状態を医原性に惹起することも見受けられるため，体内の鉄動態を慎重に判断していく必要があります．

d）腎不全に至る原疾患の関与

- 慢性腎不全以外にも，RLS 発症に関与が推測されている疾患が数多くあります．なかでも糖尿病は透析に至る原疾患として最も多く，しかも糖尿病そのものが RLS にも関与していることが知られており，その有無について注意が必要です．

3 治 療

● 慢性腎不全および透析症例における RLS に遭遇した場合には，前述した背景因子の関与を確認および是正を優先とし，それでも改善をみない場合に薬物療法の施行を検討することになります．

● 日本神経治療学会から提唱されている RLS の標準的治療[2]によれば，薬物治療を開始する場合，ドパミン作動薬，特にドパミンアゴニストを優先して使用することが望ましいとされています（表3）．

● 透析症例では腎臓での薬物代謝および排泄がほぼ廃絶しているため，ドパミンアゴニストの中でも肝代謝のロチゴチンを選択することが比較的，安全な方法です[3]．特徴として，貼付薬の形態であることから 24 時間，安定した効果の持続が期待され，さらにドパミン作動薬の治療合併症として問題となる augmentation（症状出現の早期化，他部位への症状拡大）や rebound（薬効が切れた深夜もしくは早朝の症状再燃）のリスク軽減につながることが期待されています．

表1　RLS の診断基準

1. 脚を動かしたいという強い欲求が存在し，また通常その欲求が，不快な下肢の異常感覚に伴って生じる
2. 静かに横になったり坐ったりしている状態で出現，増悪する
3. 歩いたり下肢を伸ばすなどの運動によって改善する
4. 日中より夕方・夜間に増悪する

〈診断を補助する特徴〉
● 家族歴
● ドパミン作動薬による効果
● 睡眠時の periodic leg movements が睡眠ポリグラフ検査上，有意に多く出現

（文献1より引用）

表2　透析症例の RLS に関与が推測される因子

① 透析関連
・透析年数
・透析効率
・高 PTH 血症
・高 P 血症

② 薬　物
・カフェイン
・H_2-ブロッカー
・メトクロプラミド
・D_2 受容体拮抗薬
・三環系および四環系抗うつ薬リチウム

③ 鉄欠乏性貧血

④ 腎不全に至る原疾患
・糖尿病
・関節リウマチ

表3　わが国の現状に即した RLS の重症度別の対応

● 軽症・間欠型
1) 非薬物療法
2) 低フェリチン血症（血清フェリチン値＜50ng/mL）→鉄剤投与
3) 薬物療法
　少量のドパミンアゴニスト（プラミペキソール）*またはクロナゼパム

● 中等症・重症
1) 非薬物療法
2) 低フェリチン血症（血清フェリチン値＜50ng/mL）→鉄剤投与
3) 薬物療法
　① ドパミンアゴニスト（プラミペキソール）*
　　RLS 症状と不眠の両者をターゲットにするときは，タリペキソール
　② ①単独で効果がないとき，または残遺不眠例では，クロナゼパムを併用
　③ ②併用でも効果不十分あるいは疼痛の訴えがあるときは，ガバペンチン**を併用

*腎機能低下のある例では，ロピニロール
**ガバペンチンは保険診療上，他の抗てんかん薬との併用が必要

（文献2より引用）

ワンポイントアドバイス

RLS への対処においてまず必要となることは，関与する可能性のある因子の検討です．それらの因子への適切な対応の後，症状の改善をみない場合に薬物療法の検討に移ります．安易な薬物療法は慎むべきものと考えます．

参考文献

1) Allen RP et al：Restless legs syndrome：diagnostic criteria, special considerations, and epidemiology. A report from the restless legs syndrome diagnosis and epidemiology workshop at the National Institute of Health. Sleep Med 4：101-119, 2003
2) 日本神経治療学会：標準的神経治療：Restless legs 症候群．神経治療 29：73-109, 2012
3) 小池茂文：CQ34 透析患者のレストレスレッグ症候群にはどのように対策を行いますか？ 臨牀透析 34（7）：147-151, 2018

5章 透析患者の長期合併症について

Q59 関節痛で苦しむ患者さんが多いのですが，どのように対処したらよいのでしょうか？

> **A** 透析患者の70％以上に関節症状が報告されており，透析歴が長期化すればその頻度は高くなります．慢性腎不全の原疾患，透析期間を考慮し，血液検査結果，画像診断，病態，発症形式，臨床経過を考慮して，その原因を鑑別し治療することが重要です．

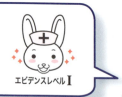
エビデンスレベルⅠ

回答者
青木路子
葉山修陽

1 背景

- 関節症状が腎不全を原因とするものか否かの検討も必要で，高齢者では透析と関係なく関節痛を伴うことが多いことに注意しましょう．
- 透析患者特有の関節症状は，透析アミロイド（表1)[2]によるものでは一般的には透析導入初期からみられるわけではなく，透析導入後10年以上経過した症例に発症が多く観察されるため，その関節症状，関節痛を診察したときにはその患者の透析歴を検討することがポイントです．
- 長期透析歴を有する場合には背景に**長期透析症候群**（表2)[3]の合併の有無と成因についても検討する必要があります（図1)[4]．
- 長期透析症候群とは，10年以上の透析療法を施行中の透析患者に顕在化する症状，徴候，検査異常で，特に生命予後やQOLを阻害するものと定義されています．

2 診断

① 関節症状，関節痛の原因が腎不全を原因とするか否か
② 患者背景としての透析歴，長期透析症候群の合併の有無

《腎不全を原因とするもの》
- CKD-MBD（chronic kidney disease-mineral and bone disorder，慢性腎臓病に伴う骨・ミネラル代謝異常）（Ca, P, intact PTH のコントロール）
- 異所性石灰化
- 透析アミロイド（血清 β_2-ミクログロブリン値のコントロール）
- 骨粗鬆症（痛風，偽痛風）
- 結晶による関節炎（ピロリン酸 Ca，リン酸 Ca）
- 感染性関節炎（黄色ブドウ球菌）
- 腱断裂
- 肘頭滑液包炎（透析肘）

《腎不全とは関係しないもの》
- 加齢変化
- ステロイド骨粗鬆症
- 悪性腫瘍
- 膠原病

3 治療

- 透析患者の関節痛の原因は多種多様であるため，患者さんの病歴，画像診断，採血結果を考慮し行うことが重要です．
  ① 薬物療法：NSAIDs，少量のステロイド，抗菌薬
  ② 透析条件の見直し：ダイアライザーの変更，β_2-MG 吸着カラムの使用（Q51 参照）
  ③ リハビリ，心理的ケア
  ④ 外科，整形外科的処置
- 各種消炎鎮痛薬は，消化性潰瘍の副作用があるため長期の使用は望ましくなく，頓用にて使用することや，外用薬，坐薬，徐放剤の組合せの考慮も必要です．
- 長期透析患者は，透析施設以外の医療機関を受診する機会が多く，処方される薬物も多岐にわたるため，服用の重複を避けるように注意，アドバイスが必要です．

表1 透析アミロイド症の基本的関節症状

臨床症状	病的変化	好発部位
関節痛	関節滑膜増殖	肩関節, 手関節, 股関節
神経圧迫症状	関節滑膜増殖, 軟骨, 骨破壊	手根管, 脊椎骨
関節変形	関節滑膜増殖, 軟骨, 骨破壊	手関節, 膝関節, 脊椎骨
関節拘縮	関節滑膜増殖, 軟骨, 骨破壊	手関節, 膝関節
骨折	骨嚢胞	手根骨, 骨盤, 長管骨末端

(文献2より引用)

表2 長期透析症候群の背景

- 心不全
- 動脈硬化
- 虚血性心疾患
- 脳血管障害
- 末梢血管障害
- 透析低血圧
- 腎性貧血
- CKD–MBD（慢性腎臓病に伴う骨・ミネラル代謝異常）
- 異所性石灰化
- 透析アミロイドーシス
- 多嚢胞化腎萎縮
- 腎細胞がん
- 免疫不全
- 感染, 発がん
- 栄養障害
- 性機能障害

(文献3より引用)

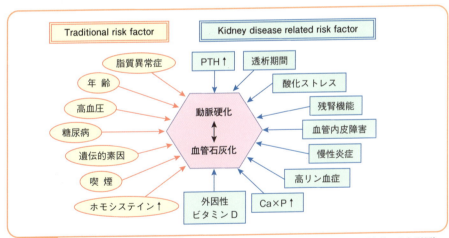

図1 長期透析症候群の成因

(文献4より引用)

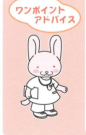

ワンポイントアドバイス：透析患者の関節痛の原因は多種多様ですので, その患者さんの病歴, 背景を考慮し, 総合的に心理ケアを含め治療することが大切です.

参考文献

1) 秋澤忠男：透析療法の課題と透析液清浄化. 医療ジャーナル 45：77-79, 2009
2) 西 慎一：透析アミロイドの診断と病因. 血液フロンティア 19 (9)：43-49, 2009
3) 新田孝作：長期透析症候群：定義と概念. 腎と透析 69 (5)：541-544, 2010
4) 岩津好隆, 草野英二：長期透析症候群の成因. 腎と透析 69 (5)：551-556, 2010

6章

透析看護で悩むこと

6章 透析看護で悩むこと

Q60 透析医療，食事制限等でストレスを抱える患者さんへの対応は？

より良い透析ライフを考え，体重管理，食事指導等をしますが，「楽しみがなくなる」などという声を聞くと，その人の人生思うがままに生活することがQOLでもあるのかなと思ってしまうのですが….

A 透析患者は，透析医療，食事制限に対する精神的・身体的ストレスを日常的に抱え続けます．現状を受け入れて抵抗なく治療を継続できるように，患者を取り巻く人々による腎臓病・透析に関する正しい知識と理解の普及，身体と心のケア，環境づくりが大切です．

エビデンスレベルⅡ

回答者
黒川 仁

1 透析患者の抑うつ・不安（図1）

● 透析患者にかかる精神的不安は計り知れません．透析導入決定時，多少の心理的に混乱に陥ることがあります．病気や透析医療に対する不安，就業制限とそれに伴う経済的不安，家族や隣人との関わりへの不安等から苛立ち，他者への攻撃性を帯びたり，抑うつ状態や不定愁訴を認めたり，さらには希死念慮として表面化することがあります．これらすべてに対処するのは困難ですが，これから受ける透析医療に対しての不安には，患者教育が効果をもたらします[1]．

● 透析導入期を乗り切り，維持透析期に入った患者の不安内容には次第に変化がみられます．透析合併症に対する不安，家族や職場に迷惑をかけているという自責の念や罪悪感，周囲からのスティグマ，若手スタッフに身を委ねる不安，さらに高齢化や重篤な合併症の罹患，知り合った患者の死亡の体験等から死に対する不安に直面することもあり，透析導入期や透析初期とは異なった抑うつ・不安が増大し，なかには自暴自棄になったり心を閉ざしてしまう患者もいるようです．

2 透析患者への支援 ―希望・生きがい・楽しみ―

● 患者との心理的な接触が困難な場合は，その不安や恐怖に対する患者なりの対処法（ストレスコーピング）である場合があり，治療者本位の意図によって無理に修正を加えることは患者自身の心のバランスやペースを崩すことになります．関係がスムーズでない故にうやむやに態度を繕うのではなく，医療スタッフ同士がカンファレンス等で話し合い，適切な対応が必要です．あくまでも**共感的な傾聴と患者自身の対処法を支持**することが求められ[2]，それにより患者のセルフケアを長期的に支えていくことが可能であると考えられます．

● 同じような悩みを抱えている患者同士や家族で自発的に結びついた**セルフヘルプグループ**[3]も期待できます．専門家の介入がなく，同じ立場の患者仲間で話し合う**ピアサポート**[3]はその活動の一つですが，参加した患者は「**病気を回復させる主人公は私である**」と主体的に生き生きとしており，会場では旅行，スポーツ，趣味，仕事，食事内容，孫の世話，ボランティア活動等，話題が飛び交い「独りぼっちとさよなら」できるようです．

● **サイコネフロロジー**（psychonephrology）とは，慢性腎臓病保存期や透析期の患者，腎移植患者が抱える心身両面の問題を総合的にケアしていくための考え方です．精神科医，臨床心理士，腎臓病透析医，コメディカルのスタッフがチームとなり，心身両面から患者をサポートしていきます．

● その際，患者の価値観や意向に寄り添いながら話し合うことにより最善策を探していく**共同意思決定**（shared decision making：SDM）が大切です．患者や家族に医療におけるパートナーとして協力・参画してもらうことにより，納得のいく医療行為内容を遂行していく**患者協働**（patient engagement）の概念の一つであり，治療やサポートに役立てていき

ます.
- 維持透析を受けざるを得ない状況はつらいものでしょうが，ご自身で納得して行動するよう気持ちを切り替えて，新たな生活に立ち向かう気概を生み出せるような助力や環境づくりを周囲で配慮し[5]，ぜひとも透析患者さんには「幸せ」になっていただきたいものです.

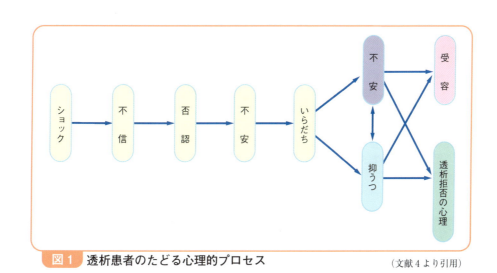

図1 透析患者のたどる心理的プロセス （文献4より引用）

図2 「幸せ」をかたちづくる基盤 （文献5より引用）

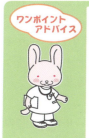

透析患者は，時に身体的精神的なストレスがかかりやすいことから，身体的なケアのみでなく心のケアが必要となります．小さな徴候に早期に気づき対処することが重要であり，また，それを支援する環境づくりも大切です．

参考文献

1) 野畑綾子 他：透析患者の不安．腎と透析 53 (6)：715-719, 2002
2) 正木大貴 他：気持ちの接触が深まらない．臨牀透析 23 (6)：706-707, 2007
3) 岩田泰夫 他：セルフヘルプグループとピアサポートの支援のための実践理論．臨牀透析 28 (4)：411-420, 2012
4) 春木繁一：透析，腎移植の精神医学．中外医学社，pp 2-3, 1990
5) 大平整爾：笑いとユーモア．透析患者のターミナルケア．メディカ出版，pp 96-100, 2011

6章 透析看護で悩むこと

Q61 一人暮らしのお年寄りには，どのような援助が必要でしょうか？

独居の人に限らず，他の人との接触に乏しい人は，私的，公的サポートを受ける機会が少なく，抑うつや社会的不安が強いといわれます[1]．サポート者がいない場合は公的サービスにつなげるようにし，薬の服薬状況，食事，衛生管理，通院方法，連絡手段，精神状態や不安等について日頃から本人やサポート者と情報交換しましょう．特に身寄りがない場合，病態の急変時等の不測の事態における手段を事前に話し合っておく必要があります．

エビデンスレベルⅢ

回答者 森 穂波

1 一人暮らしの患者さんの問題点と，情報収集について

- 独居の人に限らず，他人との接触が少ない人には，特に話を親身になって聞くことが大事です．透析スタッフは患者さんにとって毎週2～3回顔を合わせる仲なので，患者さんが些細なことでも話しやすい雰囲気づくりをしましょう．趣味やペットのこと，日々の生活のこと等から会話の糸口を多くもつようにし，隠れた小さな精神的・体力的ストレスに早く気づけるようになるとよいと思います．
- 問題点があれば私的サポート（親族，友人），公的サービス（ケアマネジャー，社会福祉担当者，訪問看護，訪問薬剤・栄養管理等）につなげていくようにしましょう．
- 生活管理の中でも特に服薬や食事管理についての問題は透析室スタッフが介入できることが多いです．より管理しやすい内服方法に変える，服薬チェックシートを作り患者さんとスタッフで毎回確認する，食べた内容を写真に撮ってもらい情報を共有する等です．
- 薬局薬剤師による訪問薬剤管理を利用することも重要です．

2 身寄りのない一人暮らしの患者さんが不測の事態に陥ったら

- 次に，身寄りや親族がいない方が病態急変したとき，特に突然自分自身で行動できなくなったときや，意思決定が不可能になったときの問題点について，考えてみます．
- このうち銀行の利用，障害年金更新手続き，施設入居手続き等は，近しい親族がいなければ，本来本人でないと手続きはできません（本人の承諾，サインだけでもOK）．成年後見制度は，このようなときに判断能力の不十分な人を保護し，支援することを目的としており，判断能力が不十分になってから利用する法定後見制度と，ご本人の判断能力が十分なときから不十分になったときに備えておく任意後見制度があり，親族や本人の同意の有無によって後見人等に与えられる権限が違います[2]．生活保護である場合は担当の福祉事務所が実際的なキーパーソンになります（図1）．
- シャントトラブル等の医療行為についての意思決定，急変時の透析継続，心肺蘇生等の意思決定等については，上記のような後見人がいたとしても，親族でない後見人が決定を下すことは難しいとされています．そのため患者さんご本人と，病態の急変時，意思決定が不可能になった場合にどのようにしてほしいか事前に話し合い，そのプロセスを記載した文書（カルテ記載も有用）があるとよいです．「ACP（advance care planning）」「リビングウィル」といったキーワードで検索すると，このような事柄について関心を深めることができます．
- 将来的に希望する内容の中には，
  - 今後大事にしたいことは何か（人に迷惑をかけたくない，痛みやくるしみをできるだけ取ってほし

い，趣味をできるだけつづけたい等）
・口から食べられなくなったときの希望（点滴，胃瘻，経鼻胃管，何もしない等）
・誰に（どこで）看取られたいか
・自分で呼吸ができなくなったとき人工呼吸器を付けたいか
・心肺停止に至ったとき心肺蘇生を受けたいか
・受けたくない医療処置，受けたい医療処置（終末期の透析を含めて）
・自分の代わりに医療や介護について判断してほしい人は誰か

等があります[3]．透析におけるACPについては，日本透析医学会の「透析の開始と継続に関する意思決定プロセスについての提言」[4]が詳しいです．ただし極めてセンシティブな話であるため，話し合いの時間や場所，言葉の選び方，立ち会う人には気を使う必要があります．

● 患者さんご本人の意思表示を示す文書として，「（終末期医療に関する）事前指示書」があります．各自治体や医療機関に文書が存在する場合もありますし，日本尊厳死協会のホームページ[4]には包括的な事前指示書のフォーマットが公開されています．

● ご本人の意思表示が事前になかった場合，あるいはあったとしても，医療に関する意思決定において

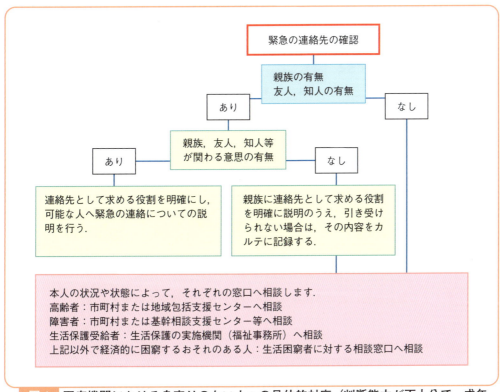

図1 医療機関における身寄りのない人への具体的対応（判断能力が不十分で，成年後見制度を利用してない場合）

（文献2より引用）

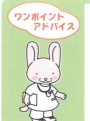

ワンポイントアドバイス
病状が安定している時期に，あえて不測の事態が起きたときのことを話し合うことは，患者さんにも医療スタッフにもかなりの心理的負担が科されることと思います．しかし入院後の混乱を回避させ，安定した透析治療を継続させるために，医療者，患者とも留意すべきことと考えます．事前指示システムの整備，その手続きに関する知識や準備，コミュニケーション技術を備えておきましょう．

は，病院の医療職だけでなく，成年後見人等やケアマネジャー等患者さんに関わる人が，繰り返し最善の方法に関して話合いを行うことが必要となります（図2）．

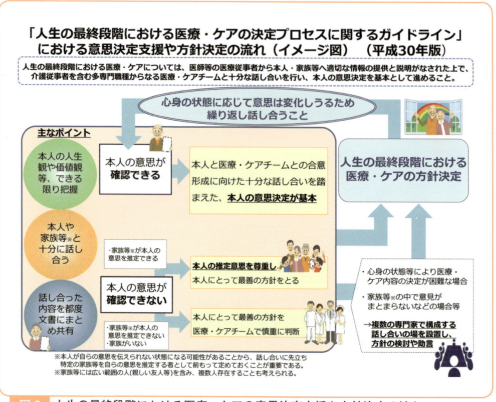

図2 人生の最終段階における医療・ケアの意思決定支援や方針決定の流れ

（文献2より引用）

参考文献

1) 小林江里香 他：孤立高齢者におけるソーシャルサポートの利用可能性と心理的健康 同居者の有無と性別による差異．日公衛誌 58：446-456, 2011
2) 平成30年度厚生労働行政推進調査事業費補助金（地域医療基盤開発推進研究事業）「医療現場における成年後見制度への理解及び病院が身元保証人に求める役割等の実態把握に関する研究」班：身寄りがない人の入院及び医療に係る意思決定が困難な人への支援に関するガイドライン．
3) わたしの思い手帳 アドバンスケアプランニング（東京都保健医療局ホームページ）
   https://www.hokeniryo.metro.tokyo.lg.jp/
4) 日本透析医学会：透析の開始と継続に関する意思決定プロセスについての提言．透析会誌 53（4）：173-217, 2020
5) 日本尊厳死協会ホームページ
   https://songenshi-kyokai.or.jp/living-will

6章 透析看護で悩むこと

Q62 体重増加の多い患者さんへの水分管理の上手な（怒らせないような）指導法はありますか？

> 維持透析患者の体重増加の原因の多くは，食塩の過剰摂取です．通常，血清ナトリウム濃度は食塩換算で8.2 g/Lに保たれているので，血清ナトリウム値を確認することにより体重増加の要因を予測できます．　**体重1 kg増加＝食塩8.2 g摂取**
>
> エビデンスレベルⅠ

回答者　茂木さつき

- 日本透析医学会の指標では，透析間の体重増加は適正体重の3～5％の増加を目安にします．目標体重が60 kgの患者さんでは，60×3～5％＝1.8～3 kgです．
- 水分摂取量は「できるだけ少なく」とされています．食塩摂取を6 g未満/日とすると，水分による体重増加は1日730 mLです．透析間が3日あると730 mL/日×3日＝2,190 mLで，体重増加目安の範囲とほぼ同じになります．

1 血清ナトリウム値が正常の場合

- 先に述べた血清ナトリウム濃度を一定に保つ働きは，透析をしていて尿量が減っている患者さんでも維持されています．したがって，摂取食塩量が多くなればなるほど必要な水分を取り込んで血清ナトリウム値を一定に保とうとするため，体が水分を要求して水分の摂取が多くなり体重増加が多くなります．
- つまり，血清ナトリウム値が正常でありながら体重増加の多い患者さんには，まず**食塩制限を指導しないと水分制限を実施するのは困難**ということです．むしろ，食塩を制限できれば体重の増加量もおのずと減少するかもしれません．
- 食塩と水分の両方が過剰となる汁物の摂取についても確認が必要です．味噌汁やスープなどの汁物を1日3食お椀1杯摂取することで，水分を480 mL/日摂取することになります．維持透析患者では，食塩摂取量の制限6g未満が推奨されるため，食塩を多く含む味噌汁やスープなどの汁物を1日1回お椀半分（汁80 mL）程度にすることをお勧めします．

2 低ナトリウム血症を呈している場合

- 一方，食塩摂取以外の要因で水分摂取が多くなった場合には，体内の水分量だけが増えて低ナトリウム血症を呈します．
- 高齢者や体調不良時には主食に粥を選ぶ方が多くなりますが，粥の重さの約80％は水分です．粥は茶碗2杯（1杯150 g）に水分が250 mL含まれており，1日3食摂取すると750 mLの水分を摂取することになります．どうしても粥を食べたい患者さんには，量を少なくしたり，できるだけ水分の少ないごはんや餅，パンと組合せて水分を減らすよう指導するとよいでしょう．
- 野菜や果物に含まれる水分量は90％と多いため，透析患者の場合には過剰摂取に注意が必要です．これらの摂取が多い場合には，血清カリウム値が高くなる方もいらっしゃいます．
- アルコール，ジュースのような飲み物はほぼ100％が水分です．ビール350 mLでは320 mLの水分を，ジュースやコーヒー飲料500 mLでは450 mLの水分を含んでいます．また，お茶類は摂取量がそのまま水分量になります．栄養面を考慮すると，まずこれらの飲み物の摂取量を少なくすることが最も効率の良い水分量の節制方法といえるでしょう．
- 患者さんが摂取水分を減らせない要因に，服薬のための飲水があります．大量の薬や飲みにくい薬を少量の水で服用することは，患者さんにとって苦痛なことでしょう．服薬のための飲水量を確認し，飲みやすい方法を検討することも水分管理につながります．

表1　食品中の水分量

		1食分の目安	重量	水分量
主食	ごはん	茶碗1杯	150 g	90 g
	食パン	8枚切り2枚	90 g	35 g
	粥	茶碗1杯	200 g	166 g
	うどん（ゆで）	1袋	200 g	150 g
	餅	3個	150 g	67 g
野菜	大根	2 cm（おでんの大きさ）	100 g	95 g
	白菜	大1枚	150 g	143 g
	玉ねぎ	中1/2個	100 g	90 g
	きゅうり	1本	100 g	95 g
	トマト	中1個	150 g	141 g
果物	リンゴ	半分	100 g	84 g
	バナナ	1本	200 g	151 g
	スイカ	大玉の1/16	200 g	180 g
	なし	半分	150 g	132 g
	いちご	7個	100 g	90 g
	柿	1個	200 g	166 g
その他	アイスクリーム		100 g	64 g
	ゼリー		100 g	78 g
	プリン		150 g	111 g
	牛乳	コップ1杯	150 mL	127 g
	ヨーグルト	1個	80 g	66 g

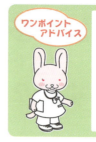

ワンポイントアドバイス　食事以外で摂取できる水分量には，飲み物（お茶，ジュース，アルコール）の他に汁物（味噌汁やスープ），服薬のための飲水も含まれます．

参考文献

1) 牧野直子 監修：塩分早わかり いつも食べる量の塩分がひと目でわかる 第5版. 女子栄養大学出版部, 2024
2) 香川明夫 監修, 竹内冨貴子 料理・データ作成：毎日の食事のカロリーガイド 第3版. 女子栄養大学出版部, 2018
3) 宮本佳代子 監修：腎臓病 透析患者さんのための献立集 改訂版. 女子栄養大学出版部, 2020
4) 文部科学省科学技術・学術審議会資源調査分科会：日本食品標準成分表（八訂）増補 2023年
5) 奥嶋佐知子 監修：食品の栄養とカロリー事典. 女子栄養大学出版部, 2022

表2　料理に含まれる食塩量　　食塩8.2 g 摂取＝体重1 kg 増加

			食塩量	備考
外食	めん類	しょうゆラーメン	5.8 g	スープを1/3残すと4.2 g，1/2残すと3.3 gに食塩量が減ります．
		みそラーメン	6.2 g	
		とんこつラーメン	6.3 g	
		かけそば	4.6 g	
		なべ焼きうどん	5.8 g	
	丼もの	牛丼（漬物，味噌汁付）	8.0 g	
		天丼（漬物，味噌汁付）	7.2 g	
	寿司	にぎり（しょうゆ なし）	2.6 g	大さじ1杯のしょうゆをつけると2.6 gの食塩量が増加します．
		江戸前ちらし（しょうゆ なし）	3.5 g	
	定食	和定食（ごはん，焼き魚，漬物，味噌汁）	5.1 g	魚にしょうゆをかけると，さらに食塩量は増加します．
		中華定食（ごはん，回鍋肉，漬物，スープ）	5.2 g	
主食	五目ごはん 150g		1.3 g	
	栗おこわ 150g		0.3 g	
	五目ちらし寿司 150g		1.1 g	
	おにぎり（紅ザケ）		1.4 g	
	おにぎり（こんぶ）		1.4 g	
	いなりずし（3個）		1.9 g	
	サンドイッチ・卵（2セット，パン2枚分）		1.3 g	
	焼きそばロール		1.4 g	
	肉まん		1.0 g	
	カップラーメン		4.9 g	
副食	味噌汁（インスタント1食分）		2.0 g	
	お吸物（インスタント1食分）		1.6 g	
	おでん盛り合わせ（コンビニ大カップ，汁含む）		7.7 g	
	カレー（レトルト1食分）		2.3 g	
	干物（マアジ開き干し・1枚）		1.4 g	
	干物（塩さば・半身）		2.7 g	
	筋子（25 g）		1.2 g	
	たらこ（1/2腹）		2.3 g	
	漬物（きゅうりぬかみそ漬け 30 g 1/3本）		1.6 g	
	漬物（白菜の塩漬 30g）		0.6 g	
	梅干し（1個・正味10g）		2.0 g	

例えば
ごはん
味噌汁　　　　　　　　　食塩 2.0 g
焼き魚（アジ開き）　　　　食塩 1.4 g
漬物（きゅうり，白菜）　　食塩 2.2 g
梅干し　1個　　　　　　　食塩 2.0 g
　合計　　　　　　　　　　　　 7.6 g

食塩 7.6 g
↓
この1食で水が約1 kgたまります．

＊一般的な市販食品の成分を参考にしてあります．栄養成分が記載されているものについては，それぞれの値を確認してください．

6章　透析看護で悩むこと

Q63 きっちりとした水分管理の指導は本当に必要なのでしょうか？

HDに関わって約10年になります．今まで患者さんに水分管理をしっかりと，お尻をたたくように指導してきました．しかし，最近気がついてみると，いい加減な水分管理で自己流で続けている方が長生きしているようだと気づきました．

A 体重増加と食事摂取量は関連し，良好な栄養状態は良好な予後と関係します．食事摂取が不十分な状態での水分の過剰摂取は，心不全，低栄養，低Na血症等から予後悪化につながるため注意が必要です．

エビデンスレベル I

回答者　星野太郎

1　透析患者の死亡原因

- 2022年末の日本透析医学会の調査において，死亡原因は，①感染症（22.6％），②心不全（21.0％），③悪性腫瘍（7.6％）でした．COVID-19パンデミックの影響があり感染症による死亡が1番目となりましたが，1983〜2021年までは心不全による死亡が第1位です．

2　塩分・水分摂取について

- 透析患者は乏尿・無尿のことが多く，腎臓からNaや水分を十分に排泄できないため，**食塩を摂取すると血漿浸透圧を正常に保つために口渇感が起こり，水分摂取・体重増加につながります**．
- 例えば，無尿患者において8gの食塩を摂取すると，**血清Na濃度を維持するために約1Lの水分が必要**になります．つまりは，**体重が1kg増加**します．
- そのため，水分制限を考えるには，食事療法としての塩分制限が非常に重要になります．**塩分制限ができれば口渇感は抑えられ**，体内水分量の過剰な増加は起こりません．
- 維持血液透析ガイドラインでは，**最大透析間隔日の体重増加を6％未満にすることが望ましい，体重増加の管理には適正な塩分制限と水分制限を指導する**，とされています．
- しかし，**食欲不振を伴うような過度の塩分制限は低栄養のリスクとなり，死亡リスクも高まるため注意**が必要です．

3　透析間の体重増加と生命予後について

- 血液透析患者の透析間の体重増加率と生命予後の関連は，2009年末の日本透析医学会の調査で検討し報告されています．透析間の体重増加が4〜6％の群で死亡リスクが低く，それより体重増加が少なくても多くても死亡リスクは高くなっていました（図1）．この傾向は透析量と栄養指標で補正するとやや弱まり，体重増加率3％以上7％未満で死亡リスクが低くなっていました．
- 体重増加は食事摂取量と関連し，栄養指標の一つとされています．**体重増加率3％未満など体重増加の少ない患者さんは，透析不足や栄養摂取不足も介して死亡リスクが高くなった可能性**が考えられます．また，**体重増加率7％以上と体重増加の多い患者さんで死亡リスクが高いのは，溢水による心不全や透析時の過度の除水が関連している可能性**が考えられます．

4　透析前の血清Na濃度と生命予後について（図2）

- 2009年末の日本透析医学会の調査では，透析前の血清Na 140 mEq/L未満において，濃度が低いほど死亡リスクが高くなっていました．
- 透析患者で水分摂取量を増やすものにアルコールやお粥があります．塩分制限をしながらお粥を食べると水分の過剰摂取となりますが，透析で水分を除去

する際には塩分も除去されるため，血清 Na 濃度が低下しやすくなります．
- 塩分制限・水分制限が適切に行われているかの評価には血清 Na 濃度が有効です．**飲水が多い場合や，過度の塩分制限（相対的な水分過剰）等，食塩と水分のバランスが狂うと低 Na 血症となり予後が悪いことが示されています．**余分な水分を摂取している場合は水分制限，過度の塩分制限が原因の場合は適度な塩分摂取が指導となります．
- **低 Na 血症は不良な栄養状態や溢水と関連することが示唆されており，塩分制限を意識しすぎて食事摂取が減ると栄養状態や予後が悪化してしまうことに注意が必要です．**

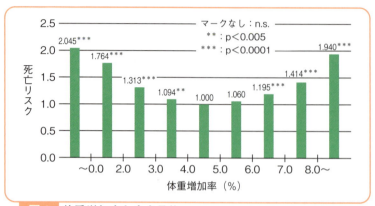

図1　体重増加率と生命予後
注1）実際の統計データでは，透析前後の体重減少量を透析後体重に対する百分率で表し体重減少率としているが，体重減少率は透析間の体重増加率にほぼ等しいと考えることができる．本文，図では，体重増加率として扱った．
注2）上記は基礎因子と透析量で補正したもの．

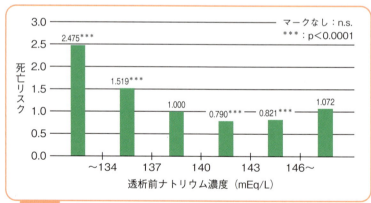

図2　透析前ナトリウム濃度と生命予後
注）上記は基礎因子と透析量で補正したもの．

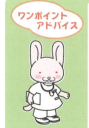

ワンポイントアドバイス
過剰な塩分制限は，食事摂取低下・低栄養から予後悪化と関連しますが，過度の水分・塩分摂取による体重増加は死亡リスクを上げる原因となります．患者さん，ご家族に危険性を理解してもらう必要があります．

参考文献
1) 日本透析医学会：図説 わが国の慢性透析療法の現況（2009年12月31日現在）．日本透析医学会，2010
2) 日本透析医学会：わが国の慢性透析療法の現況（2022年12月31日現在）．透析会誌 56（12）：473-536，2023
3) 長澤泰行：【本当に必要な介入】血液透析患者．腎と透析 86（4）：464-468，2019
4) 日本透析医学会：維持血液透析ガイドライン：血液透析処方．透析会誌 46（7）：587-632，2013

6章 透析看護で悩むこと

Q64 高齢者への食事指導で大切なことは何でしょうか？

高齢者で，食事指導をしても，「おいしいものを食べて死ねたら本望だ」と言い，トマト，さつまいも等をたくさん食べてきます．どのように対応したらよいでしょうか？

A 近年，透析患者の高齢化が進み，食事の過剰摂取よりも摂取不足・低栄養による死亡リスク上昇のほうが問題になっています．栄養状態の改善が大切ですが，カリウム過剰摂取による高カリウムでは管理栄養士とも連携して食事指導をします．

エビデンスレベルⅡ

回答者
星野太郎

1 高齢透析患者の現況

- わが国では急速に高齢化が進んでいますが，透析医療も例外ではありません．2022年の透析導入患者の平均年齢は71.42歳まで上がりました．
- 従来の食事療法（表1）は，水分・塩分制限や蛋白質制限等，制限する方向に重点がおかれがちでしたが，最近では**高齢透析患者の食事療法は摂取不足・低栄養によるADL低下や死亡を防ぐことに変わりつつあります．**
- 実際，透析患者においてはBMIが大きいほど生命予後がよいともいわれています．
- しかし，低栄養が問題な一方で，塩分・水分・カリウム制限等をしないと心不全や高カリウム血症などで死亡の危険があります．

2 高齢透析患者の食事療法

- 過度の塩分制限や蛋白質制限により，食思不振やそれに伴う低栄養，サルコペニア，フレイルが進行するおそれがある点は認識しておく必要があります．

a) 蛋白質
- 蛋白質摂取量は，0.9～1.2 g/kg/日が推奨されていますが，わが国の高齢透析患者では摂取量が推奨量を大幅に下回っており（表2），サルコペニア，フレイルの大きな要因といわれています．
- 過剰摂取に注意するのではなく，**蛋白質摂取量を推奨量まで底上げすることが大切です．**

b) カリウム
- 透析患者の適正カリウム濃度の明確な基準はありませんが，4.0～5.5 mEq/Lが管理目標とされることが多いです．
- 一方，透析医学会の調査では，透析前カリウム 6.5 mEq/L までは予後悪化がなく，栄養状態が改善するならばカリウム 5.0～6.5 mEq/L まで許容されるとのデータもあります（図1）．
- もちろん，カリウム過剰摂取がある場合には食事指導が必要であり，果物・野菜等カリウムが多量に含まれる食品の摂取を控え，野菜等は茹でこぼして茹で汁を捨てるなど，カリウムを減らす工夫をします．いも類にもカリウムが多く含まれ，比較的大きな塊で調理することが多いため，茹でてもカリウムがあまり減らないことは知っておく必要があります．
- 高カリウム血症では，管理栄養士とも連携し，食事内容・食事量等が血清カリウム上昇の要因となっていないかを探ることが大切です．一方で，現状のエビデンスからは画一的な野菜・果物の制限は勧められず，患者さんに応じた個別化医療も検討されてよいと考えられています．
- なお，著明な高カリウム血症は頓死の原因の一つとされますが，高カリウム血症よりも低カリウム血症のほうが死亡リスクが高いと示されています（図1）．**低カリウム血症は，不十分な食事摂取量等，不良な栄養状態を介して，死亡リスクを高くする可能性**が考えられています．

c）その他

- 食事量，蛋白質摂取量の増加に伴う体重増加，高カリウム血症，高リン血症等を認める場合は，吸着剤の投与，食事指導，透析時間延長等の方法を検討します．
- 食事療法以外のサルコペニア，フレイル対策としては，運動療法の併用も有効です．

表1 血液透析患者に対する食事療法基準（1日当たりの摂取量）

	エネルギー(kcal/kgBW)	蛋白質(g/kgBW)	食塩(g)	水分(mL)	カリウム(mg)	リン(mg)
血液透析（週3回）	30〜35 注1,2)	0.9〜1.2 注1)	<6 注3)	できるだけ少なく	≦2,000	≦蛋白質（g）×15

注1) 体重は基本的に標準体重（BMI = 22）を用いる．
注2) 性別，年齢，合併症，身体活動度により異なる．
注3) 尿量，身体活動度，体格，栄養状態，透析間体重増加を考慮して適宜調整する．

表2 日本の透析患者のnPCR注)（g/kgBW/日）

男性		女性	
60歳未満	0.89±0.17	60歳未満	0.93±0.18
60〜74歳	0.86±0.17	60〜74歳	0.90±0.18
75歳以上	0.82±0.17	75歳以上	0.84±0.18

注：nPCR（normalized protein catabolism rate：標準化蛋白異化率）は，蛋白質摂取量の指標．

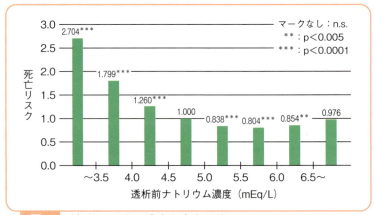

図1 透析前カリウム濃度と生命予後
注）上記は基礎因子と透析量で補正したもの．

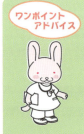

ワンポイントアドバイス
塩分・水分・カリウムの過剰摂取の問題には食事指導を行いますが，食事・蛋白質摂取量の増加に伴う体重増加，高カリウム血症，高リン血症等には，吸着剤投与，透析時間延長などの対処方法も検討します．

参考文献

1) 日本透析医学会：図説 わが国の慢性透析療法の現況（2009年12月31日現在）．日本透析医学会，2010
2) 日本透析医学会：わが国の慢性透析療法の現況（2022年12月31日現在）．透析会誌 56（12）：473-536, 2023
3) 日本透析医学会：慢性透析患者の食事療法基準．透析会誌 47（5）：287-291, 2014
4) 日本透析医学会：サルコペニア・フレイルを合併した透析期CKDの食事療法．透析会誌 52（7）：397-399, 2019
5) 菅野義彦：栄養管理の実態と推奨．腎と透析 84（6）：823-826, 2018

6章 透析看護で悩むこと

Q65 体重増加量が多く，自己管理が難しい患者さんへの対応法を教えてください

1) 体重増加量の多い通院の患者さんを受けもっています．この方は糖尿病性腎症で透析治療中ですが，食事・水分と何度となく説明・指導を行いましたが，うまくいかず，合併症を併発している状況です．ご本人の協力も得られず，今後どうしていったらよいか困っています．

2) 透析に関しての認識がなく，何度も繰返して指導していますが，自覚がなく，「我慢できないのだからしかたがない」と言う体重増加量の多い患者さんに対して，よい指導法を教えてください．

A どんなに自分勝手な患者さんでも，透析を受けている患者さんは大変な思いをしています．根気強く指導を続けることが必要です．一方で，本人の自由な生活が，どのような糖尿病・透析合併症を招いてしまうのか，その事実を伝えることも重要です．

エビデンスレベルⅢ

回答者 伊藤聖学

1 糖尿病性腎症由来の透析患者の現実

- 2022年末のわが国の慢性透析療法の現況によると，本邦の透析患者数は33万人を突破し，新規透析導入患者の約39％が糖尿病性腎症由来です．
- また原疾患が糖尿病患者の5年生存率は約55％と他の原疾患による導入に比較し予後不良であり，本邦透析患者の観察研究であるJDOPPS（Japan Dialysis Outcomes and Practice Patterns Study）でも糖尿病透析患者の死亡リスクは非糖尿病透析患者の1.37倍と，高値であると示されています[1]．
- また糖尿病患者のみに絞っても，様々なStudyで厳格すぎる血糖コントロールは低血糖をひき起こしてしまう可能性があると示唆されている一方で，HbA1c 7.3％以上のコントロールでは死亡リスクが2.38倍になると報告されています[1]．
- 一般的にも糖尿病コントロールが不良であることは，眼合併症，神経障害，足壊疽，虚血性心疾患等のリスクになり得ることは周知のとおりです．

2 透析患者のコンプライアンス

- 上述のような現実について，患者さん本人は具体的には理解していないだろうと推測されます．しかし，糖尿病性腎症保存期にその合併症の事実を知らされているはずであり，それにも関わらず最終的に透析に至った患者さんですので，全員がそうであるとはいわないまでも，他の原疾患で透析となった患者さんに比較し，コンプライアンスが良好であるとはいえないかもしれません．
- 体重増加（水分量が抑えられない），食事内容（塩分摂取や食事摂取量が抑えられない），服薬コンプライアンス（P吸着薬等の薬を飲めない）等，すべてを守ることができる患者さんであれば問題ありませんが，コンプライアンスが悪いため全部守ることが難しい場合に，体重増加が一番に困っているならば，第一に塩分摂取を抑えるよう努力していただくように指導することを提案します．
- 「水分制限指導ではなく，なぜ塩分制限指導なのか？」に関しては，血中Naの濃度の上昇が水分摂取行動につながっているためです．

3 塩分制限のために

- 血中Naの上昇は，脳室周囲器官のグリア細胞膜上に分布するNaチャンネルにより感知されます[2]．その後，視床下部にある摂食中枢が刺激され，結果として飲水行動につながります．腎臓が正常なら下垂体後葉から分泌されるバソプレッシンも腎臓での水分再吸収を促しますが，腎機能が不十分であるため透析患者ではそれができません．結果として血中Na濃度を低下させるための水分摂取行動につながります．

- なぜ塩分摂取が過剰となっているのかを考えなくてはなりませんが，その原因には嗜好，味覚障害，精神的過食等があります．味覚障害の原因には透析不足による尿毒症毒素，内服薬の副作用，糖尿病患者の神経障害，口腔内乾燥，亜鉛欠乏である等が報告されています[3]．対策としては，十分な透析，味覚障害の原因となり得る薬剤の変更，口腔ケア，亜鉛の補充等が挙げられます．
- コンプライアンスの悪い患者さんにすべてをお願いすることは困難です．まずは一つだけでも守ってもらうように約束をとりつけて，体重増加量が多いならば塩分制限をしてもらいましょう．

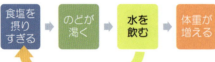

図1 当センターで利用している慢性腎不全パンフレットより抜粋（塩分の説明）
（自治医科大学附属さいたま医療センター透析室 2023年3月作成）

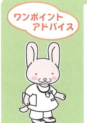

ワンポイントアドバイス
すべての約束を守ることのできる患者さんならよいですが，まずは一つひとつ約束をとりつけながら，できることを増やしていきましょう．全く指導に耳を傾けてくれない場合には，糖尿病・透析合併症についても具体的にお話する必要がありますが，精神的なサポートとともに諦めずに説得を続けることが必要です．

参考文献

1) Hayashino Y et al：Diabetes, glycaemic control and mortality risk in patients on hemodialysis：the Japan Dialysis Outcome and Practice Patterns Study. Diabetologia 50：1170-1177, 2007
2) 野田昌晴：体液 Na＋レベルの感知機構. 蛋白質・核酸・酵素 53（10）：1258-1266, 2008

6章 透析看護で悩むこと

Q66 透析を拒否される患者さんに対して, どのような精神的アプローチをしたらよいのでしょうか？

A 透析を希望しない理由を理解し, 根底にある医療不信や恐怖心, 社会的な問題を解決する努力をすることが大切です. それでも拒否する場合は, 今後予想される病態と現状を説明し可能なサポートについて理解していただく必要があります.

エビデンスレベルⅡ

回答者
稲村優芽佳
雨宮守正

1 透析導入の拒否（図1, 表1）

a）透析療法の必要性を十分に受け入れられない方

- 次の2つのタイプに分かれます. **外来通院歴の短い方**. 透析についての予備知識がなく末期になって突然専門医を受診し, 透析導入を告知された場合に導入を拒否する方がいます. 反対に**通院歴が比較的長く, 自己管理をしっかりしており症状のない方**. 症状がないため病態の進行を自覚しにくく, 自分は大丈夫と思っている場合です.
- いずれにしても我々が現状をわかりやすく説明し, 腎臓の代替としての透析療法の必要性を理解していただかないといけません. キーパーソンにも同席を求め, 本人を主体に話し合うことが肝心です. また, 普段の外来診療において専門医と看護師が密に関わり, 腎機能障害の進行とともに現状の理解と精神的受け入れを同時に行えるよう努力することが重要です.

b）現実を否定し, 自暴自棄になってしまっている方

- 透析導入の告知により精神的に落胆して現実を否認する方や週に何回も時間を縛られることを嫌がる方がいます. 透析導入後の生活でできることを説明して希望を与えることも意義があります. 業者等から提供される, 透析紹介DVDの視聴は有用です.

c）周囲に気を使い積極的な治療を望まない方

- 高齢者に多くいますが, 家族や周囲への負担を気にして本人が導入を望まないため入院せず, 自宅で尿毒症が進行し家族が見かねて救急受診する場合があります. 家族のバックアップは非常に重要ですが, 送迎のある透析施設を選定する等, 様々な支援を受けることができます. 十分なコミュニケーションをとり, 正確な情報を提供し, 早い段階から周囲の負担を軽減する努力を行うことが重要です.

d）本人の信念で透析を拒否する方

- 十分に情報提供し, 後悔しない決断をしていただくように心がけます. 重要なのは透析導入を拒否した患者さんでも, 後になって導入を希望した場合は快く受け入れる心の広さをもつことです. 透析導入拒否は決して患者さんの自分本意な考えではなく, 透析に対する理解不足, 周囲を取り巻く状況等が招いた結果である可能性を忘れないようにしましょう.

2 透析継続の拒否

- 人にはそれぞれ, 生命観の違いがあります. ある人は自然に近い死を望みますし, またある人は可能な限り生きようとします. 状態悪化時に受けたい処置は人や状況により変化します. 本人の意思が確認できず家族に問う場合も同様です. 日頃から患者家族への問いかけを行って意思を把握し, 状態悪化時には意思を再確認する必要があります（表2）.
- 以上のいずれの場合でも本人の意思は尊重されるべきであり, 適切な情報提供を行って意思決定を支援することが重要です. 近年では腎代替療法を行わない保存的腎臓療法も治療選択肢として挙げられており, 時には十分な話し合いのうえで慎重に透析を見合わせる判断をする必要性が出ることもあるでしょう.

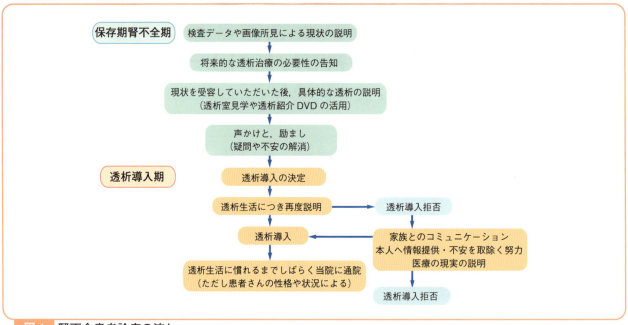

図1 腎不全患者診療の流れ

表1 透析導入拒否の言葉と対策
1. そんなこと聞いていない．これまでの先生は言わなかった．
2. 症状もないのに，なんで透析をしなくてはいけないの？
3. これまで努力してきたし，まだまだ自信がある． 　　　　　　　　　→現状と，透析の必要性の説明
4. 週に何回するの，1回何時間？　そんなこと耐えられない．
5. 透析をしても，今までの生活ができるの？ 　　　　　　　　　→透析生活の説明で，不安解消
6. もう十分生きたし，人にも迷惑をかけたくない．
7. 透析っていくらかかるの？ 　　　　　　　　　→利用できるサービスや費用の説明

表2 事前指示書に含まれるべき事項（Q61参照）
1. 心肺蘇生
2. 人工呼吸
3. 昇圧薬の使用
4. 栄養，水分の補給やその方法
5. 輸　血
6. 特殊な検査の希望の有無（CT，MRI，Angioなど）
7. 特殊な治療の希望の有無（透析，抗がん剤など）
8. 苦痛の軽減
9. 代理人の指名
10. 看取りの場
11. その他

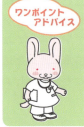

ワンポイントアドバイス
導入の決断がつかない方には現状を隠さず説明しています．尿毒症や肺水腫は辛く耐えられずに受診する方が多くいる，電解質異常により心停止する方がいる，一命を取り留めても障害が残る方がいること等です．

参考文献

1) 大平整爾：透析非導入（見送り）と透析中止（差し控え）への一考察．透析会誌 41（11）：761-770, 2008
2) 透析の開始と継続に関する意思決定プロセスについての提言作成委員会：透析の開始と継続に関する意思決定プロセスについての提言．透析会誌 53（4）：173-217, 2020

6章 透析看護で悩むこと

Q67 高齢者・認知症症状のある患者さんの透析導入に制限はあるのでしょうか？

高齢者・認知症症状のある患者さんを抑制なしで見守り，付き添うかたちで透析療法を行っていますが，これから腎不全で透析療法を行わなければいけない患者さんには，導入に対して制限はあるのでしょうか？

A 透析導入に対して明確な制限はありません．しかし，高度の認知症症状や重篤な合併症をもつ高齢者では，透析治療の実施が困難であることや，透析治療が患者さんの疼痛や負担をむしろ増やしてしまう場合があり得ます．透析治療について早期から本人と家族に正しく理解してもらい，その希望を知っておく必要があります．

エビデンスレベルⅢ

回答者
中里優一

1 透析非導入・中止の現状

- 2022年に透析導入となった患者さんの平均年齢は71.4歳，同年の透析患者の平均年齢は69.9歳とされています．日本では透析導入に対する制限はなく，経済的負担も公的助成制度により軽減されています．しかし，慢性腎不全患者の高齢化に伴い，認知症や重症疾患を合併することも多くなり，透析療法を導入すること，あるいは実施している透析治療を継続することが患者本人にとって有益であるのか悩む例が増加しています．
- 倫理的・法的に難しい問題を含んでいますが，**透析非導入**を米国の腎臓医の約9割が経験しており，**透析中止**（中断）についても米国では透析患者の死亡の22％を占めるといわれています．日本での実態調査でも47％の透析施設で**透析見合わせ**の経験があると報告されています．
- 透析非導入・中止が考慮される具体的状況としては，
  ・本人の透析拒否
  ・高度で非可逆的な認知症
  ・植物状態等，永続的意識喪失
  ・心・肺・肝臓疾患の末期で長期臥床状態
  ・高度の精神障害で不穏等により安全に透析治療ができない患者
  ・進行した悪性腫瘍等で常に著しい苦痛を受けている患者
  等があります．

2 透析非導入・中止の基準

- 透析導入の可否について，Hirschらはカナダの1地域での現状を示し，1994年に「患者・家族に慢性透析否定を助言すべき病状のガイドライン」[1]を提案しました．また，米国では2010年に腎臓医師協会と米国腎臓学会が共同で「透析療法の適正な導入と中止における共同の意思決定（第2版）」[2]を発表しています．
- わが国においては，複数の改訂を経て，2018年に厚労省による「人生の最終段階における医療・ケアの決定プロセスに関するガイドライン」[3]（表1）が作成されました．これは終末期の一般医療についてのものであり，透析治療に関しては日本透析医学会から2020年に「透析の開始と継続に関する意思決定のプロセスについての提言」[4]が発表されています．
- これらのガイドライン・提言では以下の点が重視されています．
  ・患者の意思・事前指示を尊重する．
  ・診断・治療・予後についての十分な情報を提供する．
  ・今後の治療・ケアについて患者・家族等と医療従事者が早期から話し合う．
  ・保存的腎臓療法（CKM）の選択には，医療チーム・患者・家族等を交えた話し合いを繰り返したうえで合意形成に努め，その内容は文書にまとめる．
  ・本人の意思の変化に配慮する．

3 透析非導入での問題点

- 治療の選択については，十分な情報提供と説明を経たうえでの患者さんの**自己決定**が尊重されます．しかし，透析非導入が考慮される患者さんの多くは認知症や全身状態の悪い方で，意思決定能力をもっているか明らかでない場合が多く，また，**事前指示書やリビングウィル**が準備されていない場合がほとんどです．
- 透析非導入について明確な基準は決め難く，法的な整備も不十分な現状では，医師が治療方針を**一人で決めることは避け**，ガイドライン・提言に沿って医療・ケアチームと患者・家族が十分な話し合いをもち，納得と合意のうえで患者さんにとって最善の治療を選択することが望ましいと思われます．
- 方針の決定が難しいときには，**院内の倫理委員会**での検討も考慮すべきです．

表1 人生の最終段階における医療・ケアの決定プロセスに関するガイドライン（概要）

人生の最終段階における医療及びケアの在り方
- 人生の最終段階における医療・ケアについては，医療従事者から本人・家族等へ適切な情報の提供と説明がなされた上で，多専門職種からなる医療・ケアチームと十分な話し合いを行い，本人による決定を基本として進める．

人生の最終段階における医療及びケアの方針の決定手続
- 本人の意思が確認できる場合には，本人と医療・ケアチームが十分な話し合いを行い，本人の意思決定を尊重する．
- 本人の意思が確認できない場合には，本人の意思を推定できる家族等の推定意思を尊重し，本人にとっての最善の方針をとることを基本に，話し合いを行う．
- これらの話し合いは，繰り返し行い，その内容をその都度文書にまとめる．
話し合いの中で医療・ケアの内容について合意が得られない等の場合は，複数の専門家からなる話し合いの場を設置し，方針の検討及び助言を得る．

（文献3より引用・抜粋）

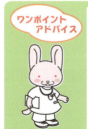

ワンポイントアドバイス
患者さんに早期から透析治療について正しく理解してもらい，その意思を確認しておきましょう．本人と家族の意向，全身状態等を勘案して透析導入の適応を検討します．

参考文献

1) Hirsch D et al : Experience with not offering dialysis to patients with a poor prognosis. Am J Kidney Dis 23 : 463-466, 1994
2) Renal Physicians Association : Shared Decision-Making in the Appropriate Initiation of and Withdrawal from Dialysis. Clinical Practice Guideline. Second Edition. Rockville, Maryland, 2010
3) 厚生労働省：人生の最終段階における医療・ケアの決定プロセスに関するガイドライン
https://www.mhlw.go.jp/file/04-Houdouhappyou-10802000-Iseikyoku-Shidouka/0000197701.pdf
4) 透析の開始と継続に関する意思決定プロセスについての提言作成委員会：透析の開始と継続に関する意思決定のプロセスについての提言．透析会誌 53（4）：173-217, 2020

6章　透析看護で悩むこと

Q68 高齢透析患者への精神的援助のコツ，下肢の引きつりの対策法を教えてください

1) 高齢の患者さんへの生きがいをもたせるための声かけ，張り合いになる言葉がありましたら教えてください（ただでさえ家族に遠慮し，HD通院のために さらに手間をかけさせるということで悲観している患者さんがいるため）．
2) HD中の下肢の引きつりに効果のある予防，対処法を教えてください．また自宅でも引きつるのはどうしてでしょうか？

A 1) 高齢透析患者に"生きがいをもたせる"ことは大変なことです．個々の患者さんの家庭環境，仕事の有無，趣味，合併症の存在や程度，"認知症"や"うつ"の程度等の状況を十分に把握してからの適切な声がけが必要です．（エビデンスレベルⅢ）
2) 過度の除水，急速な除水，血圧低下等による筋血流量の減少，細胞内電解質の変化等が関与しています．除水量の見直し（DWの再設定），除水速度の調整を行います．高Na透析やHDFを試してみるのもよいでしょう．（エビデンスレベルⅡ）

エビデンスレベルⅡ,Ⅲ

回答者
川﨑小百合
栗原　怜

1 生きがいをもたせるための声かけ

●「生きがい」とは，"生きる張り合い"，"生きていてよかったと思えるようなこと"と定義されています（広辞苑）．「生きがいをもたせてあげるための声かけ」とは，言いかえれば"人に生きる価値や意味を与える言葉や会話"といえるでしょう．

●高齢透析患者では，脳・心・血管系疾患や整形外科疾患，認知症等，日常生活活動を低下させる要因を数多く有しています．2018年末の統計調査によれば，**透析患者の認知症合併率は10.8％でほぼ10人に1人，75～90歳の高齢者に限ると男性で19.4％，女性で28.2％の高率です**（図1）．日常生活活動度では，「50％以上起居」「50％以上就床」「終日就床」を合わせた"何らかの日常生活活動障害を有する患者"の割合は25.4％（4人に1人）に達しています（図2）．このような状況下での「生きがいをもたせるための声がけ」は大変難しい問題であり，慎重な配慮が必要です．

●"何に生きがいをもつのか"に関する世論調査（一般人口対象）によれば「趣味・レジャー」「家族・ペット」と回答した人が多いようです（図3）．透析患者も基本的には同じではないでしょうか．業務中のちょっとした空き時間に「趣味」や「レジャー」「好きな食べ物」「家族やペットのこと」，「若い頃の仕事のこと」「自慢ばなし」等についてそっと聞き出し，丁寧に傾聴してあげることが秘訣なのではないでしょうか．

●元気な高齢者では，各施設の「腎臓病友の会」等への参加を促し，体験活動を通して「生きがい」を見出してもらうのもよいでしょう．また，積極的な活動ができなくとも，周囲の仲間から様々な援助を受けることで「生きがい」を見出せる可能性もあります．また「**セルフヘルプサポートグループ**」や「**ピアサポートグループ**」等へ参加し，実際に活動してもらうこともよいでしょう．

●なかには透析室に来て透析スタッフと会話することを「生きがい」にしている患者さんもいます．そのようなスタッフになることも目指しましょう．

2 HD中の下肢の引きつり

●透析中や透析後の下肢筋の硬直，いわゆる「こむらがえり」は突然発症する激痛を伴う持続性の筋硬直です．急速かつ過剰な除水，急速な酸塩基平衡の変化，急速な電解質濃度の変化（NaやCa濃度の低下）などで筋肉の興奮性が高まるのが原因と考えられています．

●緊急処置としては，10％ NaCl液，50％ブドウ糖液

などの高張液を回路静脈側からゆっくりと注入します．またグルコンサンカルシウム液（カルチコール®液8.5％，10 mL）を用いる場合もありますが，ジギタリス薬服用患者では副作用の発現を増強させるため投与は禁忌です．
- 頻繁に発症する場合は，**ドライウエイトの再考**，**除水速度の見直し**，**体重増加量の抑制**等の対策が必要です．
- ツムラ芍薬甘草湯を透析前に服用しておくと，発症予防効果があるとされています．またレボカルニチンの投与が透析時の筋硬直を予防したとの報告もあります．ただしレボカルニチン投与は「カルニチン欠乏状態がある」ことが保険適応条件です．投与前に血中濃度を調べておくことがすすめられます（Q34参照）．

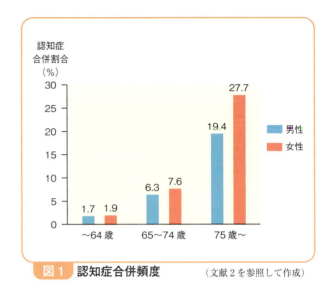

図1　認知症合併頻度　　（文献2を参照して作成）

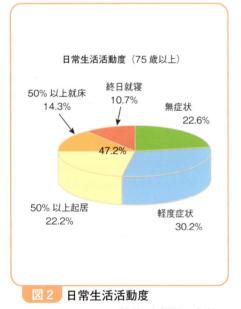

図2　日常生活活動度

（文献2を参照して作成）

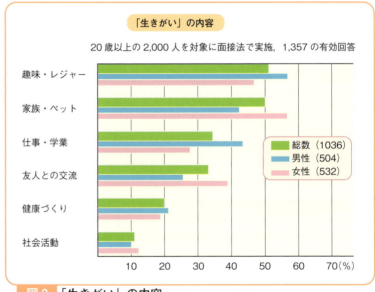

図3　「生きがい」の内容

（「生きがい」に関する世論調査；時事通信社中央調査報より引用
http:www.crs.or.jp／backno／No636／6362.htm）

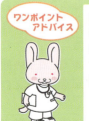

ワンポイントアドバイス　同じ境遇の仲間（ピア）が集まり，問題点を共有して助け合う活動をピアサポート，また同時に自身（セルフ）の精神的・社会的自立を目指す活動がセルフサポートです．各施設の"腎友会"もその一つと考えられます．

参考文献

1) 中島由希子：I）患者会によるピアサポートの取り組み．臨牀透析 28：437-442，2012
2) 日本透析医学会：わが国の慢性透析療法の現況（2018年12月31日現在）．透析会誌 52（12）：679-754，2019
3) Lynch KE et al：Effects of L-carnitine on dialysis-related hypotension and muscle cramps：a meta-analysis. Am J Kidney Disease 52：962-971, 2008

6章 透析看護で悩むこと

Q69 カリウム制限ができているのに，カリウム高値の患者さんへの対応は？

維持HDの症例で，K値が6.0〜6.9と高値の状態が続いている患者さんがいますが，K摂取量の制限も守られていて原因がよくわからないことがあります．消化管出血の可能性（エリスロポエチンを使用しているにも関わらず貧血もなかなかよくなってこないため，Htc 21.0前後）も考え検索しましたが，何もひっかかりません．こういう場合は，どう考えたらよいのでしょうか？　また，どう対処すべきでしょうか？

A よくみられる疾患ではありませんが，小腸出血や溶血性貧血等がないかどうかの検索をしておきましょう．患者さんの食事療法がきちんとされているかどうかの再検討も必要と思われます．

エビデンスレベルⅠ　回答者 堀川和裕

1 高カリウム血症をひき起こす疾患

- エリスロポエチンに反応が乏しい貧血を伴う高カリウム（K）血症（図1）ですので，やはり**消化管出血**を疑いたくなります．検索が終了しているとのことですが，診断が難しい消化管出血に**小腸からの出血**があります．透析患者の小腸出血の報告も稀ならずありますので，簡単な検査ではありませんが小腸の精査が行われていないようであれば，消化器専門医と連携をとりながら検査の必要性について検討します．まずは便潜血を調べてみましょう．

- また，よくみる疾患ではありませんが，**溶血性貧血**も赤血球の崩壊により細胞内のKが放出されて高K血症の原因となりますので，質問のような症例では，頭においておく必要があります．ハプトグロビンが基準値以下ならば溶血を疑います．

- アシドーシスの存在は，細胞内から細胞外へKを移動させて血清Kを上昇させます．アシドーシスをひき起こす疾患がないかどうか，透析によるアシデミアの補正が十分かどうかの検討も重要です．

- 便秘に悩んでる透析患者が少なくありませんが，便秘も高K血症の原因となり得ますので注意が必要です．

2 食事療法と透析療法の再チェック

- これらの疾患の存在が否定されれば，**Kの過剰摂取**と，**Kの除去量減少**との2つの点を考えます．

- Kの摂取制限は守られている，とのことですが，透析患者のK制限を考えるときには，**摂取量と調理方法の両者をチェックする必要**があります．可能であれば管理栄養士を交えて，再度食事療法がうまく行われているかどうかを確認したいと思います．

- Kというと生野菜や果物を思い浮かべやすいですが，魚介類・肉類・乳製品・いも類にも多く含まれています（表1）．調理方法では，野菜を水にさらしたり茹でこぼしをしたりという指導がされていますが，これらによってKが完全に除去されるわけではありません．おおよそ2〜3割程度減少しているだけと考えるのが妥当，という意見があります．これらのことから，患者さんがKはきちんと制限できていると思い込んでいる可能性もあるのです．

- Kが透析療法で十分に除去されているかどうかの検討も重要です．透析量が不足していないかどうか，**再循環**が生じていないかどうかを確かめてみてください．

3 高カリウム血症に対する治療

- これらを確認しても何も問題がなければ，Kの除去量を増やす治療を行います．

- 透析量を増加させるために透析時間の延長を行ったり，Na-K陽イオン交換樹脂（カリメート®・ケイキサレート®など），ジルコニウムシクロケイ酸ナトリウム水和物（ロケルマ®）といった薬剤を内服してもらったりすることになります．

- 陽イオン交換樹脂の投与は便秘を悪化させることがありますので，患者さんの状態観察に気を配ってください．

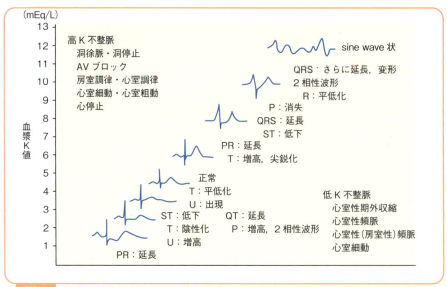

図1 血清カリウム濃度と心電図変化　　　　　　　　　　　　（文献2より引用）

表1 カリウムの多い食品

	食品名〔100 g 中カリウム含有量（mg）〕
いも類	さつまいも（470）　さといも（640）　じゃがいも（410）　いちょういも（590）　ながいも（430）
豆　類	あずき・乾（1500）　大豆・乾（900）　きなこ（1900）　納豆（660）
種実類	アーモンド（770）　カシューナッツ（590）　くり・ゆで（460）　甘ぐり（560）　落花生・いり（770）
野菜類	えだまめ・ゆで（490）　カボチャ（450）　カリフラワー（410）　キャベツ（200）　きゅうり（200）　ごぼう（350）　こまつな（500）　しゅんぎく（460）　だいこん（230）　たけのこ（520）　チンゲンサイ（260）　とうもろこし（290）　トマト（210）　なす（220）　なのはな（410）　にんじん（270）　はくさい（220）　ほうれん草（690）　サニーレタス（410）　れんこん（440）
果実類	いちご（170）　みかん（150）　ネーブルオレンジ（180）　かき（170）　キウイフルーツ（290）　グレープフルーツ（140）　なし（140）　パインアップル（150）　バナナ（360）　メロン（350）　もも（180）　りんご（110）
きのこ類	えのきだけ（340）　しいたけ（280）　ぶなしめじ（380）　まいたけ（330）
藻　類	焼きのり（2400）　刻み昆布（8200）　ほしひじき（4400）　わかめ・水戻し（260）
魚介類	あじ（370）　まいわし（120）　うなぎかば焼（300）　めかじき（430）　かつお（430）　かれい（330）　きんめだい（330）　さけ（350）　さば（320）　さんま（200）　すずき（370）　たら（350）　ぶり（380）　まぐろ（380）　かき（190）　ほたて（420）　くるまえび（430）　毛がに（340）　するめいか（270）　まだこ（280）
肉　類	和牛かた（290）　和牛もも（320）　和牛ヒレ（340）　豚かた（340）　豚ロース（340）　豚もも（360）　豚ヒレ（410）　鶏むね皮なし（350）　鶏もも皮なし（340）　ささみ（420）
卵　類	鶏卵（全卵）（130）
乳　類	牛乳（170）　スキムミルク（1800）　ヨーグルト全脂無糖（170）　プロセスチーズ（60）

（文献1より引用）

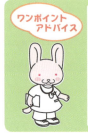

ワンポイントアドバイス
どうしても原因がわからない高カリウム血症に遭遇することがあります．このような場合，カリウム高値は生命に直結しますので，原因を追求すると同時に治療を急ぐことが大切です．

参考文献

1) 金澤良枝：カリウム（K）の摂取．"透析療法パーフェクトガイド第3版" 飯田喜俊 他 編．医歯薬出版，pp275-276，2012
2) 鈴木正司 他：高カリウム血症．"透析療法マニュアル改訂第7版" 鈴木正司 監修．日本メディカルセンター，pp346-348，2010

7章
透析患者の食事療法について

7章 透析患者の食事療法について

Q70 透析患者には，どのような食生活が望ましいのでしょうか？

A 透析患者にとっての食生活は，しばしば透析効率に影響を与える要因となります．若年者では過剰摂取が問題となりますが，一方で，高齢者では栄養障害を呈する割合が多いと言われ，栄養状態の良否がその生命予後に関連しています．

エビデンスレベル I

回答者
茂木さつき

- 日本透析医学会の「わが国の慢性透析療法の現況」（2021年12月31日現在）によると，透析患者さんの死亡原因第1位は心不全の22.4％で食塩制限を含めた**水管理**が重要です．第2位は感染症の22.0％でCOVID-19パンデミックが影響した可能性があります．高齢者では蛋白エネルギー消費による低栄養（protein-energy wasting：PEW）が問題となり，PEWが高齢者の死亡リスクになります．透析患者さんも十分なエネルギーを中心とした不足のない食生活が必要と考えられます．

1 エネルギーと蛋白質

- 必要エネルギーは標準体重当たり30〜35 kcal/kg/日で，「日本人の食事摂取基準（2020年版）」と同等とし，性別，年齢，身体活動レベルにより決定します．蛋白質の摂取目安も，「日本人の食事摂取基準（2020年版）」の同年代の方と同等です．つまり，**透析患者のエネルギー必要量は通常の健常人となんら変わりなく，適正量を摂取すべきなのです**．
- ところが食欲の低下や「食べる量を控えれば体重が増えないから透析が楽になる」などの誤った知識により栄養障害を呈する透析患者がいるのが現状です．
- 血清アルブミン値や血清コレステロール値が低い，血清尿素窒素／血清クレアチニンが高い，BMIが低い（やせ），最近体重減少が続いている，低カリウム血症，低リン血症等，栄養障害のサインを呈している患者さんについては，適正な栄養を摂取できるよう指導することが，透析効率を上げ，透析患者の予後を良くすることにつながります．

2 食塩と水分制限

- 食塩は1日6 g未満，水分はできるだけ少なくとされています．
- 「食事外水分」には，食事中の汁物（味噌汁やスープ），飲み物（お茶，ジュース，アルコール），服薬用の水や氷も含まれます．
- 透析患者の食生活ではしばしば体重増加が問題になりますが，体重増加の要因については，
  ①食べ過ぎが要因になることは少ない
  ②水分過剰は食塩過剰の反映
  この2点を念頭におき，低ナトリウム血症の有無により，食塩摂取過剰なのか，水分摂取過剰なのかを判断します．

3 カリウム，リン

- カリウムは2,000 mg/日（約50 mEq/日）以下，リンは蛋白質摂取量により蛋白質（g）×15 mg/日以下とされています．
- 高カリウム血症，高リン血症がある場合，特に若い患者さんではまず蛋白質の過剰摂取がないか確認をします．蛋白質を多く含む食品には，カリウムもリンも比較的多めに含まれています．
- 次に，高齢の方などで蛋白質過剰摂取がなさそうな場合はカリウム，リンを多く含む食品の過剰摂取を疑います．カリウムについては果物，芋類，野菜等，リンについては骨付きの小魚や乳製品，ハム・ソーセージや魚を原材料とした練り製品等の加工食品（加工段階で無機リンが添加されている場合があります）で過剰摂取となる患者さんが多くみられます．

表1 透析患者の食事摂取基準

	血液透析（週3回）	腹膜透析
エネルギー（kcal/kg/日）	30〜35 (注1, 2)	30〜35 (注1, 2, 4)
蛋白質（g/kg/日）	0.9〜1.2 (注1)	0.9〜1.2 (注1)
食塩（g/日）	6未満 (注3)	PD除水量（L）×7.5＋尿量（L）×5
水分（mL/日）	できるだけ少なく	PD除水量＋尿量
カリウム（mg/日）	2000以下	制限なし (注5)
リン（mg/日）	蛋白質（g）×15以下	蛋白質（g）×15以下

注1）体重は基本的に標準体重（BMI＝22）を用いる．
注2）性別，年齢，合併症，活動度により異なる．
注3）尿量，身体活動度，体格，栄養状態，透析間体重増加を考慮して適宜調整する．
注4）腹膜吸収ブドウ糖からのエネルギー分を差し引く．
注5）高カリウム血症を認める場合には血液透析同様に制限する．
＊水分は飲水，食事中の汁物や飲物，服用薬の水，氷等を含む．

（文献2を参照して作成）

表2 日本人の食事摂取基準（2020年版）

推定エネルギー必要量（身体活動レベルⅡ ふつう）

年齢（歳）	男性 kcal/日	参照体重当たり kcal/kg	女性 kcal/日	参照体重当たり kcal/kg
18〜29	2650	41	2000	40
30〜49	2700	40	2050	39
50〜64	2600	38	1950	36
65〜74	2400	37	1850	36
75以上	2100	35	1650	34

蛋白質推奨量

年齢（歳）	男性 g/日	参照体重当たり g/kg	女性 g/日	参照体重当たり g/kg
18〜29	65	1.0	50	1.0
30〜49	65	1.0	50	0.9
50〜64	65	1.0	50	0.9
65〜74	60	0.9	50	1.0
75以上	60	1.0	50	1.0

（文献3を参照して作成）

---

7 透析患者の食事療法について

ワンポイントアドバイス

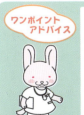

透析患者の食生活は，健常人の方と同様に適量摂取が基本です．
過剰だけでなく，不足による栄養障害をも予防することが透析効率を上げ，予後改善につながります．

参考文献

1) 日本透析医学会：わが国の慢性透析療法の現況．透析会誌 55（12）：665-723, 2022
2) 日本腎臓学会 編：慢性腎臓病に対する食事療法基準2014年版．東京医学社，2014
3) 厚生労働省：日本人の食事摂取基準（2020年版）．「日本人の食事摂取基準」策定検討会報告書

7章 透析患者の食事療法について

Q71 食生活を変えていく動機づけを教えてください

体重増加率3～5%以内を守られている患者さんは少ないのですが，皆さん元気です．中2日なら6%強でもいいのかな？　と考えてしまいますが，どうでしょうか？

A 栄養指導をする際には食事内容の指導に入る前に，まず患者さんを知ることから始めましょう．そして病態と食事が深く関わりがあることを説明し，食事療法を実践することで期待できる効果や，病態が改善に向かうことを理解してもらうことが大切です．

 エビデンスレベルⅡ

 回答者 小塚陽子 植田裕一郎

1　食事療法の重要性

- 長期に安定した透析生活を送るためには，心不全や動脈硬化，二次性副甲状腺機能亢進症，感染症等の合併症を予防することが必要であり，そのためには適切に管理された食事療法が必須となります．過剰摂取による体液貯留や高カリウム血症などの電解質異常が良好な透析生活を妨げるのは想像に難しくありません．

- 一方，**透析患者の高齢化等に伴い，栄養障害，低栄養の頻度が増加しています．**透析患者の低栄養は，心血管障害や生命予後の予後不良因子であることが知られており，また，サルコペニア，フレイルとの関連もいわれており，食事療法の重要性が再認識されています．

2　栄養指導のすすめ方

a）患者さんを知る

- 患者さんへの栄養指導を行う前に，**普段の食事内容をはじめ食習慣，食事に対する価値観，生活背景を把握し，患者さんを知ることが大切です．**

- 食事の詳細を話すことは恥ずかしいと抵抗があったり，好物を禁止されるのではないか，否定されるのではないかと不安を抱えている患者さんも少なくありません．

- まずは，患者さんとのコミュニケーションを大切にし，信頼関係を築いていくことが，継続した栄養指導をするうえでとても重要です．

- 栄養指導では「○○は駄目」という指導はいけません．好物ならば，どのように工夫し，どの程度の量まで食べてよいかを相談してください．

b）病態と食事療法とが関連が深いことを説明する

- 患者さんにとって複雑な病態を短時間で理解することは簡単ではありません．腎臓の働きと現在の病態や採血結果を患者さんの理解度に合わせて時間をかけて丁寧に説明します．その後，**病態と食事療法とが関連が深いこと，食事療法を実践することで期待できる効果や，病態が改善に向かうことを説明する**と，食事療法の重要性を理解しやすくなります．

- この最初の病態説明と食事療法がなぜ重要なのかを理解，納得してもらう「動機づけ」は非常に重要です．

- 動機づけができたら，いよいよ栄養指導に移っていくわけですが，指導者主導の一方的な栄養指導では，患者さんは"やらされている"と感じ，実際に行動したり，継続することが難しくなりやすいです．一方，患者さん自身で問題点に気づき，やる気をもって取り組んだことは継続しやすく，結果にもつながりやすいので，患者さんと一緒に考え，行動変容するように促し，支援していくことが大切です．

- 行動変容させるための指導としては，表1のようなステップアップ方式で指導するのがよいといわれています．継続して栄養指導を受けてくれない患者さんに対しては，時にはステップ1に戻って，今の食生活を続けることで引き起こされる症状や，生活に支障が出た場合にどうなるかを患者さんに想像させ，やる気を起こさせることが第一歩となります．患者さん自身によって改善が認められたことに対して，きちんと称賛することでモチベーションの維持につながります．最終的な目標は患者さん本人に自

- 覚と責任感をもたせることになります．
- しかし，実際は透析患者には表2にあるような栄養管理が求められます．
- 食事は生命の維持だけでなく，楽しみの一つであり，家族や社会とのコミュニケーションの場でもあるため，患者さんのこれまでの食生活を大きく変えずに実際に取り組める方法を提案することが大切です．

3 動機づけの例—透析間の体重増加が多い患者—

- まずは，腎機能低下により尿量が減るため，体に入る水分を減らす必要があることを説明します．水分をとり過ぎると，体に水分が溜まり心臓に負担がかかることや，除水量が増えることによって透析中に血圧低下や足のつり等が起きやすいことを説明すると「透析中に足をつるのが辛く困っていた」と関心をもたれた様子．さらに，水分と塩分は密接な関係があり，水分を減らすにはまず塩分を減らすことが重要であることを説明します．その後，食事内容を振り返りすると「味噌汁じゃないしスープならいいと思って毎朝飲んでいた．足をつって困っていたから，スープはやめてみるよ」と患者さん自身で問題点に気づき，実践されました．それ以降，透析間の体重管理は良好で透析中の足のつりも改善しました．

表1 行動変容を促すステップアップ方式

ステップ1	病態に対する脅威・危機感を持たせる	危機感
ステップ2	食事療法に対する必要な知識と技術の習得	知識の習得
ステップ3	患者自らができることから支援し，褒める	賞賛
ステップ4	患者だけでは理解してもらえないことは家族に協力してもらう	巻き込む
ステップ5	今後の目標について患者に計画させるように促す	自己決定

表2 維持透析患者の食事基準

エネルギー（kcal/kg/日）	30〜35[*1, 2]
蛋白質（g/kg/日）	0.9〜1.2[*1]
食塩（g/日）	<6[*3]
水分（mL/日）	できるだけ少なく
カリウム（mg/日）	≦2,000
リン（mg/日）	≦蛋白質（g）×15

[*1] 体重は基本的に標準体重（BMI＝22）を用いる．
[*2] 性別，年齢，合併症，身体活動により異なる．
[*3] 尿量，身体活動，体格，栄養状態，透析間体重増加を考慮して適宜調整する．

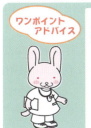

ワンポイントアドバイス
良好な透析生活を行うためには，良好な栄養管理は不可欠です．栄養指導を行う際は，時間をかけて患者さんにその重要性を理解してもらいながら行うとよいでしょう．

参考文献

1) 石井宏明：継続して栄養指導を受けてもらえない患者にはどうしたらよいの？ Nutrition Care 5（1）：30-31, 2012
2) 椿原美治：透析患者における栄養障害の対策．臨床栄養 99（7）：886-892, 2001
3) 日本透析医学会：慢性透析患者の食事療法基準．透析会誌 47（5）：287-291, 2014

7章 透析患者の食事療法について

Q72 明らかに高カリウム血症なのに，心電図上変化がみられないのはなぜですか？

A 心電図変化は，血清カリウム（K）値のみではなく，K上昇速度，Kの細胞内外比，他の電解質や既存の心疾患の影響もあり，必ずしも典型的な変化がみられるわけではありません．また，偽性高カリウム血症では，心電図変化はみられません．

エビデンスレベルⅡ

回答者 笠井昭男

1 高カリウム血症の心電図変化

- 心筋細胞の静止膜電位は，細胞膜内外のカリウムイオン（K^+）の濃度差によって，約 $-90\,mV$ に維持されています．
  - 第0相：ナトリウム（Na）チャネルが開き，大量の Na^+ が細胞内に流入することにより膜電位が急激に上昇します．
  - 第1相：脱分極の後に，瞬間的に K^+ が細胞外に流出することで，膜電位が一時的にわずかに下がります．
  - 第2相：カルシウム（Ca）チャネルが開き，Ca^{2+} が細胞内に流入するのと，K^+ が細胞外に流出することにより，膜電位が一定の値を保ちます．
  - 第3相：Caチャネルが閉じ，Kチャネルが活性化され，K^+ が細胞外に流出します．
  - 第4相：心筋細胞は静止膜電位に戻ります（図1実線）．
- 高K血症では，細胞外の K^+ 濃度が上昇するために静止膜電位が上昇します．そのために活性化するNaチャネルが少なくなり，第0相の立ち上がりが緩徐になります．脱分極時間が長くなるためQRS間隔が広がります．また，第3相では，Kが細胞外に流出しやすくなり，再分極時間が短くなります（図1破線）．このためにテント状T波の変化が起こると考えられています．このように心電図変化には K^+ だけではなく，Na^+，Ca^{2+} も関与しています．高K血症の心電図変化を図2にまとめました．

2 高カリウム血症の心電図変化の頻度

- しかしながら，高K血症下での典型的な心電図変化のみられる頻度はそれほど高くないことが知られています．高K血症患者において心電図変化がみられたのは，22％だったとの報告があります[3]．血清K 6.5 mEq/L 以上の入院患者で心電図変化を示したのは，50.4％でした[4]．透析患者74名の検討では，高Kでも心電図変化がみられませんでした[5]．
- 高K血症でもすべての患者が心電図変化を示すわけではないことがわかります．さらに透析患者では，心電図変化があらわれにくいようです．
- 心電図変化は，血清K値のみによって決まるわけではなく，Kの上昇速度，K^+ の細胞内外比，Na^+，Ca^{2+}，Mg^{2+} とのバランス，酸塩基平衡異常，既存の心疾患の影響を受けるために，変化があらわれにくいことがあると考えられます．

3 偽性高カリウム血症

- その他に検査上，Kが高値になる偽性高K血症があります．駆血帯を強く巻いたり，拳を強く握ったりすると起こることがあります．採血の吸引圧が高いと赤血球の溶血が起こり，Kが高くなります．血小板増多症や白血球増多でもKの溶出が起こりKが高くなります．検査上，血清Kは高値になりますが，生体内でのKは高くないため心電図変化は起こりません．

4 高カリウム血症の治療

●血清Kが高い場合には，心電図検査を行いKを再検しますが，慢性腎臓病などで高Kの危険性が高いと考えられる患者さんでは，心電図変化がみられなくても血清K値に基づいて治療することが大切です．

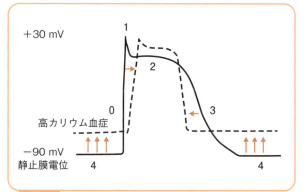

図1 心筋細胞の活動電位と高カリウムによる変化

(Adapted with permission from Parham WA, Mehdirad AA, Biermann KM, Fredman CS. Hyperkalemia revisited. Tex Heart Inst J. 2006；33 (1)：40-7.)

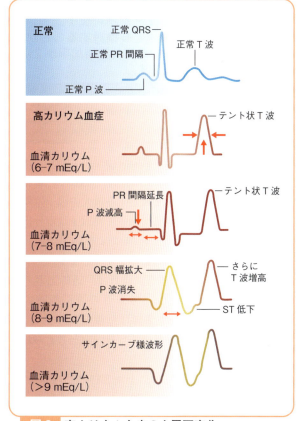

図2 高カリウム血症の心電図変化

(文献2より改変)

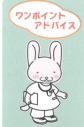

ワンポイントアドバイス
必ずしも，高K血症のときに，典型的な心電図変化がみられるわけではありません．特に透析患者では，心電図変化があらわれにくいと考えられますので，血清K値に基づいて，治療を開始することが大切です．

参考文献

1) Parham AW et al：Hyperkalemia revisited. Tex Heart Inst J 33：40-47, 2006
2) Teymouri N et al：ECG frequency changes in potassium disorders：a narrative review. Am J Cardiovasc Dis 12 (3)：112-124, 2022
3) Surawicz B et al：Relationship between electrocardiogram and electrolytes. Am Heart J 73 (6)：814-834, 1967
4) An JN et al：Severe hyperkalemia requiring hospitalization：predictors of mortality. Crit Care 16 (6)：1-14, 2012
5) Aslam S et al：Electrocardiography is unreliable in detecting potentially lethal hyperkalemia in hemodialysis patients. Nephrol Dial Transplant 17 (9)：1639-1642, 2022

7章 透析患者の食事療法について

Q73 体重増加率の適正範囲は？

体重増加率3〜5%以内を守られている患者さんは少ないのですが，皆さん元気です．中2日なら6%強でもいいのかな？　と考えてしまいますが，どうでしょうか？

A 体重増加率は2〜6%が至適範囲です．増加率は的確なドライウエイト（DW）の設定が不可欠であり，DWの設定にはCTR, hANP値，PWIを指標とし検討することが望ましいです．透析療法施行中に尿量がないのに体重増加率が2%以下の患者さんは，栄養状態の検討が必要です．

エビデンスレベルI

回答者　青木路子　葉山修陽

1 背景

- 透析患者の体重増加は体液貯留の指標であり，体液貯留の原因は飲食による水分です（表1）．さらに体内に貯留する水分量を規定する最大の因子は体内の塩分量ですから，体重増加の主要因子は塩分摂取量ですので，過剰な塩分摂取は より過剰な体重増加につながり，身体へ悪影響を及ぼします．
- 2004年透析医学会の報告によれば，透析患者の体重増加率の分布は，2〜6%未満の適正範囲内が73.2%，体重増加率8%未満は全体の90.8%で，体重増加に関しては大多数は許容範囲内と考えられています．
- 問題は，体重増加率8%以上が3.4%で，多めの体重増加は透析中の急速大量除水による血圧低下，体液貯留による高血圧，うっ血性心不全をひき起こす予後悪化の危険因子です．体重増加率2%以下が5.8%で，体重増加率の低い人や透析経過中に体重が低下していく人たちは生命予後が悪いため，栄養状態の経時的変化（脂肪量，筋肉量）の検討が必要となります．
- 以上をまとめると，
  - ◆適切なドライウエイト（DW）の設定．
  - ◆体重増加率は2〜6%とし，塩分摂取は6〜7 g/日が好ましい．
  - ◆体重増加率2%以下の人は栄養状態の検討が必要．

2 透析の除水

- 透析前の体重増加は透析やECUMにて除水され，透析後にはDWに達するように除水されますが，透析中の血圧低下や患者さんの状態により除水ができない場合があります．
- 体に負担なく除水できる上限は15 mL/kg/時です．すなわちDW 50 kgの人は4時間透析では15×50×4＝3.0 kgの除水が上限で体重増化率は6%となり，除水が12.5 mL/kg/時なら体重増加率は5%となり，10 mL/kg/時なら4%となります．透析の除水に関してのまとめを示します（表2）．
- さらに透析での除水では，血管内外の水の動きが重要で，その大きな因子は膠質浸透圧で血清のアルブミン値を3.5 g/dL以上に保つことが重要ですので，栄養障害があり低蛋白血症の患者さんにおいて過度の除水を行うときは血清アルブミン値をチェックすることも大事です．
- また，除水設定に関して最も重要なことは，適切なDWの設定がなされているか否かです．
- DWの設定は多くの判断基準を組合せることによりさらに適正な体重設定ができますが，CTR, hANP, PWIの組合せにて ほぼ適正な体重設定が可能と考えられます．
  - ①CTR　55%以下
  - ②hANP　40〜60 pg/mL
  - ③PWI　2〜4

各測定値が表示した範囲内であれば，ほぼ適正なDWと考えられます（表3）．

表1 体の水の出入り（体重50 kgの場合）

1日に体に入る水分	1日に体から出る水分
●食事中の水分 　透析食　　1,000 mL ●飲水量　　　？ mL ●代謝水　　　5 mL/kg（250 mL） 合計　1,250 mL ＋飲水量	●不感蒸泄　15 mL/kg（750 mL） ●尿　量　　？ mL ●便　　　100 mL 合計　850 mL ＋尿量

透析食の水分1,000 mLは水分の多い料理　お茶漬け，麺類，鍋物を含まない食事で朝，昼，夕の合計．水分の多い食事では1品あたり300～500 mLの水分増加となる．

表2 透析患者の除水

1. ドライウエイト（DW）50 kgで体重増加率5％の患者さんでは2.5 kgの除水が必要で透析時間4時間なら
   2500 ÷ 50 ÷ 4 ＝ 12.5 mL/kg/時となる．

2. 除水速度の上限は15 mL/kg/時で増加率は6％となる．

表3 適切なDW設定

1. CTR　　55％以下
2. hANP　40～60 pg/mL
3. PWI　　2～4

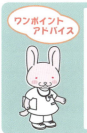

ワンポイントアドバイス

適切なDWを設定し，患者さんの背景を考え，除水効率を考慮し，体重増加率は6％までを上限とすることが望ましいです．体重増加率が2％以下の場合には，栄養状態の検討が必要です．

参考文献

1) 吉田　泉 他：透析中の循環血液量モニタリングによる新しいドライウエイト設定法の評価．透析会誌 43（11）：909-917, 2010
2) 透析療法合同専門委員会 企画・編集：血液浄化療法ハンドブック．協同医書出版社，2010

透析患者の食事療法について

7章　透析患者の食事療法について

Q74 リン，カリウム摂取で気をつけることは何ですか？

リンやカリウムが多い食品について，中2日で摂るより中1日で摂るように勧めていますが，体に対する影響は本当にそのほうがよいのでしょうか？

A よいとする根拠はないですが，カリウム（K）は1日に摂る量が同じであれば，中1日で摂るほうが影響は少ないと考えられます．中2日では2日分の蓄積があるからです．2日分を1回で摂るような大量の場合には，逆に弊害が出る可能性があります．
リン（P）はKほど急激な生体反応を起こさないため，2日分の蓄積や中1日での大量摂取が短期的な影響を及ぼすものではなく，長期的なP過剰摂取による弊害を考慮したほうがよいでしょう．

エビデンスレベルⅡ

回答者　森　穂波

●血液-透析液間の濃度勾配から電解質を除去する透析の性質上，透析前のカリウム（K），リン（P）値が高いほうが正味のK，P除去量は多くなります．週明けのHD前後は突然死や入院率が有意に高いとの報告はあり[3]，それにはナトリウム（Na），水分，透析間の体重増加と急激な是正が関与しているといわれています．K濃度の上昇と急な是正も関与しているかもしれません．中1日ならたくさん摂ってよいというよりは，中2日での摂りすぎに注意したほうがよい，という言い方が正しいかもしれません．

1　高カリウム（K）血症の症状と機序[1,2]

●K濃度は細胞内と細胞外で差があり，細胞内K 140 mEq/L，細胞外K 4〜5 mEq/Lとなっています（図1）．その濃度の比により，細胞膜の静止電位が決まります（Q72参照）．

●通常は-90 mEq/L程度（細胞内が負）ですが，高K血症になると，図1に記載した式によれば細胞内の電位が上がり，より細胞が活動しやすくなります（図2）．ただしこの状態は，逆にNaの細胞内への流入を抑えてしまうので，結果として細胞内の電位はそれ以上高くなりにくく，細胞膜の興奮は抑制されてしまいます．そのために神経筋伝達が抑えられ，筋力低下や心伝達障害が起こるのです．

●ただし細胞外K濃度の上昇が起こると，濃度勾配を正常に近づけようと細胞内へKが移動するため，この変化は小さくなります．血漿Kの変化がもたらす症状の起こりやすさは，変化の程度と速さの両方が関係します．つまりK負荷がより大きく急激であれば，細胞内外のK比は正常化されにくく，症状は出やすいのです．

●またK負荷が続くと，結果として細胞内にK蓄積を起こします．細胞内K濃度が高いと，新たな負荷があっても細胞内外のK比が開きにくい面はあるのですが（透析患者のK値が高くても症状が出にくい理由），出血，横紋筋融解等により細胞内Kが放出される場合や，アシドーシスなどで細胞内Kが細胞外に移行した場合等は，より症状が重篤になると思われます．

2　カリウムをどのように摂ればよいのですか？

●「K負荷がより大きく急激であるほど細胞内外のK比は正常化されにくいこと」から考えると，中1日のときにKをたくさん摂るのは，過剰な量の場合は危険な行為といえます．摂りすぎたときは，一時的でもK吸着剤を使ったほうがよいと思います．

3　高リン（P）血症によるリスク[4]

●高P血症が透析患者の予後不良因子であることは，皆さんよくご存知のとおりです．その機序として，高P血症は二次性副甲状腺機能亢進の原因となり，骨破壊を起こし，骨折や骨痛の原因となること，血

- 中Ca, Pの上昇により血管, 心, 肺, 関節等に異所性石灰化が起こり, 心, 脳, 末梢血管の虚血症状や, 心臓弁膜症, 心筋障害などをひき起こすことが挙げられます.
- Pも, Kと同じく, 食事の負荷により細胞外濃度が上がりますが, 細胞内への移行を認め, 緩やかにもとの濃度に近づきます. ただしKよりそのスピードはかなり遅いようです.
- 腎不全保存期でのP負荷はわずかな血清P上昇しか起こしませんが, この時期でもPTHやFGS23といった尿中リン排泄ホルモンの働きが活性化し死亡率に関与することが知られています. またリン酸は血管平滑筋細胞への炎症作用, 内皮機能不全の誘発, 血管石灰化の促進によって血管損傷に直接寄与する可能性があります. P摂取による負荷そのものが問題だとすれば, 一時的な摂取量の加減よりも長期的な摂取量のコントロールが大事かもしれません.
- しかし単純に食事制限によってP負荷を減らすことは, 必ずしも予後を改善しません. P制限をしていない人のほうが死亡率低いという報告[5]や, 血清P値と蛋白摂取量で4群に分けると, P値が低く蛋白摂取が少ない群は, P値が高く蛋白摂取が多い群より予後が悪かったという報告[6]があります.
- 塩酸セベラマーや炭酸ランタンの使用は生命予後の改善に寄与したとの報告がいくつかみられます.

4 患者さんを栄養障害に陥らせないために

- K, Pとも摂取量は蛋白摂取量と比例し, Kは植物性の栄養素との関連が深いです. 一般的に, 透析患者さんは蛋白摂取不足であり, 各種ビタミンや微量元素不足といわれています. こうした栄養障害はフレイル, MIA症候群 (malnutrition, inflammation, atherosclerosis syndrome) となり生命予後悪化にも関連しています. つまり, 健康的な量の蛋白や野菜の摂取を維持しつつK, P摂取を抑える工夫が最も大事になります.
- Kは食物繊維の多い食品ほど便中排泄をうながし, また高繊維食は蛋白分解に働く菌の増殖により尿毒素の排泄を促します. 植物性由来の食材は, K含有量が低いことのみならず, 高繊維食であること (K/繊維比が低い) も選ぶ基準にします.
- Pに関しては, 食品添加物に含まれる無機リン酸はほぼ100%体内に取り込まれるためできるだけ避けることが望ましいです. また植物性の蛋白質には体内に吸収されにくいリン酸塩が含まれるため, 動物性よりもP負荷が少ないかもしれません.
- K, Pが至適濃度より高いときにはそれぞれ薬剤も用いて下げるようにします. Pに関しては, CKD-MBDの観点からiPTH, Ca値やそれに対応する薬剤で適正化を図るようにします.
- 透析効率の見直しも検討します. 透析時間, 回数や血液量は十分でしょうか.

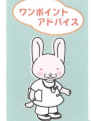

ワンポイントアドバイス
- 「中1日であればたくさん摂ってよい」ということではなく, 「中2日で大量に摂るより弊害が少ない」との意味合いであることを理解させてください.
- 蛋白質や栄養素の摂取が減らないような食事指導が大事です.
- Kに関しては急激に大量の負荷を起こさせない, Pに関しては継続的にP蓄積を起こさせない工夫が必要で, そのためにはK, P吸着剤の適切な使用や透析の効率上昇も重要と考えます.

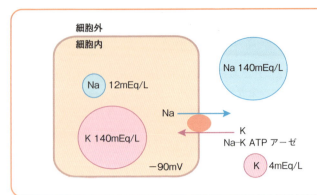

図1 細胞内外のK濃度 (文献1を参照して作成)

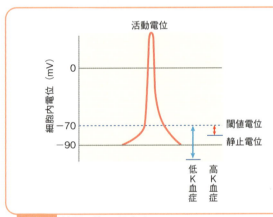

図2 神経・筋の興奮とK (文献1を参照して作成)

参考文献

1) 武内重五郎 他編著：臨床医のための病態生理学講座 腎臓. メジカルビュー社, pp 52-53, 1986
2) Rennke HG 他, 黒川 清 監訳：体液異常と腎臓の病態生理 第2版. メディカル・サイエンス・インターナショナル, pp 157-170, 2007
3) Rhee CM：Serum potassium and the long interdialytic interval：minding the gap. Am J Kidney Dis 7：4-7, 2017
4) Barreto FC et al：Strategies for phosphate control in patients with CKD. Kiney Int Rep 4：1043-1056, 2017
5) Lynch KE et al：Prescribed dietary phosphate restriction and survival among hemodialysis patients. Clin J Am Soc Nephrol 6：620-629, 2011
6) Shinaberger CS et al：Is controlling phosphorus by decreasing dietary protein intake beneficial or harmful in persons with chronic kidney disease? Am J Clin Nutr 88：1511-1518, 2008

7章 透析患者の食事療法について

Q75 上手な蛋白質の摂取方法は？

A 適正な蛋白質摂取量は，標準体重1 kg当たり0.9〜1.2 gが推奨されています．栄養障害の予防のためには良質な（アミノ酸スコアの高い）蛋白質を摂取するとともに，<u>エネルギーを必要十分量摂取することが重要です</u>．

エビデンスレベルI

回答者
茂木さつき

- 0.9〜1.2 g/kg/日の蛋白質摂取量は，「日本人の食事摂取基準（2020年版）」と同じくらいであり，摂りすぎない程度の制限です．むしろ，適量の範囲内で質の良い蛋白質を摂取することや，リン摂取量が多くならないような選び方をすることが大切です．また，透析患者の栄養障害は生命予後や合併症発症率と関連しているといわれます．栄養障害による低蛋白血症の予防や改善のためには，エネルギーの確保が必要です．

1　十分なエネルギー摂取の必要性

- 透析患者は高齢化や糖尿病の合併に加え，慢性炎症，酸化ストレス，尿毒素の蓄積，代謝性アシドーシス，栄養素の摂取不足，透析排液からの栄養素の喪失等の複数の要因が重なり，PEW（protein-energy wasting）およびサルコペニア，フレイルのリスクが高くなります．
- PEWおよびサルコペニア，フレイルは，転倒・骨折，心血管イベント，感染症などを発症し，最終的に要支援・要介護，施設入所，入院から死亡と密接に関連します．
- 日本透析医学会の「わが国の慢性透析療法の現況」（2008年12月31日現在）によると，血液透析患者の16.6％がBMI（body mass index）<18 kg/m^{2}の「やせ」であり，特に75〜89歳の高齢血液透析患者では22.5％が「やせ」であるとの結果が出ています．
- 高齢者では蛋白異化率（PCR：蛋白質の壊れる速度，0.9 g/kg/日を下回ると死亡率が増加するとされています）<0.8 g/kg/日が全体の33.1％にみられることから，エネルギー不足により「やせ」の状態に陥っていると考えられます．
- 蛋白質を有効に利用して栄養障害を防ぐためには，十分なエネルギー（主に炭水化物から）を摂取することが重要です．

2　良質蛋白質摂取の重要性

- 蛋白質はアミノ酸から構成されています．蛋白質の栄養価は蛋白質摂取量とアミノ酸組成のバランスが重要となるため，蛋白質の摂りすぎに注意が必要な透析患者はアミノ酸組成が良くなるようにアミノ酸スコアの高い蛋白質（肉，魚，卵，大豆製品）を中心に摂取することが必要です．

3　蛋白質摂取量とリン摂取量

- リンの摂取量は，蛋白質摂取量と密接な関係があるため，蛋白質摂取が制限されていればリンも同時に制限されます．
- しかし，リンを多く含む食品や有機リンよりも吸収しやすい無機リンを多く含む加工食品の摂取により過剰摂取となることがあります．血液検査データを確認し，血清尿素窒素（BUN）は高くないのに，血清リンが高い場合には，これらの食品の過剰摂取を疑います．

表1 蛋白質を含む食品とアミノ酸スコア
（1973年 FAO/WHO パタンによる）

食品名	アミノ酸スコア
肉類	
鶏肉（むね肉）	100
豚肉（ロース脂身なし）	100
魚介類	
あじ	100
さけ	100
かつお	100
あさり	81
卵・乳製品	
鶏卵	100
牛乳	100
プロセスチーズ	91
豆類	
木綿豆腐	82
大豆	86
穀類	
精白米	65
コーンフレーク	16
小麦粉	44

表2 食品に含まれる蛋白質量とリン量　食品100g当たり

食品名	蛋白質量(g)	リン量(g)	リン/蛋白質	*備考
【主食】				
ごはん	2.0	34	17.0	1膳150g
うどん（ゆで）	2.3	18	7.8	1袋200g
そば（ゆで）	3.9	80	20.5	1袋160g
食パン	7.4	67	9.1	6枚切60g
【肉】				
牛もも赤身	17.1	190	11.1	
豚ロース赤身	18.4	200	10.9	
とりむね皮なし	19.2	220	11.5	
とりレバー	16.1	300	18.6	焼鳥1串30g
【魚】				
あじ	16.8	230	13.7	1尾160g（正味70g）
さけ	18.9	240	12.7	1切80〜100g
さんま	16.3	180	11.0	1尾150g（正味100g）
まぐろ赤身	22.3	270	12.1	5切れ60g
ししゃも	17.4	430	24.7	2〜3尾50g
しらす干し（半乾燥品）	33.1	860	26.0	大さじ2杯10g
【乳製品】				
牛乳	3.0	93	31.0	コップ1杯150g
ヨーグルト（加糖）	4.0	100	25.0	
プロセスチーズ	21.6	730	33.8	スライス1枚18g
【加工品】				
ハム（ロース）	16.0	280	17.5	1枚10g
魚肉ソーセージ	10.3	200	19.4	1本75g
はんぺん	9.9	110	11.1	小1枚60g
焼きちくわ	12.3	100	8.1	小1本30g
【その他】				
ゆで小豆	7.4	95	12.8	
チョコレート	5.8	240	41.4	板チョコ1枚70g
アイスクリーム	3.5	120	34.3	
アーモンド（フライ）	21.1	490	23.2	10粒15g

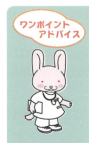

ワンポイントアドバイス
蛋白質は良質のものを適量摂取（控えすぎない）とし，炭水化物や油脂類でエネルギーを十分に摂取することを指導しましょう．
高リン血症の原因が，蛋白質の過剰摂取なのか，リンを多く含む食品の過剰摂取なのかを見極めることが大切です．

参考文献

1) 加藤明彦：なぜ透析患者では栄養と身体評価が必要か．臨牀透析 39（4）：359-362，2023
2) 日本腎臓学会 編：慢性腎臓病に対する食事療法基準2014年版．東京医学社，2014
3) 文部科学省科学技術・学術審議会資源調査分科会：日本食品標準成分表（八訂）増補2023年
4) 香川明夫 監修：八訂 食品成分表2024．女子栄養大学出版部，2024
5) 奥嶋佐知子 監修：食品の栄養とカロリー事典．女子栄養大学出版部，2022

7章 透析患者の食事療法について

Q76 糖尿病性腎症患者の食事療法について教えてください

糖尿病性腎症の患者さんの食事療法についてですが，いまだ糖尿病が安定されていない患者さんの指導で，腎症と糖尿病食での兼ね合いが難しいのですが，どうすればよいのでしょうか？

A 非糖尿病透析患者と同様に，水分，食塩，蛋白質，カリウム，リンの栄養管理をしっかり行うことを大前提とし，血糖コントロールはインスリン療法を主体に行います．高血糖や低血糖を回避し，血糖変動幅を小さくすることを目指して，炭水化物はムラなく，適切な量を摂取します．

エビデンスレベルⅡ

回答者
金内則子

1 糖尿病性腎症患者の食事管理

- 糖尿病患者さんは，エネルギー制限食，減塩食，蛋白質，カリウム，リン，水分制限と，透析療法に至るまでの間に，複雑に食事管理の変容を経験します．
- 患者さんの食事療法に対する理解度や自己管理の状況は様々です．食事のコントロールがうまくいかずに合併症が進展，ひいては透析療法を行うに至った患者さんも多い一方，その長い経過から，エネルギー摂取に対する罪悪感にも似た認識をもつ患者さんもあり，ここに味覚異常や便秘，消化器症状等，透析患者によくみられる多岐にわたる要因も重なり栄養障害に陥るケースも多いのが現状です．
- このように，糖尿病性腎症患者の食事管理は摂取過剰から栄養不良まで個人差が大きいため，まずは患者さんの **摂取状況** と **栄養状態**，**血糖コントロール**，**合併症の状況** 等を評価し，個々人にあわせた指導を行うことが大切です．

2 血糖コントロール，インスリンと食事の評価

- グリコアルブミン（GA）や血糖値の定期的な測定により，血糖コントロールを評価することが大切です（表1）．血糖コントロールが不良の患者さんは，透析中の低血糖や透析後の高血糖を起こしやすいともいわれています．ただし，GAは低アルブミン血症があるとき，低値を示すことがあり，注意します．HbA1cは赤血球寿命の低下とエリスロポエチン製剤により，低値を示しやすいため，参考程度とします．

- 透析導入に向けて，インスリン治療を開始する糖尿病患者さんも多く，**インスリン製剤の種類や投与回数にあわせた摂食のタイミングと量** について指導します．

- 自己血糖測定（SMBG）は，リアルタイムの血糖変動をポイントで確認することができます．また，持続血糖測定（CGM）は，食後の血糖変動や夜間の血糖値，無自覚性低血糖を捉えることができ，さらに透析日と非透析日の血糖の状況を把握するのに役立ちます．

- 透析患者さんは，食事摂取を含め，**透析日と非透析日で異なった生活スケジュール** を過ごしていることも血糖コントロールがうまくいかない理由の一つです．食欲不振あるいは透析間の過食と節制による摂取量ムラがある可能性を念頭におきながら患者さん個々人の血糖コントロール，薬剤と食事，生活状況を把握し，具体的に指導することが大切です．

3 摂取エネルギー量と炭水化物

- 「腎症と糖尿病食の兼ね合い」で悩まされるのは，蛋白質制限下で異化亢進を起こさないためのエネルギー摂取量の問題と，エネルギーを確保するための炭水化物摂取の問題です．
- 腎不全保存期療法では，厳しい蛋白質制限（0.6～0.8 g/kg/日）が行われるため，炭水化物や脂質にてエネルギーを補います．しかし，維持透析導入となれば，蛋白質摂取の目安は0.9～1.2 g/kg/日と栄

- 養素バランスもとりやすくなります．
- エネルギー摂取量については，「血液透析患者の糖尿病治療ガイド2012」にて25〜35 kcal/kg/日，「腹膜透析ガイドライン2019」では30〜32 kcal/kg/日と目安が示されています．いずれも肥満の有無，サルコペニアや低栄養の有無，性別，年齢，身体活動レベル等に応じて設定します．「糖尿病治療ガイド」では，エネルギー摂取量は目標体重×エネルギー係数（表2）により算出する方法が示されています．ここでは65歳未満の目標体重は標準体重とすること，65歳以上の高齢者については，フレイルやADL，合併症，体組成，摂取状況，代謝状態を評価したうえでBMI 22〜25の幅をもって個別に設定するように示されています．透析患者さんには栄養障害が高率にみられることからも，必要エネルギー量を確保することは大変重要です．
- 単純糖質（清涼飲料，菓子等に多く含まれる）は控えめにし，主食はムラなく適量を確実に摂取するよう指導します．
- カリウム制限とのジレンマもありますが，カリウム管理内で食物繊維をなるべく多く摂取し，glycemic indexの低い食品を選択します．

4 合併症予防

- 糖尿病性腎症の透析患者では，浮腫，心不全，肺水腫などの溢水が起こりやすいです．
- 糖尿病自体の合併症である細小血管障害や大血管障害が進展しており，心機能低下も多くみられるため，食塩の過剰摂取に留意し，透析間体重の増加を少なくすること（中1日でドライウエイトの3％，中2日で5％以内）がより大切です．
- 水分管理を指導してもなかなかうまくいかない患者さんの背景に，**高血糖による口渇**がないか，食塩の過剰摂取がないか評価しましょう．

表1 血糖コントロール指標と目標値

指　標	目標値
随時血糖値 （透析前血糖値：食後約2時間血糖値）	180〜200 mg/dL 未満
グリコアルブミン（GA）	20％未満 （心血管イベントの既往を有し，低血糖の傾向あり：24％未満）

＊グリコアルブミン（GA）基準値：11〜16％

（文献1より引用）

表2 エネルギー係数の目安

軽い労作（大部分が座位の静的活動）	25〜30
普通の労作（座位中心だが，通勤，食事，軽い運動を含む）	30〜35
重い労作（力仕事，活発な運動習慣がある）	35〜

＊肥満で減量を図る場合は少ないほうにとる．高齢者のフレイル予防では大きいほうをとる等，症例ごとの病態も考慮．

（文献4より引用）

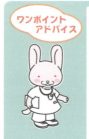

ワンポイントアドバイス
忙しいときなど食事を簡単に済ませようとする場合や，食事準備に負担を感じる高齢者さん等では，麺類，おにぎり，菓子パン，またこれらの組合せといった炭水化物中心の食事になりやすいものです．食事内容を確認しましょう．

参考文献

1) 日本透析医学会：血液透析患者の糖尿病治療ガイド2012．透析会誌 46（3），2013
2) 日本腎臓学会 編：慢性腎臓病に対する食事療法基準2014年版．東京医学社，2014
3) 腹膜透析ガイドライン改訂ワーキンググループ 編：腹膜透析ガイドライン2019．医学図書出版，2019
4) 日本糖尿病学会 編著：糖尿病治療ガイド2022-2023．文光堂，2022

7章 透析患者の食事療法について

Q77 エネルギー補助食品について教えてください

インスリン使用中の患者さんで栄養不足に陥った場合、エネルギー補助食品はどのように利用したらよいでしょうか？ 高カロリー食品は吸収の早いものが多く，一時的な高血糖が心配です．

A まずはエネルギー補助食品を使う前に，摂食率を高める工夫をすることが大切です．エネルギー補助食品を使うのであれば，半消化態タイプの人工濃厚流動食を使用するのがよいかと思います．

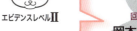

エビデンスレベルⅡ

回答者
岡本日出数

1 糖尿病透析患者の栄養障害と対策

- 糖尿病透析患者では、非糖尿病の透析患者に比べて，栄養障害を高度に合併します．特に，CAPDの患者さんではその傾向が強いと報告されています．
- 糖尿病透析患者の栄養障害が起こる要因としては、
  ①インスリン作用不足により異化的代謝の亢進が背景にあること
  ②糖尿病の合併症に起因する食事摂取量の低下
  があります．
- 食事摂食量を低下させる病態としては，糖尿病性自律神経障害に伴う胃の排出能および消化管蠕動運動が低下することや，脳動脈硬化によって生じる，脳の虚血性変化で自発性や意欲が低下することが挙げられます．
- 摂食量が少ないのに食事制限を行うのはナンセンスで，**一時的に食事制限を解除したり，緩めたりすることも大切**です．
- 摂食率を上げる工夫としては，副食の素材を患者さんの嗜好を考えて選んだり，塩分摂取過剰になることに注意しながらも，一品のみ味付けを濃くしたりする等，調理上の工夫をすることもよいでしょう．
- エネルギー量を上げる工夫としては，風味付けにバターやゴマ油を使ったり，調味料にマヨネーズを使ったりすることなどが挙げられます．
- それでも栄養不足に陥るのであれば，エネルギー補助食品を使用するのがよいでしょう．カロリーを上げるだけでしたら，中鎖脂肪酸を用いたゼリー，煎餅，クッキー，粉飴などのエネルギー補助食品がありますが，摂食量が落ちている場合は，全体的な栄養素のバランスも崩れているので，**人工濃厚流動食（経腸栄養剤）を使用**するのがよいと思います．経腸栄養剤の使用は，短期研究であっても血清アルブミン値の有意な改善をもたらすことが報告されています．

2 透析患者における人工濃厚流動食の使用法

- 人工濃厚流動食は窒素源の違いから，①半消化態栄養剤，②消化態栄養剤，③成分栄養剤に分類されます（表1）．糖質には，デンプンを加水分解したデキストリンが主に使われており，そのため，栄養剤の浸透圧をなるべく低く保ち，吸収がしやすくなっています．糖質エネルギー比は50～60％程度で，消化管機能が正常であれば，**半消化態栄養剤が適応**となります．
- 半消化態栄養剤は，窒素源として卵白，乳蛋白，カゼイン，大豆蛋白が用いられており，味も調整され，経口摂取しやすくなっています．また，医薬品扱いのものと食品扱いのものがあり，医薬品扱いのものにはエンシュア®およびエンシュア®H，エネーボ®，ラコール®，イノラス®があります．食品扱いのものは100種類以上あり，蛋白質含有量や脂質の配合などに各々特徴があります（表2）．
- **通常の栄養剤は1 kcal/mLに調整されていますが，これより濃い高濃度タイプの栄養剤（エンシュア®H，エネーポ®，イノラス®）もあり，水分量が少なく高カロリーの補給が可能となるため，水分制限のある病態や，経口摂取のサプリメント的に使用**されます．
- 腎不全用栄養剤にはリーナレン®MP，リーナレン®LP，レナウェル®3，レナウェル®A，レナ

177

ジー®U，レナジー®bit があり，高濃度のもの，蛋白質，ナトリウム，カリウム，リンが調整されたものがあり，透析患者で失われがちな L-カルニチンを含むものがあります．透析患者の場合には，水分制限が必要であるため，腎不全用栄養剤のリーナレン®MP，リーナレン®LP，レナウェル®3，レナウェル®A，レナジー®U は 1.5〜1.6 kcal/mL と高濃度に調整されています（図1，表3）．

- 食事の摂取量が少ない患者さんの栄養補給として，サプリメント的に使用される栄養剤の容量は少なく，1.5 kcal/mL あるいは 2.0 kcal/mL の高カロリーのものがあります．腎不全用栄養剤は少ない水分でエネルギーを高めているのでより濃厚となり，脂肪も比較的多く含まれているため浸透圧も比較的高くなり，下痢の副作用が問題となることがあります．

3 糖尿病透析患者における血糖変動とインスリンの使用

- 糖尿病血液透析患者では，透析液のブドウ糖濃度の影響で，透析日と非透析日では血糖の日動変動パターンが異なります（図2，3）．さらに腎臓でのインスリン分解や排泄が低下し，腎臓での糖新生も低下しているため低血糖が起こりやすく，透析日と非透析日でインスリン量を打ち分ける等の工夫が必要となることがあります．栄養不足に陥り人工濃厚流動食を使用する際には，人工濃厚流動食は吸収速度が速いことが考えられることから，インスリン製剤の選択も，混合型インスリン製剤から**超速効型インスリン製剤**へ切り替えることも考慮すべきです．

- 近年，超速効型インスリン製剤がさらに改良され，**投与初期の吸収を早め血糖降下作用の発現をより早めた製剤**（ルムジェブ®，フィアスプ®）が登場し，**食直後（食事開始から 20 分以内）に投与する**ことも可能になったため，摂食量に応じてインスリン量の調節も可能となりました．

表1 人工濃厚流動食の種類と特徴

		半消化態栄養剤	消化態栄養剤	成分栄養剤
栄養成分	窒素源	蛋白質，ポリペプチド	アミノ酸，ジペプチド，トリペプチド	アミノ酸
	糖質	デキストリンなど	デキストリン	デキストリン
	脂質	長鎖脂肪酸と中鎖脂肪酸	長鎖脂肪酸と中鎖脂肪酸	長鎖脂肪酸と中鎖脂肪酸
	脂質含有量	比較的多い	少ない	極めて少ない
	他の栄養成分	不十分	不十分	不十分
	繊維成分含有	水溶性・不溶性を添加したものも多い	無添加	無添加
製剤の性状	消化	多少必要	ほとんど不要	不要
	吸収	必要	必要	必要
	残渣	少ない	極めて少ない	極めて少ない
	浸透圧	比較的低い	高い	高い
	溶解性	比較的良好	良好	良好
	粘稠性	やや高い	やや高い	低い
	味・香り	比較的良好	不良	不良
	剤形	粉末製剤，液状製剤	粉末製剤，液状製剤	粉末製剤
適応		制限あり	制限あり	広い
取り扱い区分		医薬品，食品	医薬品	医薬品

（文献5を参照して作成）

図1 腎不全用経腸栄養剤

表2	医薬品の半消化態栄養剤の組成					
半消化態栄養剤 （製品名）	ラコール NF	イノラス	エンシュアリキッド	エンシュア H	エネーポ	アミノレバン EN
会社名	大塚製薬工場	大塚製薬工場	アボットジャパン	アボットジャパン	アボットジャパン	大塚製薬工場
容量	200 mL/400 mL	125 mL/187.5 mL	250 mL	251 mL	252 mL	50 g
エネルギー （kcal）	200/400 （1.0 kcal/mL）	200/300 （1.6 kcal/mL）	250 （1.0 kcal/mL）	375 （1.5 kcal/mL）	300 （1.2 kcal/mL）	210
エネルギーの 構成割合（%） ■糖質 ■蛋白質 ■脂質	糖質 62.4% 蛋白質 17.5% 脂質 20.1%	糖質 54.0% 蛋白質 16.0% 脂質 30.0%	糖質 54.5% 蛋白質 14.0% 脂質 31.5%	糖質 54.5% 蛋白質 14.0% 脂質 31.5%	糖質 53.0% 蛋白質 18.0% 脂質 29.0%	糖質 59.2% 蛋白質 25.7% 脂質 15.1%
糖質（g）	31.24/62.48	26.53/39.79	34.3	51.5	39.6	31.5
蛋白質（g）	8.76/17.52	8.00/12.00	8.8	13.2	13.5	13.5
脂質（g）	4.46/8.92	6.44/9.66	8.8	13.2	9.6	3.7
浸透圧 （mOsm/L）	330～360	約670	約330	約540	約350	約570 （1 kcal/mL 溶解の場合）
Na（mg）	147.6/295.2	180/270	200	300	230	38.98
K（mg）	276/552	368/551	370	560	300	212.1
Ca（mg）	88.0/176.0	177.8/266.6	130	200	290	58.27
Mg（mg）	38.6/77.2	82.3/123.4	50	75	52	20.22
P（mg）	88.0/176.0	222.3/333.4	130	200	250	92.41
Cl（mg）	234/468	278/416	340	510	250	218.8
Fe（μg）	1250/2500	2444/3666	2250	3380	4400	1330
Zn（μg）	1280/2560	2666/3999	3780	5630	4500	850
Mn（μg）	266/532	888/1331	500	750	1400	190
Cu（μg）	250/500	200/300	250	380	480	130
I（μg）		28.8/43.1				9.6
Se（μg）	5/10	11.3/16.9			20	
Cr（μg）		8.8/13.1			31	
Mo（μg）		6.6/9.9			34	
コレカルシフェ ロール	27.2 IU/54.4 IU	3.34 μg/5.01 μg	1.25 μg（50 IU）	1.88 μg（75 IU）	2.8 μg	エルゴカルシフェ ロール 1.165 μg
L-カルニチン （mg）		33.4/50.1			32	

（添付文書より作成）

7

透析患者の食事療法について

表3 腎不全用経腸栄養剤組成（100 mL 当たり）

		リーナレン LP	リーナレン MP	レナウェル A	レナウェル 3	レナジー U	レナジー bit
熱量	kcal	160	160	160	160	150	120
蛋白質	g	1.6	5.6	0.6	2.4	4.9	0.72
脂質	g	4.5	4.5	7.12	7.12	4.2	3.36
糖質	g	28	24	23.44	21.6	22.8	20.24
食物繊維	g	1.6	1.6	2.4	2.4	2.5	4
Na	mg	48	96	48	48	172.5	36
食塩相当量	g	0.12	0.24	0.12	0.12	0.44	0.088
K	mg	48	48	16	16	117.5	0〜8
Ca	mg	48	48	8	8	49	2
Mg	mg	24	24	2.4	2.4	50	1.2
Cl	mg	12	12	12	12	213	
P	mg	32	32	16	16	60	
Fe	mg	2.4	2.4	2	2	1.25	
Zn	mg	2.4	2.4	0.04	0.048	1.5	2.4
Cu	mg	0.12	0.12	0.0016	0.0032	0.075	
Mn	mg	0.37	0.37	0.0088	0.0088	0.275	
Cr	μg	4.8	4.8			4.4	
Mo	μg	4	4			3.75	
Se	μg	14.4	14.4			4.4	4.8
I	μg	24	24			19	
Vit. D	μg	0.21	0.21	0.1	0.1	0.65	0.24
カルニチン	mg	40	40			19	20
浸透圧	mOsm/L	720	730	410	340	470	390
水分	mL	75.8	74.9	75.2	75.2	76.5	80.8

（添付文書より作成）

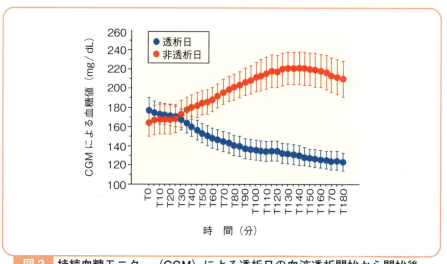

図2 持続血糖モニター（CGM）による透析日の血液透析開始から開始後3時間の血糖値の変動と非透析日の同時間帯の血糖値の変動
●平均値 ± 標準誤差

（文献7を参照して作成）

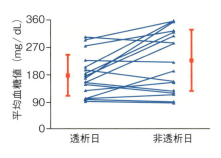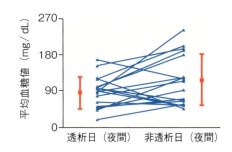

▲−▲ 症例毎の数値；■ 全症例の平均値 ± 標準偏差
一日の全症例の平均値 ± 標準偏差：非透析日 vs. 透析日＝226.8±100.8 mg/dL vs. 176.4±68.4 mg/dL（P<0.013）
夜間の全症例の平均値 ± 標準偏差：非透析日 vs. 透析日＝232.2±126.0 mg/dL vs. 171.0±79.2 mg/dL（P<0.013）

図3 非透析日および透析日における持続血糖モニター（CGM）による一日あるいは夜間（真夜中から午前6時まで）の平均血糖値

（文献8を参照して作成）

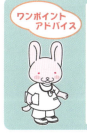

ワンポイントアドバイス

摂食量が低下し，経口摂取量が不安定な患者さんにインスリンを使用する場合には，超速効型インスリンを摂食量に応じて投与量を変えて，食直後に使用することも有効な方法です．

参考文献

1) 日本腎臓学会日本腎臓学会企画委員会小委員会食事療法ガイドライン改訂委員会：腎疾患の食事療法ガイドライン改訂委員会報告 慢性腎臓病に対する食事療法基準2007年版．日腎会誌 49：871-878, 2007
2) 山内 健：経腸栄養剤の分類．"経腸栄養剤の種類と選択"井上善文，足立香代子 編．フジメディカル出版, pp 26-30, 2005
3) 吉田祥子：人工濃厚流動食の種類と特性．"経腸栄養剤の種類と選択"井上善文，足立香代子 編．フジメディカル出版, pp 35-39, 2005
4) 金澤良枝，中尾俊之：糖尿病透析患者の栄養指導．臨牀透析 17：129-134, 2001
5) 大濱 修：第5章 経腸栄養 Ⅴ 経腸栄養剤の分類と特徴．"実践 静脈栄養と経腸栄養 基礎編"島田滋彦 他 編．エルゼビアジャパン, p 128, 2003
6) 佐々木雅也：総論 経腸栄養剤の種類と特徴〜病態別経腸栄養剤の種類と特徴〜．静脈経腸栄養 27：637-642, 2012
7) Riveline JP et al：Glycaemic control in type 2 diabetic patients on chronic haemodialysis：use of a continuous glucose monitoring system. Nephrol Dial Transplant 24：2866-2871, 2009
8) Kazempour-Ardebili S et al：Assessing glycemic control in maintenance hemodialysis patients with type 2 diabetes. Diabetes Care 32：1137-1142, 2009
9) Sharma M et al：A controlled trial of intermittent enteral nutrient supplementation in maintenance hemodialysis patients. Ren Nutr 12：229-237, 2002

7章 透析患者の食事療法について

Q78 お酒はどの程度飲んでよいのでしょうか？

A お酒も水分としてカウントし，つまみで蛋白質やリン，食塩を摂り過ぎないよう注意しながら，上手に適量を楽しみましょう．

エビデンスレベルⅡ

回答者
金内則子

1 アルコールのメリットとデメリット

- 飲酒は日常的な晩酌の他，会食や付き合い，冠婚葬祭等，様々な社会生活の場面で私たちが親しんできた習慣，文化の一つです．飲酒には，楽しみやコミュニケーションとして精神や生活に潤いをもたらし，食欲を増進させ，食事をより美味しく感じさせる効果もあります．
- 腎臓疾患とアルコール摂取については，適正な飲酒であれば慢性腎臓病の発症との関連性はないとの日本人の疫学報告がありますが，過度の飲酒は生命予後を悪くします．
- アルコールは食欲を増進しますが，摂取量が増えやすいのは，**つまみ（副食）**であり，蛋白質，カリウム，リンの摂取の増加につながります．また，お酒は塩気との相性もよく，アルコール飲料自体の水分と，つまみによる食塩摂取により体重増加をきたしやすくなります．

2 アルコール摂取量の目安

- **アルコール飲料も水分量としてカウント**します．水分，蛋白質，食塩，カリウム，リンの摂取量の管理をあわせて行うことを前提に，どのくらいのアルコールが許容されるのでしょうか？ 透析患者の良好な予後のために重要なのは，合併症を予防することにあります．関連性の深い疾患について，ガイドライン等ではアルコールについて以下のように示しています．
  - ◆**CKD 診療ガイド 2024**：節度ある適度な飲酒は純アルコール量として，約 20 g/日未満，女性や 65 歳以上の高齢者，少量の飲酒で顔面紅潮をきたす等，アルコールの代謝能力の低い人は，より少ない量が推奨されています．
  - ◆**高血圧治療ガイドライン 2019**：男性は純アルコール量で 1 日 20～30 g，女性は 1 日 10～20 g 以下とします．アルコールの単回摂取は数時間持続する血圧低下をもたらしますが，その後，上昇に転じ，長期にわたる飲酒は血圧を上昇させます．
  - ◆**糖尿病診療ガイド 2022-2023**：純アルコール量で 1 日 25 g までにとどめ，肝疾患や合併症など問題のある症例は禁酒とします．
  - ◆**2023 年改訂版冠動脈疾患の一次予防に関する診療ガイドライン**：J カーブを呈するとされてきた少量飲酒の効果が明確でないことや不定期でも多量の飲酒は危険因子であることから，純アルコール量で 1 日 25 g 以下，あるいはできるだけ減らすことが推奨されます．
- 合併症を考慮したアルコール摂取上限量の目安は，**各種ガイドラインや診療ガイドで ほぼ一致**しており，およそ**純アルコール量で 1 日 20 g 以下**とすると，これは，ビール 540 mL，日本酒 160 mL，焼酎 100 mL，ウイスキー 60 mL，ワイン 220 mL に相当します．

3 上手な飲み方の指導

- お酒を飲むときはご飯等の主食を摂らず，つまみ（おかずや乾きもの）で飲むという方が多くいらっしゃいます．主食をとらない分，つまみの摂取量が多くなります．
- アルコール飲料のエネルギーは表1に示しました

が、これは体内では有効に使われません．お酒を飲むからと主食を抜くと、蛋白質やカリウム、リンの過剰、エネルギー不足を起こしやすくなります．また糖尿病でインスリン治療中の方は、低血糖を起こしかねません．
- 逆に、つまみをとらずにビールだけを摂取したりしますと、水分摂取過多＋食塩不足の状況となり、低ナトリウム血症の原因となります．
- お酒を飲むときでも、主食と副食（おかず）を通常どおり摂取します．食塩やリンを多く含むつまみ類をプラスしたり、あるいはふだんより副食（おかず）の摂取量が多くなったりしないよう指導します．
- 日常的な飲酒でなくても、不定期にどか飲みする飲み方をビンジ飲酒といい、心血管疾患のリスクが高まる可能性が報告されています．透析前日や食事記録日だけでなく、月に何回飲むか、1回の飲酒量はどのくらいか評価し、ビンジ飲酒の有無を確認します．

表1　純アルコール20g相当のアルコール飲料

	水分（mL）	蛋白質（g）	カリウム（mg）	リン（mg）	エネルギー（kcal）
ビール　540 mL（約500 mL缶1本）	501	1.6	184	81	211
日本酒　160 mL（1合弱）	134	0.6	8	14	163
焼酎　100 mL（約1/2合）	80	0	－	－	144
ウイスキー　60 mL（シングル2杯）	40	0	1	Tr	140
ワイン（赤）220 mL（グラス2杯）	195	0.4	242	29	150

（文献5より引用）

表2　つまみの栄養成分

	エネルギー（kcal）	蛋白質（g）	カリウム（mg）	リン（mg）	食塩（g）
焼き鳥　2本	138	15.0	174	81	0.9
するめ　20 g	61	13.8	220	220	0.5
さば味付け缶詰　40 g	83	8.6	104	120	0.5
枝豆 さや付き　100 g	59	5.8	245	85	0（振り塩なし）
チーズ1個　25g	78	5.7	15	183	0.7
ポテトチップス　1/2袋	216	1.9	480	40	0.4
バターピーナッツ　20 g	122	4.7	140	76	0.1
キムチ　30 g	8	0.7	87	14	0.9
ししゃも　50 g（3尾）	81	12.2	200	270	0.8
かまぼこ　40 g（3枚）	37	4.8	44	24	1.0
ぎょうざ　100 g（3個）	209	6.9	170	62	1.2（たれなし）

（文献5より引用）

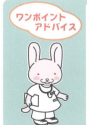

ワンポイントアドバイス　水分管理のうえでは、水分の多いビールより焼酎やウイスキーなど濃度の濃いものを少量ずつ楽しむ飲み方がおすすめです．

参考文献

1) 日本腎臓学会 編：CKD診療ガイド2024．東京医学社，2024
2) 日本高血圧学会高血圧治療ガイドライン作成委員会 編：高血圧治療ガイドライン2019．ライフサイエンス出版，2019
3) 日本糖尿病学会 編著：糖尿病治療ガイド2022-2023．文光堂，2022
4) 日本循環器学会 他：2023年改訂版冠動脈疾患の一次予防に関する診療ガイドライン
5) 文部科学省科学技術・学術審議会資源調査分科会：日本食品標準成分表（八訂）増補2023年

8章

透析患者の検査値の意味について

8章 透析患者の検査値の意味について

Q79 検査値異常と臨床症状の関係を教えてください

A 透析患者でみられる一般検査値異常として多いのは，①尿素窒素の高値：悪心・嘔吐等の消化器症状，溶血性貧血，②低ナトリウム血症：全身倦怠感，意識障害，③高カリウム血症：不整脈，心停止，④低カルシウム血症：筋肉の痙攣，⑤高リン血症：皮膚掻痒感，むずむず症候群，⑥貧血：全身倦怠感，記銘力低下，意欲低下です．

エビデンスレベルⅡ

回答者
田部井 薫

1 尿素窒素の高値

● 尿素窒素は，蛋白代謝産物で，尿毒症性物質の一つです．
● 蛋白質摂取過剰や透析不足により尿素窒素が上昇すると，悪心・嘔吐等の消化器症状を出します．さらに高値になると溶血性貧血を起こします．尿素サイクルに含まれるグアニジン，メチルグアニジン，グアニジノコハク酸等の蓄積も消化器症状を出します．

2 低ナトリウム（Na）血症

● 透析患者では，水を飲むと体重が増加するといわれていますが，実際には，食塩の蓄積がまず起こり，食塩濃度を正常化するために水分が蓄積します．
● 我々の検討では，透析前血清Na濃度は，入院患者とほぼ同様の分布を示しています[1]．これは，口渇中枢が正常に働いていることを意味しています．
● 血清Na値140 mEq/Lは食塩水では8.2 g/Lに相当します．つまり，8.2 gの食塩の体内蓄積が1 kgの体重増加につながるわけです．
● 透析患者では，食塩を摂取しないで水分を摂ると，容易に低Na血症になってしまいます．体重の1％の自由水貯留で血清Na値は6.7 mEq/L下がると考えられます．
● 当院での検討では，透析患者の低Na血症（血清Na値が135 mEq/L以下）は23％で，入院中の患者とほぼ同程度です（図1）．
● 低Na血症の臨床症状は表1に示したようなものです

が，急性の低Na血症では，125 mEq/Lでも重篤な中枢神経症状を呈しますが，慢性の低Na血症では，115 mEq/Lでも無症状のこともあります．
● 急速な低Na血症の補正はOsmotic demyelination（浸透圧性脱髄）と呼ばれる脳障害を起こします．以前はcentral pontine myelinolysis（CPM：橋中心性脱髄）と呼ばれていましたが，障害部位がpons（橋部）のみではないことから，このように変更されました[2]．
● 神経症状は，補正開始後2～6日に発症し，症状としては，構語障害，嚥下障害，四肢麻痺，行動異常，痙攣，意識混濁，昏睡等があります．補正速度が8 mEq/L/日で発症するといわれていますので，透析患者では，透析により急速に血清Na値が補正され，浸透圧性脱髄が起こる可能性が強いことになります．透析前血清Na値が132 mEq/L以下の場合には，透析時間を短縮するか透析液Na濃度を下げる必要があります．神経症状が出ると，治療法はありません．

3 高カリウム（K）血症

● 高K血症では，不整脈，心停止が有名です．当院で高K血症にて緊急透析を行った患者61名での検討では，心電図変化は，完全房室ブロック4名，脈拍20～40/分の徐脈4名，心停止3名，SSS（洞機能不全症候群）1名，VT（心室性頻拍）1名，VF（心室細動）1名でした．他の症例は，テントTでした．ペースメーカーの挿入が行われたのは5名ですが，全例透析後に抜去されています．高K血症

の原因は，心筋梗塞によるショック状態，補液，消化管出血，イチゴ10個，バナナ5本，柿とリンゴの摂取等でした．
- 血清K値と心電図変化の関係は，図2に示したごとくですが，**透析患者では慢性的に高K血症があるために，心電図変化は出にくい**といわれています（Q72参照）．高K血症による徐脈，心室細動の心電図を図3，図4に示しましたので参考にしてください．

4 低カルシウム（Ca）血症

- 維持透析患者では あまり多くはありませんが，透析導入期では頻繁にみられます．低Caの原因は，腎臓におけるビタミンDの活性化障害とリンの蓄積によります．
- **低Ca血症の臨床症状は，筋肉の痙攣，いわゆるテタニー**があります．心電図ではQT延長，U波の出現，さらには心室細動を起こすこともあります．
- 透析では，透析液からイオン化Caが補充されますが，同時に血液がアルカリになるため，透析後半に筋痙攣が起こる原因となることもあります．

5 高リン（P）血症

- 透析患者では，**血清P値が高いほど生命予後が短い**ことが示されています．高P血症では，二次性副甲状腺機能亢進症を合併していますが，**血清P濃度と最も相関する臨床症状は皮膚掻痒症**で，血清P値が高くなると皮膚がピリピリ刺されたような強いかゆみを訴えます．また，むずむず症候群といわれる restless leg syndrome（下肢のイライラ感）もよくみられます．また，異所性石灰化の症状としての大動脈弁狭窄症もあります．もちろん，大動脈などの血管の石灰化，時には腫瘍性石灰化症（tumoral calcinosis）もあります．さらに重症化すると線維性骨炎による骨痛，エリスロポイエチン抵抗性貧血，心機能障害，心室性期外収縮，閉塞性動脈硬化症等もあります．
- Pの管理の悪い患者さんでは，かゆみの症状との関係を強調して，血清P値が高いときにかゆみが増強しているかどうかを確認するとよいと思います．

6 貧血

- 最近はESA（erytoropoiesis stimulating agent）の使用により重症の貧血患者は少なくなりましたが，貧血による症状も多彩です．一般的には全身倦怠感が主体ですが，**貧血が強くなると循環血液量が増加して，心胸郭比が大きくなる**ことを忘れないでください．図5に示したような症状がありますが，特に脳機能の障害には注意してください．
- 透析医療における concencus conference では，各機能からみた腎性貧血改善の目標Ht値は異なり，①大脳機能では37％，②心機能30％，③性機能25％，④妊娠・分娩機能30％以上，⑤精神・心理面30％以上といわれています．逆に言うと，これらの指標以下では，上記のような症状が出ると考えてよいことになります．

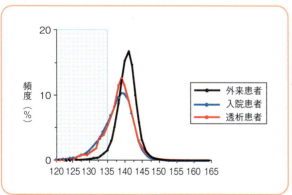

図1 血清Na濃度の分布　　　　（文献1より引用）

透析患者でも，透析前血清Na値は，概ね140 mEq/L である．透析後は，透析液により異なるが，概ね140〜142 mEq/L である．

表1 低ナトリウム血症の臨床症状

症　状	徴　候
食欲不振・悪心	知覚異常
傾眠，感情鈍麻	深部腱反射低下
見当識障害，興奮	低体温
精神症状，筋肉痙攣	病的反射
昏　睡	

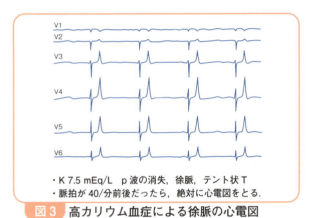

図2 高カリウム血症と不整脈の関係　　　　　　　　　　　（文献3より引用）

血清カリウム値が5.5〜6.0 mEq/L以上になると，様々な不整脈が出現し，最後には致死的な不整脈である心室細動が起こり，心停止に至るので，5.5〜6.0 mEq/L以下にコントロールする必要がある．

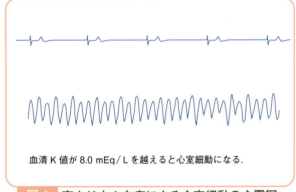

・K 7.5 mEq/L　p波の消失，徐脈，テント状T
・脈拍が40/分前後だったら，絶対に心電図をとる．

図3 高カリウム血症による徐脈の心電図

血清K値が8.0 mEq/Lを越えると心室細動になる．

図4 高カリウム血症による心室細動の心電図

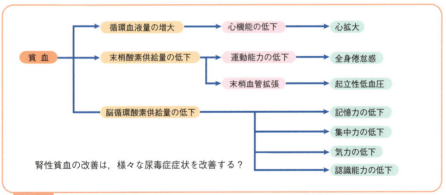

腎性貧血の改善は，様々な尿毒症症状を改善する？

図5 腎性貧血の改善の意義

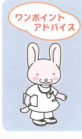

ワンポイントアドバイス　維持透析では，多くの施設で月に2回は採血をしているはずです．患者さんに血液検査の結果を伝えるときに，上記のような症状を聞き出しながら説明すると，血液検査と臨床症状の関係が実感できます．せっかくとった血液検査ですので，十分に活用してください．

参考文献

1) 豊田　朗 他：維持透析患者における低Na血症の原因の検討．日腎会誌 44：322, 2002
2) Sterns RH, Riggs JE, Schochet SS Jr：Osmotic demyelination syndrome following correction of hyponatremia. N Engl J Med 314：1535, 1986
3) 北岡建樹：ダイアローグで学ぶ 腎不全と透析療法の知識．南山堂，1990

8章 透析患者の検査値の意味について

Q80 ドクターは，どの検査項目を重視してデータを読むのでしょうか？

患者さんから得られた検査結果はどれも重要ですが，特に透析患者で異常値になりやすくコントロールが必要な項目，患者さんの栄養状態やQOL，生命予後を反映する項目は重視します．

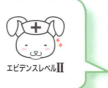
エビデンスレベルⅡ

回答者
森　穂波

1 各種血液検査の意味

● 検査項目を病態ごとに分けて考えてみます．

a) 食事の状況
[BUN, K, P]
● 3項目とも高い場合は，食事全体，特に蛋白質の過剰摂取，あるいは透析効率の不良を考えますが，BUN，K値に比べPだけが高いときは豆類，ナッツ類，リン酸塩の入った加工品（ハム・ねりもの等）といったP含有量の多い嗜好品の摂取を考えます．Kのみ高い場合は，果物・野菜・芋類の摂取が考えられます．食事指導を行いながら，K，P吸着剤の使用や透析効率の見直しを検討します．BUNのみ高いときは，脱水やカロリー不足，消化管出血の可能性があります．
● また3項目が低いときは，栄養不足になっている可能性が高く，やはり食事の見直しが必要となります．

b) 残存腎機能や透析効率
[BUN, クレアチニン, β_2-ミクログロブリン, KT/V, TAC urea]
● BUN，クレアチニンが他のデータの悪化を伴って徐々に上がってきた場合は，残存腎機能や透析効率の低下が考えられるため，効率を上げる必要があります．KT/V，TAC ureaといった透析効率の評価は，透析方法を見直す根拠となります．クレアチニンはその人の筋肉量も反映するため，クレアチニンのみが安定して高い場合は，むしろ良好な栄養状態を表しているといえます．
● 透析性アミロイドーシスの原因となるβ_2-ミクログロブリンは，より長期にわたる高分子物質の透析効率を示します

（炎症によっても上昇します）．

c) 貧血とその原因[1]
[ヘモグロビン, MCV, 網状赤血球, 血液像, 鉄, UIBC, フェリチン]
● 詳細は他項にゆずりますが，貧血の原因としてエリスロポイエチン欠乏だけでなく，鉄欠乏，出血，Ca/P異常，二次性副甲状腺機能亢進症，ビタミン不足，尿毒症，溶血，肝障害，骨髄疾患等，幅広い観点から検索を進める必要があります．

d) ミネラル代謝・骨代謝[2]
[Ca, P, インタクトPTH, ALP]
● やはり詳細は他項にゆずりますが，骨代謝異常による骨，筋，関節疾患，貧血，神経障害といったリスクだけでなく，動脈硬化による血管疾患リスク，死亡リスクといった観点からも，ミネラル代謝コントロールは重要です．特にPが予後規定因子として重要で，P，Ca，PTHの順に優先して，管理目標値内に維持することが推奨されます．

e) 体内の水分量や塩分摂取
[Na, 透析前後TP, BNP]
● 低Na血症は，無尿の患者さんの場合，塩分過剰を伴わない水分過剰摂取の可能性を考えます．点滴により，医原性に低Na血症を起こしていることも多いです．高Na血症は，脱水を第一に考えます．透析前後の血清蛋白の上昇率が少ない，あるいは上昇しない場合は，血液濃縮がなく体内水分過剰，つまりDWが甘いことを意味します．**DW決定の指標**として，PWI（plasma weight index）という考え方があり，表2で示した式で計算されます[3]．

f）栄養状態

[アルブミン，総コレステロール，中性脂肪，nPCR]

- 栄養状態の指標で，これらの項目は，いずれも高値群の方が死亡リスクが低いという報告がされています．

g）尿　酸

- 高尿酸血症は，透析患者さんでは尿酸高値が高すぎても，低値でも，心血管イベントや死亡リスクを高めるようです．透析患者では痛風発作を起こす頻度は一般より低いです．尿酸降下薬は，一般的に痛風や尿管結石の予防として用いられます．無症候性高尿酸血症に対しての尿酸降下薬は，腎不全保存期患者で腎障害の進展抑制効果や心血管疾患抑制効果を期待して投与されますが，エビデンスレベルは高くありません[5]．透析患者ではさらに効果は限られるようです．

h）重炭酸（HCO_3^-）

- 重炭酸の濃度は透析によって補正されるため，十分な透析を受けている患者さんで問題になることは少ないですが，急にアシドーシスが進み重炭酸濃度が下がる場合，不十分な透析以外に，重篤な内臓虚血疾患や感染症，高血糖，ビグアナイド系血糖降下薬などの薬剤の副作用を考える必要があります．アシドーシスの放置は高K血症，貧血，骨代謝異常の原因となります．

i）マグネシウム（Mg）

- Mgの不足は高血圧やインスリン抵抗性，血管内皮障害を惹起し，動脈硬化の原因となることが知られています．透析患者の統計調査では，Mg濃度が2.7～3.0 mg/dLで一番死亡率が低く，U字曲線を示しています[6]．特にMg低値になるほど死亡率が高くなり，便秘薬である酸化マグネシウムの投与は比較的行われています．しかしMgは主に尿排泄であるため，Mg を補充中は高値となるリスクもあり，濃度を定期的にモニタリングする必要があります．

表1　日本透析医学会のガイドラインによる，透析患者における各種検査項目の管理目標

貧　血	ヘモグロビン（Hb）10～12 g/dL 　HD：10 g/dL 以上 12 g/dL 未満，＜10 g/dL で治療開始 　PD：11 g/dL 以上 13 g/dL 未満，＜11 g/dL で治療開始 TSAT≦20％，フェリチン＜50 ng/mL で鉄補充開始（ESAも鉄剤も投与されず目標Hbが維持できないとき） TSAT≦20％，フェリチン＜100 ng/mL で鉄補充開始（ESA投与下で目標Hbが維持できないとき） （鉄評価：少なくとも3ヵ月に1回）
骨・ミネラル代謝	Ca　8.4～10 mg/dL P　3.5～6.0 mg/dL iPTH　60～240 pg/mL　（whole PTH　35～150 pg/mL） 〔測定頻度：Ca，P　最低月に1～2回，PTH　通常3ヵ月に1回（管理目標から逸脱した場合は月1回）〕
血液透析量	single pool Kt/V　最低≧1.2　（≧1.4を推奨） 血中β_2-MG　　　＜30mg/L　（＜25 mg/dLが望ましい）

（文献1～3を参照して作成）

表2　PWI（plasma weight index）

$$PWI = \frac{透析後蛋白濃度 - 透析前蛋白濃度}{透析後蛋白濃度} \div \frac{透析前体重 - 透析後体重}{透析前体重}$$

PWI（plasma weight index）は，体重変化率に対する循環血漿量変化率の比率（%ΔCPV/%ΔBW）であり，上記のように計算されます．2～5が適正値であり，値が小さいほどDWは甘く，大きいほどきついと考えられます．

（文献4より引用）

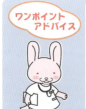

ワンポイントアドバイス

データは透析患者の病態を把握するために，系統立てて理解することが重要と思われます．特に重視するのは，患者さんの治療を見直す根拠となるデータ，生命予後を左右するようなデータです．

参考文献

1) 日本透析医学会：2015年版慢性腎臓病患者における腎性貧血治療のガイドライン．透析会誌 49（2）：89-158，2016
2) 日本透析医学会：慢性腎臓病に伴う骨・ミネラル代謝異常の診療ガイドライン．透析会誌 45（4）：301-356，2012
3) 日本透析医学会：維持血液透析ガイドライン：血液透析処方．透析会誌 46（7）：587-632，2013
4) 田部井 薫 他：除水による蛋白濃縮度の意義の検討．透析会誌 32（7）：1071-1077，1999
5) 脂質異常症・尿酸血症．"エビデンスに基づくCKD診療ガイドライン2023"日本腎臓学会 編，東京医学社，pp56-58，2023
6) Sakaguchi Y et al：Hypomagnesemia is a significant predictor of cardiovascular and non-cardiovascular mortality in patients undergoing hemodialysis. Kidney Int 85：174-181，2014

8章 透析患者の検査値の意味について

Q81 自覚症状のない,カリウム高値の患者さんへの対応は?

K(カリウム)値が7 mEq/L を超える患者さんがいます.自覚症状はなく元気です.K 値がいくつになると危険な徴候が出現するのでしょうか? また,特に下痢・便秘もなく,いつもと同じ食事をしていてもK値が上昇するとき,どんなことが原因で起こるのですか?

A 血清 K 値が 7 mEq/L 以上はとても危険です.症状がない,元気であるから大丈夫と考えることはできません.基準値上限(5.0〜6.0 mEq/L)以上では,徴候を見せないまま致死性不整脈を起こすことがあると考えましょう.また 7 mEq/L 以上では,わずかな K の負荷によって容易に血清 K 値が上昇してしまうことも知られています.

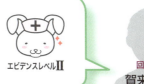

エビデンスレベルⅡ

回答者 賀来佳男

1 透析患者のカリウム代謝

- 体内のカリウム(K)は細胞内に 98%あり,細胞外には 2%(血漿中で 0.4%)しか分布していません.細胞内外の K 濃度比は,神経や筋が正常に働くために不可欠です.正常腎機能者では,1日 50〜75 mEq 程度の K を摂取しますが,通常,約 90%が尿に排泄され便排泄は 10%以下です.
- 透析患者では,便中排泄が代償的に増加しているとはいえ,尿中排泄がわずかです.**K が蓄積しやすいということは,高 K 血症を通じて不整脈や心停止が起こりやすくなるということで,透析患者では最も注意すべき電解質異常です.**
- 日本透析医学会の調査は,カリウム中毒/頓死は,2011〜2016 年は 2.5〜3.0%でした.

2 症状は?

- 高 K 血症は,筋,神経細胞の興奮障害を反映した様々な症状をきたします.消化器症状として悪心や嘔吐,神経筋症状として四肢のこわばりや知覚異常,脱力感等を起こします.指先のしびれや痛みに注意しましょう.もちろん自覚症状は必ず起こるものでないので,自覚症状がなくて元気でも放置はできません.
- 他覚的には,7〜8 mEq/L で意識障害の他に筋力低下,心毒性としては心室性不整脈や伝導障害を,8 mEq/L では突然の心停止等を起こす場合があります.

3 心電図変化と不整脈

- 心電図変化を捉えることは必須で,早期の変化はT 波の増高です.さらには PQ 間隔と QRS 幅が延長し,P 波が減弱します.QRS 幅が広がって T 波に結合すると,サインウェーブ型となります(図1,2).
- 不整脈としては,房室ブロック,洞性徐脈,心室頻拍,心室細動,心停止等,致命的なものを起こし得ます(図2).
- 注意すべきは,**K は基準値上限(5.0〜6.0 mEq/L)を超えると濃度とは関係なく致死性不整脈を起こし得る**ということです.5.5 mEq/L でも心室細動を起こし得るため油断は禁物ですし,逆に 9.0 mEq/L でも正常波形のままである場合もあります.個人差があるのです.
- また,K 値と心電図変化の相関はあくまで目安と考えてください.まだテント状 T 波で P 波ははっきりしているから大丈夫だろうという判断は危険です.短期間で K 値が上昇した場合や,些細なものでも何らかの病態変化が起きた場合は,突如,致死性不整脈が起きるかもしれません.

4 原因は?

- 高 K 血症の基本は予防であって,起こさないための食事の管理が重要です.よくある原因は食事からの摂取過多ですが,その他の理由として K 値が上がる場合は下記のとおりです.

① K 吸収の増加…K 含有薬剤(2・3号液,ペニシリン),消化管出血,保存血大量輸血

② K 排泄の不足
- 便秘による腸管からの K 排泄低下,カリウム吸着剤の怠薬
- 透析時間不足,再循環による透析不足
- RAA 系阻害薬,NSAIDs,β遮断薬,ヘパリン,ペンタゾシン,スピロノラクトンなど

③ 細胞内から細胞外への移動増加
- 代謝性アシドーシス,高血糖(高浸透圧血症),

- インスリン欠乏,横紋筋融解・外傷・腫瘍崩壊,周期性四肢麻痺
- ジギタリス中毒,β遮断薬

④その他…メシル酸ナファモスタット(フサン®)
⑤偽性高K血症…細い針を用いた急速な採血や検体の長時間放置による溶血,赤血球上昇,血小板上昇

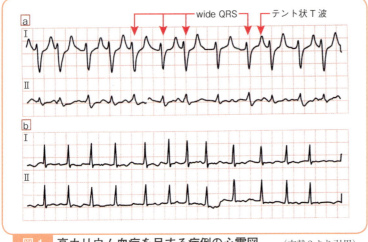

図1 高カリウム血症を呈する症例の心電図 (文献2より引用)
a) カリウム 6.8 mEq/L のときの心電図であり,wide QRS,テント状 T 波を認める.
b) 同一症例.透析後にカリウム 4.8 mEq/L まで下がったときの波形.

図2 血清カリウム値と心電図変化 (文献1より引用)

血清K値 (mEq/L)	重症度	心電図所見
5.5〜5.9	軽症	テント状T波(R波より高いT波が2誘導以上ある)
6.0〜6.4	中等症	Ⅰ度房室ブロック,QT間隔延長
6.5〜6.9		P波の消失,ST低下
7.0〜7.4	重症	幅広いQRS
7.5〜		正弦波(S波とT波の融合),VT,PEA,VF,asystole

表1 食物中のカリウム含有量

種類	めやす量	食べられる分量	カリウム含有量	種類	めやす量	食べられる分量	カリウム含有量
バナナ	中1本	100 g	360 mg	ココア(牛乳)	カップ1杯	200 g	565 mg
マスクメロン	1/8切れ	80 g	272 mg	インスタントコーヒー	カップ1杯	5 g	180 mg
ブドウ	大10粒	150 g	195 mg	コーヒー・浸出液	カップ1杯	200 g	130 mg
キウイフルーツ	中1個	50 g	145 mg	オレンジジュース	カップ1杯	200 g	360 mg
ミカン	中1個	65 g	98 mg	紅茶・浸出液	カップ1杯	200 g	16 mg
ナシ	中1個	200 g	280 mg	せん茶・浸出液	カップ1杯	200 g	54 mg
モモ	中1個	120 g	216 mg	ウーロン茶・浸出液	カップ1杯	200 g	26 mg
イチゴ	中5粒	100 g	170 mg	麦茶	カップ1杯	200 g	12 mg
リンゴ	中1個	160 g	176 mg	牛乳	カップ1杯	200 g	300 mg
甘柿	中1個	140 g	238 mg	ピーナッツ(いり)	13粒	15 g	116 mg
干し柿	中1個	30 g	201 mg	栗(ゆで)	5粒	75 g	345 mg
スイカ	中1/20切れ	100 g	120 mg	糸引き納豆	1パック	40 g	264 mg
ミカン缶	10粒	40 g	30 mg	トマト	小1個	100 g	210 mg
				ほうれん草	お浸し1人分	60 g	294 mg
				たけのこ(ゆで)	煮物1人分	80 g	376 mg
				焼き芋	中1/3本	80 g	432 mg
				トウモロコシ(ゆで)	中1本	100 g	290 mg

日本透析医学会の食事療法基準(2014)では 2,000 mg/日以下としている.蛋白質 1 g には 40 mg(1 mEq)のカリウムが含まれること,吸着剤 1 g で 40 mg(1 mEq)の除去が期待できることは記憶しておくとよい.2025 年 5 月に上市したロケルマ® は 1 g 当たり 104 mg(2.1 mEq)の除去ができます.

(文献3より引用)

ワンポイントアドバイス カリウム制限といえば果物制限が連想されますが,やみくもに制限するのではなく,食べられる種類や量を患者さんとともに考えていく姿勢が大切と思います.患者さんと医療者の間に溝ができてしまい,高カリウムが放置されている例は珍しくありません.

引用文献

1) 若林健二:高カリウム血症."ICU 実践ハンドブック 改訂版".羊土社,p 373,2019
2) 佐々木庸郎:致死性不整脈."ICU 実践ハンドブック".羊土社,p 179,2009
3) 小藤田 篤:そこが知りたい透析ケア Q & A.浅野 泰 監,草野英二,田部井 薫 編.総合医学社,p 171,2006

8章 透析患者の検査値の意味について

Q82 リン，PTHおよびCa（カルシウム）値による骨に対する値の見方を教えてください

> A 副甲状腺ホルモンやカルシウム，リン等のミネラル代謝により骨代謝が変化します．副甲状腺ホルモンの上昇による高回転型骨病変である線維性骨炎では骨折のリスクが高まることが報告されています．

エビデンスレベルⅡ

回答者
鶴岡昭久

1 CKD-MBD（図1）

- 慢性腎臓病では，腎機能の低下とともにカルシウム，リン，副甲状腺ホルモン等のミネラル代謝異常が生じます．その結果，骨病変を生じる病態に腎性骨異栄養症（renal osteodystrophy：ROD）という概念がありました．この病態が，血管石灰化，心血管疾患，骨折，生命予後に影響することが明らかになり国際腎臓病診療ガイドライン機構（Kidney Disease：Improving Global Outcomes：KDIGO）により慢性腎臓病に伴う骨・ミネラル代謝異常（Chronic Kidney Disease – mineral and bone disorder：CKD-MBD）が提唱されました．
- 従来のRODは，骨生検による骨の組織変化として使用されます．RODは線維性骨炎，骨軟化症，混合型，微小変化型，無形成骨に分類されます．つまりCKD-MBDは①カルシウム，リン，副甲状腺ホルモン等の検査値異常，②骨代謝異常，③血管石灰化が関係し，生命予後に影響を与える全身疾患として捉えた概念といえます．

2 病態（図2）

- 糸球体濾過量の低下により単位ネフロン当たりのリン負荷が増大すると，骨細胞からFGF23，副甲状腺からPTHがリン利尿因子として分泌され，リンの相対的過剰状態が代償されます．これらのリン利尿ホルモンは近位尿細管でのリンの再吸収を阻害することで尿中リン排泄を促し，血清リン濃度は正常に保たれます．
- また，FGF23はPTHの分泌を抑制し腎臓では活性型ビタミンD産生を阻害し，腎機能低下によるビタミンD活性化障害も合わさり活性型ビタミンD産生が低下し腸管からのカルシウム，リン吸収を低下させます．血清カルシウム濃度が低下するとPTH分泌が促進されます．活性型ビタミンDはFGF23産生促進，PTH産生抑制に働きます．カルシミメティクスはFGF23，PTH産生抑制に働きます．
- PTH上昇により破骨細胞と骨芽細胞の活性が高まり骨代謝亢進による線維性骨炎が引き起こされます．FGF23，PTHはCKD早期から上昇していることが報告されており，糸球体濾過量が30.0 mL/min/1.73 m² 未満になると代償機構は限界になり血清リン濃度は上昇し始めます．

3 骨折リスクと評価

- CKDでは骨折リスクが4～5倍に上昇し，透析患者ではさらに高くなります．CKD-MBD以外に尿毒症性骨粗鬆症，透析アミロイドーシス，サルコペニアによる筋力低下等の転倒リスク上昇は骨折リスクを上げます．骨折リスクは高PTHで上昇，カルシミメティクス，PTxで低下します．活性型ビタミンD製剤は骨折リスクとの関連性は明らかにされておりません．カルシミメティクスによる骨折低下作用はPTH抑制と骨に対する直接的作用によるものと示唆されています．骨折リスクを考えると，カルシミメティクス（＋少量の活性型ビタミンD製剤）を中心にPTHを低く保つ管理が望ましいと想定されます．
- 骨折は生命予後と関連するため骨評価が重要です．血清ALP値が高いほど骨折の発症リスクが高くな

ります．骨代謝回転の評価は血清 ALP 値が有用で，骨代謝マーカーでは骨型アルカリホスファターゼ（BAP）が骨形成，酒石酸抵抗性酸性ホスファターゼ（TRACP-5b）が骨吸収を反映します．骨密度は骨折リスクを予想することが示され，二重エネルギー X 線吸収法（DXA）が有用とされます．

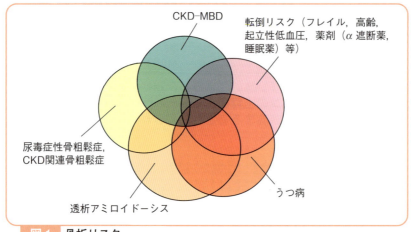

図1 骨折リスク

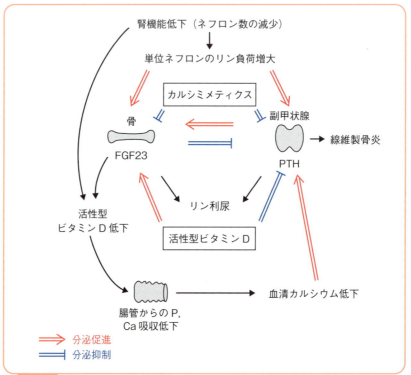

図2 FGF23 と CKD-MBD

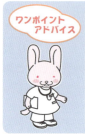

ワンポイントアドバイス
透析患者さんの骨折リスクの増加は CKD-MBD の他に尿毒症性骨粗鬆症，透析アミロイドーシス，転倒のリスクが増大するサルコペニアが関係し合います．

参考文献
1) 副田圭祐 他：透析患者の骨合併症．臨牀透析 40（1）：7-15, 2024
2) 坂口悠介：カルシウム・リン・マグネシウムの管理．内科 132（1）：30-35, 2023
3) 小塚和美 他：骨・ミネラル代謝異常（血管石灰化）．腎と透析 95：411-416, 2023

8章 透析患者の検査値の意味について

Q83 intact PTH値はなぜ測定するのですか？またPTx治療を検討する基準はありますか？

> 血管石灰化や骨折を防ぎ，予後を改善するには血清P濃度，血清Ca濃度とともに適切な血清intact PTH濃度に管理することは非常に重要です．ビタミンD製剤およびCa受容体作動薬により副甲状腺摘出術（PTx）は減っていますが，内科的治療に抵抗性の場合はPTxが考慮されます．
> エビデンスレベルI

回答者 宮澤晴久

1 副甲状腺ホルモン（PTH）の動態

- PTHは84個のアミノ酸からなるペプチドホルモンです．P・Caを調節する働きをもち，血清Pが高くなると，PTHが分泌されて尿細管におけるPの再吸収を低下させ，P排泄を増加させます．また，低Ca血症が持続するとPTHの分泌が亢進され，骨を溶かしてCaを一定の値に保とうとしますが，そのために骨は脆くなります．
- 慢性腎臓病においてPTHが高値となる病態は二次性副甲状腺機能亢進症（secondary hyperparathyroidism：SHPT）と呼ばれており，骨ミネラル代謝異常（CKD-MBD）の疾患概念において中心的な病態を占めます．SHPTは骨のリモデリングを促進し骨病変の原因となるだけでなく，高度になると高P・Ca血症による異所性石灰化をきたし，心血管イベントにつながります．

2 日常臨床で測定されるPTH

- 現在，日常臨床ではPTHは主にintact PTH（i-PTH）として測定されています．これは生理活性をもっているPTHの完全分子だけでなく，その断片のPTHも測定しており，副甲状腺機能を過大評価してしまっています．生理活性をもつPTHの完全分子のみを測定するwhole PTHも測定可能となっていますが，今のところはi-PTHの測定が主流です（i-PTH≒whole PTH×1.7で近似されます）．

3 内科的治療と外科的治療

- 血清P，血清補正Ca，血清i-PTH濃度の順に管理目標内の濃度を維持することを目指します．まずは，P・Caの9分割図に従い（図1），P吸着薬およびビタミンD製剤を追加・増減し，血清P濃度は3.5〜6.0 mg/dL，血清補正Ca濃度は8.4〜10.0 mg/dLを目標とします．そのうえで，血清i-PTH濃度が60〜240 pg/mLになるようにCa受容体作動薬（カルシミメティクスとも呼ばれます）を調整することが推奨されています．
- わが国でのビタミンD製剤は処方薬ではすべて活性型ビタミンDであり，経口製剤で3種，静注製剤で2種類が使用可能です（※エルデカルシトールは骨粗鬆症のみに保険適応）．一方，Ca受容体作動薬については経口製剤で2種，静注製剤で2種類が使用可能でありそれぞれの特徴を表にまとめています（表1，2）．
- 血清P・Ca値を上昇させるビタミンD製剤とは異なり，Ca受容体作動薬はP・Ca値をともに低下させます．そのため，適切なCa濃度を維持しつつ，SHPTの進展予防にi-PTHを抑えるため，低用量のビタミンD製剤とCa受容体作動薬はよく併用されます．
- 内科的治療抵抗性の場合にPTxが考慮されます．具体的には腺腫大が存在し，薬物療法でi-PTHの管理が不十分（500 pg/mL）あるいはi-PTHがコントロールされていても高Ca血症の是正が困難な場合や骨病変を認める場合にPTxの適応が検討されます．
- Ca受容体作動薬の上市によりPTxの症例数は減っていますが，PTxは迅速かつ確実に副甲状腺機能をコントロールできる治療法であり，内科治療に抵抗性を示す症例に対しては適応を考慮します．

● 2024年CKD-MBD診療ガイドラインは改訂が予定されています．図1の「9分割図」のP，Ca管理目標値や薬剤調整法は変更となる見込みです．

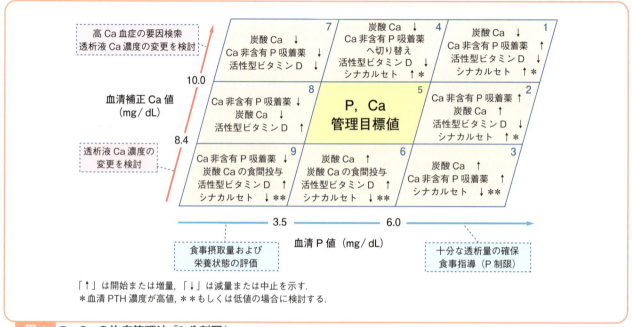

図1 P，Caの治療管理法『9分割図』 (文献1より引用)

血清P濃度と血清補正Ca濃度を指標に9つのパターンに分け，治療法を選択する．

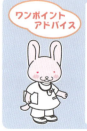

ワンポイントアドバイス

血清P＞Ca＞intact PTH濃度の順に目標値に管理することが第一です．そのうえで，ビタミンD製剤とCa受容体作動薬を適切に使用しても，管理できない二次性副甲状腺機能亢進症にPTxを検討します．
血清P，Ca値は1ヵ月に2回，PTH値は2〜3ヵ月に1回というのが通常の測定頻度ですが，カルシミメティクス使用開始時や検査値異常があり治療方針を変更した場合には，測定頻度を増やします．

表1 わが国で使用可能なビタミンD製剤

投与法	一般名（商品名）	用法用量	半減期（時間）	特　徴	
経　口	カルシトリオール（ロカルトロール®）	0.25〜0.75 μg/日	16	肝臓・腎臓での活性化が不要	
	アルファカルシドール（アルファロール®/ワンアルファ®）	0.25〜1.0 μg/日	17.6	肝臓での活性化（水酸化）が必要	
	ファレカルシトリオール（フルスタン®/ホーネル®）	0.3 μg/日	53	半減期が長く，作用が持続しやすい	
	エルデカルシトール（エディロール®）	0.5〜0.75 μg/日	53	※骨粗鬆症のみに適応	
静　注	マキサカルシトール（オキサロール®）	1回2.5〜10 μg/週3回　透析後	1.8	維持透析下のSHPTに適応	半減期が短い
	カルシトリオール（ロカルトロール®）	1回0.5〜1.5 μg/週1〜3回　透析後	16		経口に比べ高Ca血症をきたしにくい

（文献2を参照して作成）

表2 わが国で使用可能なCa受容体作動薬

投与法	一般名（商品名）	開始用量	臨床用量	半減期（時間）	代謝経路	特　徴
経　口	シナカルセト（レグパラ®）	25 mg/日	12.5〜100 mg/日	30〜40	肝代謝	嘔気など消化器症状が起こり得る
	エボカルセト（オルケディア®）	1 or 2 mg/日	1〜12 mg/日	20〜33	肝代謝	シナカルセトに比べ消化器症状が起こりにくい
静　注	エテルカルセチド（パーサビブ®）	5 mg/回週3回透析終了時	2.5〜15 mg/回	不明	透析による除去	ペプチド製剤である
	ウパシカルセト（ウパシタ®）	25 or 50 μg/回週3回透析終了時	25〜300 μg/回	65.0〜122	透析による除去	透析性が高い

（文献3を参照して作成）

参考文献

1）日本透析医学会：慢性腎臓病に伴う骨・ミネラル代謝異常の診療ガイドライン．透析会誌 45（4）：301-356，2012
2）稲熊大城：CKD-MBD治療薬　ビタミンD製剤　活性型ビタミンD．腎と透析 91（増刊）：205-209，2021
3）本田大輔 他：CKD-MBD治療薬　カルシミメティクス　ウパシカルセト．腎と透析 91（増刊）：267-271，2021

8章 透析患者の検査値の意味について

Q84 貧血の治療で，鉄剤はどのようなときに投与するのですか？

A 血液透析患者では，透析による血液の喪失，炎症，食事制限による鉄の摂取不足等が原因で，鉄欠乏性貧血が高頻度に認められます．そのため適切な鉄補充と定期的なモニタリングが必要です．

エビデンスレベル I

回答者 進藤充稔

1 腎性貧血と鉄欠乏性貧血

- 慢性腎不全ではCKD3b程度の腎機能低下から貧血を認めます．腎臓は赤血球を作るためのエリスロポエチン（EPO）を分泌しますが，腎機能が低下するとEPOの産生が減少し，貧血が起こります（＝腎性貧血の主たる原因）．また，血液透析患者では，腎性貧血の以外に透析による血液の喪失，炎症，食事制限による鉄の摂取不足等が原因で，鉄欠乏性貧血が高頻度に認められます．

2 腎性貧血の治療において鉄補充の必要性

- 腎性貧血の治療には，ESA製剤（赤血球造血刺激因子製剤）およびHIF-PH阻害薬（低酸素誘導因子-プロリン水酸化酵素阻害薬）を使用します．ESA製剤は，EPOの作用を補うことで赤血球の産生を促進しますが，その際に鉄の消費が増えます．また，HIF-PH阻害薬は，体内のEPO産生を促進させるとともに鉄利用能が亢進します[3]（図1）．そのため，これらの薬剤を使用する際は，鉄の補充が重要です．

3 鉄補充の投与基準

- 日本透析医学会の腎性貧血治療のガイドラインでは，血液透析患者の目標Hb値は10 g/dL以上，12 g/dL未満であることが推奨されています[1]．
- 目標Hb値を維持できない場合，以下を指標にして鉄剤の投与を行います[1]．
  ①TSAT（トランスフェリン飽和度）＜20％

（※TSAT（%）＝Fe（血清鉄）/TIBC（総鉄結合能）×100）かつ血清フェリチン値＜100 μg/L
  ②血清フェリチン値が50 ng/mL未満の場合にはESA製剤またはHIF-PH阻害薬投与に先行した鉄補充療法を考慮する必要があります．
- 投与方法は，患者に合わせて経口もしくは静注を選択します（表1）．
- 静注投与は経口投与に比べて感染症などのリスクが増加するという報告がある一方，経口投与に比べて鉄吸収の低下がなく嘔気・嘔吐等の消化器症状の問題が少ないとされています．近年，保険適応になったクエン酸第二鉄水和物（リオナ®）は従来の経口鉄剤に比べて嘔気や嘔吐が少ないため，従来の鉄剤で消化器症状があっても投与可能な症例が増えています．
- 透析患者においては，静注鉄剤のほうが経口鉄剤より有用であり，高用量の鉄剤静注を行うことにより輸血の頻度やESA製剤の投与量が減少し，死亡率

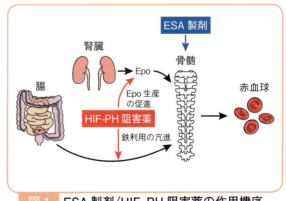

図1 ESA製剤/HIF-PH阻害薬の作用機序

や心血管イベントのリスクが有意に低下していることが報告されています[3,4].
- しかしながら,漫然とした鉄剤投与は鉄過剰を引き起こして感染症,心血管イベントや肝機能障害を認めることがあります.そのため,**鉄剤の投与中は定期的なモニタリング(血清フェリチン値,TSATを月に1回測定)が必要です**.静注鉄剤に関しては,フェジン®13回投与を区切りとし,血清フェリチン値が300 ng/mL以上にならないようにモニタリングします.

4 鉄剤投与時の注意

- 鉄剤やESA製剤あるいはHIF-PH阻害薬を使用しても貧血の改善がない場合は,ESA抵反応性貧血を調べる必要があります.鉄欠乏以外の要因(**表2**)が関与している場合は,原因疾患の治療を行う必要があります.
- 貧血は様々な原因で起きるため,貧血の原因を特定してから鉄剤の投与を行うことが大切です.

表2 ESA低反応性貧血の主な原因

出血や失血	消化管出血等	ダイアライザー残血
造血障害	1) 鉄欠乏(主な原因)	
	2) 慢性炎症	自己免疫疾患等
	3) 造血腫瘍	悪性腫瘍,多発性骨髄腫等
	4) 栄養不足	MIA症候群,透析不足等,ビタミンB_{12}欠乏,葉酸欠乏,ビタミンC不足,カルニチン欠乏等
	5) その他	副甲状腺機能亢進症,抗EPO抗体,脾機能亢進,アルミニウム中毒,薬剤(ARB/ACE阻害薬)

表1 経口鉄剤と静注鉄剤

商品名	一般名	用量用法	長所	短所	単価(2024年1月時点,先発品)
フェロミア®	クエン酸第一鉄ナトリウム	1回100〜200 mgを1日1〜2回に分けて食後に経口投与	安価.	食事の影響を受けやすい.消化器症状(悪心,嘔吐)が多い.静脈投与に比べて吸収が悪い.	6.4円/錠(1錠50 mg)
リオナ®	クエン酸第二鉄水和物	1回500 mgを1日1回食直後に経口投与(最高用量は1回500 mgを1日2回まで)	消化器症状がクエン酸第一鉄と比べて少なく,高用量で補充できる.リン吸着薬として高リン血症の治療にも使用できる.	食事の影響を受けやすい.食直後に内服する必要がある.静脈投与に比べて吸収が悪い.	74.1円/錠(1錠250 mg)
フェジン®	含糖酸化鉄	静脈投与,1回40 mgを週1回)(添付文書上は120 mgまで増量可能)	確実に鉄が補給できる.消化器症状が少ない.静注鉄剤の中で安価.	アレルギー反応のリスクがある.	120円/瓶
フェインジェクト®	カルボキシマルトース第二鉄	静脈投与,1回500 mgを週1回	確実に鉄が補給できる.消化器症状が少ない.高用量で投与できる.比較的短期間で効果を認める.	アレルギー反応のリスクがある.高価である.他の静注鉄剤より低リン血症の頻度が多い.原則として血中Hb値が8.0 mg/dL未満に使用(それ以外の場合は症状詳記が必要).	5,969円/瓶
モノヴァー®	デルイソマルトース第二鉄	静脈投与,1回当たり1,000 mgを上限として週1回(体重50 kg以上の成人の場合)	確実に鉄が補給できる.消化器症状が少ない.高用量で投与できる.	アレルギー反応のリスクがある.高価である.低リン血症を認めることがある.透析患者における研究は限られており,国内での研究報告は現時点でない.	12,377円/瓶(1,000 mg)

※経口鉄剤は他にフェルム®(フマル酸第一鉄),フェロ・グラデュエット®(硝酸鉄),インクレミン®(溶性ピロリン酸第二鉄)があります.

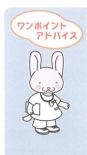

ワンポイントアドバイス
透析患者の貧血管理では,鉄の状態を定期的に確認し,過不足なく補充することが大切です.また漫然と投与することは鉄過剰を招く恐れがあるため,定期的なモニタリングを行うことが大切です.

参考文献

1) 日本透析医学会:2015年版慢性腎臓病患者における腎性貧血治療のガイドライン.透析会誌 49(2):89-158, 2016
2) KDIGO Anemia Work Group:KDIGO Clinical Practice Guideline for Anemia in Chronic Kidney Disease. Kidney Int Suppl 2(4):279-335, 2012
3) Batchelor EK et al:Iron deficiency in chronic kidney disease:updates on pathophysiology, diagnosis, and treatment. J Am Soc Nephrol 31(3):456-468, 2020
4) Macdougall IC et al:Intravenous iron in patients undergoing maintenance hemodialysis. N Engl J Med 380(5):447-445, 2019

8章 透析患者の検査値の意味について

Q85 貧血の検査データの見方，ESA の使用基準について教えてください

患者さんの貧血をみるのに，Hb，Fe，フェリチンとデータを見るのですが，よく見方がわかりません．ESA の使用の基準および増減は，どのように見るのでしょうか？

> **A** トランスフェリン飽和度（TSAT）20％未満かつ血清フェリチン値 100 mg/mL 未満を鉄欠乏とし，鉄補充を行います．血液透析患者の場合，腎性貧血と診断され Hb 10 g/dL 未満となった時点で ESA を開始し，週初めの透析前採血で Hb 10～12 g/dL を目標とします．
>
> エビデンスレベル I

回答者
星野太郎

1 腎性貧血とは

- 造血ホルモンであるエリスロポエチン（EPO）は腎臓で産生されます．しかし，腎機能が低下するとEPO 産生能が低下して Hb 値を維持できなくなり，その原因が腎障害以外にない状態のことを**腎性貧血**といいます．
- EPO 産生低下以外の腎性貧血の発症要因としては，尿毒素による赤血球造血の抑制，赤血球寿命の短縮，**鉄代謝の障害**，透析回路における残血・出血，栄養障害等があります．
- 腎性貧血の診断基準値は Hb 値を用いて行います（表1）．
- わが国では 1990 年に透析患者の腎性貧血に EPO 製剤が使用可能となり，輸血の減少や QOL 改善等，様々な好影響がもたらされました．その後，効果時間を長くした製剤が開発され，**赤血球造血刺激因子製剤（ESA）**と呼ばれるようになりました．2019 年 11 月には，内服の腎性貧血治療薬である HIF-PH 阻害薬が発売されました．

2 腎性貧血の治療

a）ESA の投与

①投与開始基準および目標 Hb 値（表2）

- 成人の血液透析（HD）患者の場合，複数回の検査で Hb 値 10 g/dL 未満となった時点で腎性貧血治療を開始し，目標 Hb 値は週初めの採血で 10～12 g/dL が推奨されています．
- 成人の腹膜透析（PD）患者の場合は，保存期 CKD 患者と同様で，複数回の検査で Hb 値 11 g/dL 未満となった時点で腎性貧血治療を開始し，目標 Hb 値は 11～13 g/dL とされています．

②ESA の投与法（表3）

- HD の場合，ESA の投与経路は，透析終了時に透析回路から静注を行います．
- EPO 製剤の場合，1 回 1,500 単位，週 3 回から開始し，目標に達しなければ 1 回 3,000 単位まで増量可能です．
- ダルベポエチン α（DA）では，HD 患者では 1 回 20 μg，週 1 回から開始します．EPO 製剤から DA への切り替えでは，切り替え前 1 週間の EPO 製剤投与量を合計し，200：1 を目安に変更します．
- ミルセラ® では，1 回 50 μg，2 週に 1 回から開始します．EPO 製剤からの切り替えでは，週当たりの EPO 製剤 4,500 単位未満では 100 μg，4,500 単位以上では 150 μg を 4 週に 1 回投与します．

③HIF-PH 阻害薬の目標 Hb 値および投与法

- HIF-PH 阻害薬による目標 Hb 値はまだデータがなく不明ですが，目標 Hb 10～12 g/dL を参考値とします．ESA と HIF-PH 阻害薬の選択は，患者さんの状態，ポリファーマシー，服薬アドヒアランス，ESA 抵抗性等も含めて判断します．

b）鉄の評価と投与

- 透析患者は，回路やダイアライザーへの残血と採血検査等の失血を加えると，年間約 1 g 以上の鉄を喪失します．

- 透析患者のESA低反応性には鉄欠乏が多く，ESAの効果を十分に発揮させるためには，鉄供給を維持することが重要です．

①鉄欠乏の診断と鉄剤の投与基準（表4）

- 鉄の評価には，**トランスフェリン飽和度（TSAT）**と**血清フェリチン値**を用います．
- 鉄補充の開始基準は，ESA未使用の患者では血清フェリチン値50 ng/mL未満でESAに先行した鉄補充をします．ESA投与中の患者では，TSAT 20％未満かつ血清フェリチン値100 ng/mL未満で鉄補充が推奨されています．
- HIF-PH阻害薬投与においては鉄が十分補充されていることが重要であり，TSAT 20％未満または血清フェリチン値100 ng/mL未満で鉄補充します．
- 定期的な鉄評価として，鉄投与中は月1回，非投与時にも3ヵ月に1回は検査します．

②鉄剤の投与法

- 静注鉄剤（フェジン® 40 mgなど）は週1回，透析終了時にゆっくり投与します．
- 貧血改善効果をみながら，計13回を目安とし，血清フェリチン値が300 ng/mL以上とならないように投与します．

表1　日本人における貧血の診断基準

	60歳未満	60歳以上70歳未満	70歳以上
男　性	Hb値＜13.5 g/dL	Hb値＜12.0 g/dL	Hb値＜11.0 g/dL
女　性	Hb値＜11.5 g/dL	Hb値＜10.5 g/dL	Hb値＜10.5 g/dL

注）腎性貧血の診断基準は上記に従います．ただし，治療の開始基準，目標Hb値は後述．

表2　腎性貧血治療の目標Hb値

	維持すべき目標Hb値
成人の血液透析患者	週初めの採血で　10 g/dL以上　12 g/dL未満
成人の腹膜透析患者	11 g/dL以上　13 g/dL未満

表4　腎性貧血における鉄剤の投与基準

	鉄剤の投与基準
ESA製剤，鉄剤とも投与なし	血清フェリチン値50 ng/mL未満
ESA投与下	血清フェリチン値100 ng/mL未満かつTSAT 20％未満
HIF-PH阻害薬投与下	血清フェリチン値100 ng/mL未満またはTSAT 20％未満

表3　ESAの切り替え換算表，段階調整

エリスロポエチン製剤からダルベポエチンへの切り替え		エリスロポエチン製剤からミルセラ®への切り替え	
エリスロポエチン製剤	ダルベポエチン	エリスロポエチン製剤	ミルセラ®
＜3,000単位/週	15 μg/週	＜4,500単位/週	100 μg/月
4,500単位/週	20 μg/週	≧4,500単位/週	150 μg/月
6,000単位/週	30 μg/週		
9,000単位/週	40 μg/週		
12,000単位/週	60 μg/週		

段階	1	2	3	4	5	6	7	8	9	10	11	12	13	14
ダルベポエチン	5	10	15	20	30	40	50	60	80	100	120	140	160	180
ミルセラ®	25	50	75	100	150	200	250							

注）ダルベポエチン，ミルセラ®間の切り替え用量は検討されていません．

（添付文書より作成）

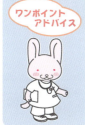

ワンポイントアドバイス

日本透析医学会の腎性貧血治療ガイドラインにより，ESAと鉄の使用法が決められています．
①血液透析患者のESA療法の目標Hb値：Hb 10～12 g/dL
②鉄補充療法の開始基準：ESA未使用では血清フェリチン値50 ng/mL未満，ESA投与中ではTSAT 20％未満かつ血清フェリチン値100 ng/mL未満

参考文献

1) 日本透析医学会：2015年版慢性腎臓病患者における腎性貧血治療のガイドライン．透析会誌 49（2）：89-158, 2016
2) 日本腎臓学会：HIF-PH阻害薬適正使用に関するrecommendation. 日腎会誌 62（7）：711-716, 2020
3) ダルベポエチンアルファ添付文書
4) ミルセラ®添付文書

8章 透析患者の検査値の意味について

Q86 透析後のTP値が透析前より下がる場合，考えられることは？

透析後の採血で，毎回，TP値がHD前値より下がる患者さんがいました．どういうことが考えられるでしょうか？ 血液浄化療法は，通常の透析で除水等はできています．患者さんは糖尿病があり，インスリンを使用している60歳代の女性です．

A 単位時間内における除水量に比べ，プラズマリフィリング量が多く，透析前後で循環血漿量が増加し，血液が希釈されたことにより，見かけ上総蛋白量（TP）が減少していると考えられます．

エビデンスレベル I

回答者 内田隆行

1 透析前後での総蛋白濃度の変化の意味（図1）

- 循環血液中の蛋白は，血管外にはほとんど存在せず，また血管を簡単には透過できません．したがって，除水をした場合でも透析前後で循環血液中の総蛋白量は変化しないはずです．
- ここでCPV（循環血漿量），TP（総蛋白濃度），Bを透析前，Aを透析後とすると

$$循環血液中総蛋白量 = CPV_B \times TP_B$$
$$= CPV_A \times TP_A \cdots ①$$

①式を変形すると $\dfrac{TP_B}{TP_A} = \dfrac{CPV_A}{CPV_B} \cdots ②$

②式より，透析前後の総蛋白濃度の変化は，透析前後の循環血漿量の変化を表しています[1]．

- 具体的には透析後に総蛋白濃度が上がると，循環血漿量は減少し，血液が濃縮した状態を表します．一方，透析後に総蛋白濃度が下がると，循環血漿量は増加し，血液が希釈された状態を表します．

2 プラズマリフィリングとは

- 無尿の透析患者さんにおいて透析間に増えた水分は，血液から間質へ移動し，間質に水分が溜まります．除水は，血管内の水分を除去するため，除水をするにつれ一時的に血管内が脱水になります．すると血管外の水分が血管内に戻ってきます．
- 透析で除水をしても血管内水分（血漿）がなくなることがないのは，間質から血管内へ水分が移動し減少分を補うからです．この，間質から血管内への水

の移行をplasma refilling（プラズマリフィリング：血漿再充満）と呼びます．

3 循環血漿量が増加する理由

- 循環血漿量が増加するのは除水量に比べ，プラズマリフィリング量が多いときです．除水速度にもよりますが，以下に示すような場合にはプラズマリフィリングが亢進し，循環血漿量が増加することがあります．
  - 立位から仰臥位へ体位変換をしたとき[2]．
  - 透析中に浸透圧物質を回路から入れたとき（10% NaClの持続注入，アルブミン製剤，グリセオール持続注入等）．
  - 高血糖のとき

血清浸透圧 = 2（Na + K）+ Glu/18 + BUN/2.8（ただし電解質の単位はmEq/L，GluとBUNはmg/dL）の式で計算されます．

4 総蛋白濃縮度を指標としたドライウエイト（DW）設定

- DW設定方法にはいくつかありますが，田部井らは透析前後の体重減少率と総蛋白の濃縮率から，DWの適否を推測するPWI（plasma water index）を考案しました[1]．これは体重1%の除水を行った際に，循環血漿量が何%減少したかを表す指標です．

〈PWIの計算方法〉

① 透析前後に血清総蛋白を測定する

$$循環血漿量の変化率(\%) = \left[1 - \left(\dfrac{透析前総蛋白濃度}{透析後総蛋白濃度}\right)\right] \times 100$$

②透析前後の体重から体重変化率を求める

$$体重変化率(\%) = \frac{(透析前体重 - 透析後体重)}{透析前体重}$$

③ $PWI = \dfrac{循環血漿量の変化率(\%)}{体重変化率}$

〈PWI の判定方法〉[3]

・PWI が 2.0〜4.0 であれば DW 適正である．
・PWI<2.0 の場合，体重変化に対する循環血漿量減少が少ないと判断し，体液過剰として DW を下げることを検討する．
・PWI>4.0 の場合，体重変化に対する循環血漿量減少が過剰と判断し，体液過少として DW を上げることを検討する．

〈PWI の注意点〉

・この方法はまだ試案であり，理論的根拠は十分ではない．
・PWI は通常の透析で，透析時間が 3〜4 時間の場合であり，長時間透析や他の特殊透析法では異なった基準が必要となる．
・使用する透析液，透析方法によっては基準が異なることがある．（各施設で検討をお願いします．）
・低 Na 血症，低蛋白血症，造影剤使用，透析膜不適合では基準がずれることがある．
・バスキュラーアクセス再循環があると高値になる．

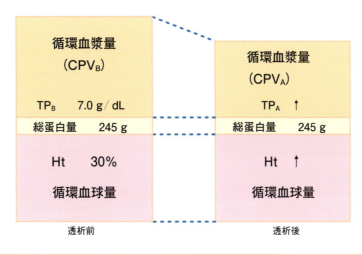

図1 透析前後の循環血漿量の変化と総蛋白濃度の変化
CPV（循環血漿量），TP（総蛋白濃度），B（Before：透析前），A（After：透析後）

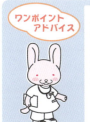

ワンポイントアドバイス
バスキュラーアクセス再循環がある場合の透析後の総蛋白量は，濃縮により見かけ上高くなることが考えられます．その場合には，採血の方法，部位を検討し，PWI 値が極端に高い場合には，再循環の有無を確認します．

参考文献

1) 田部井 薫 他：除水による蛋白濃縮度の意義の検討．透析会誌 32（7）：1071-1077, 1999
2) 鈴木昌幸 他：維持透析患者の循環血液量に及ぼす体位変換の影響．透析会誌 33（10）：1325-1327, 2000
3) 大河原 晋：体液量評価とその適正化の臨床的意義．日本透析医会雑誌 38（1）：29-36, 2023

8章 透析患者の検査値の意味について

Q87 心疾患をもつ透析患者のhANP値は？

hANPはDWの評価によいといいますが，HD患者のなかには，もともと心疾患をもっている人，また合併症としてある人が多く，このような患者さんのhANPの値は当てにならないのでしょうか？

A hANP値100 pg/mL以上で体液過剰と考えます．hANPは心房負荷により分泌されるため，心房性不整脈，弁膜症，心不全等，心房負荷がかかる疾患では高値となるため体液量の評価として使用できません．

エビデンスレベルⅡ

回答者 鶴岡昭久

1 hANPとは（図1）

- hANP (human atrial natriuretic peptide) は心房性ナトリウム利尿ペプチドといい，血管内容量負荷による心房筋の伸展により主に心房筋で産生・貯蔵（生理的には心房筋内に存在します）され血液中に放出されるホルモンです．心不全等の慢性的な容量負荷，心肥大では心室でも産生されます．
- 作用はナトリウム利尿作用，血管平滑筋拡張作用，降圧作用，レニン・アルドステロン分泌抑制作用があり心負荷を軽減し，心保護因子として働きます．

2 hANPの正常値は（表1）

- hANPは心房圧，中心静脈圧を反映しているため，循環血液量が増大している状態では高値となります．そのため，透析患者のドライウエイトを評価する際に測定されます．hANPの半減期が2〜3分と短いため透析終了時に，また体位の影響を受けるため安静臥床で測定します．
- 健常人でのhANPの正常値は43 pg/mL以下です．適正ドライウエイト時の透析後のhANP値ですが，日本透析医学会のガイドラインでは50〜100 pg/mL，他には40〜60 pg/mL，25〜75 pg/mL等様々な報告があります．25 pg/mL以下＝体液不足，100 pg/mL以上＝体液過剰という認識でドライウエイトを調節することが重要です．

3 心疾患とhANP

- 心房細動や発作性上室性頻拍等の心房性不整脈，僧帽弁閉鎖不全症，心肥大など心房負荷が生じる病態ではhANPは高値となります．また，心電図QTc間とhANPに有意正相関を認めたとする報告もあります．
- 様々な疾患で上昇するためhANPの絶対値のみでドライウエイトを決めることはできません．YashiroらはhANPのみによる体液過剰の判定は過大評価されると報告しております．ドライウエイトを決める際は，hANP値を参考にしながら臨床所見（浮腫，高血圧），胸部X線（心胸郭比，肺うっ血，胸水），超音波（呼気時の下大静脈径，肺エコー），生体インピーダンス法，BV計，PWI等もあわせて総合的に判断します．
- アンジオテンシン受容体‐ネプリライシン阻害薬（ARNI）であるサクビトリル‐バルサルタンナトリウム水和物投与中のhANPの評価には注意が必要です．ネプリライシンによりhANPが分解されるためネプリライシン阻害薬投与により分解阻害が起こり，hANPが上昇します．
- NT-proBNPは体液過剰による左室容量負荷，左室拡張末期圧上昇により上昇します．NT-proBNP値は除水により低下しますが，腎機能が低下すると高値になり，またカットオフ値に明確な基準値がありません．また変化率も大きく，半減期も90〜120分と長く慢性的な容量負荷を反映するため経時的な変化としてドライウエイト評価に役立つ可能性があります．BNPは心血管死との相関があり，予後因子において評価されます．

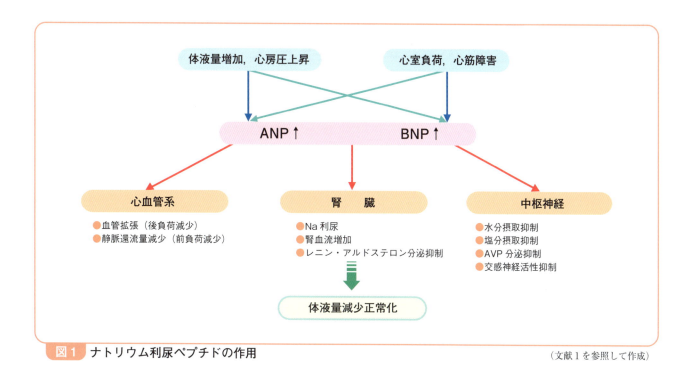

図1 ナトリウム利尿ペプチドの作用

（文献1を参照して作成）

表1	ANP値

- 高値：うっ血性心不全，本態性高血圧，腎不全，肝硬変，甲状腺機能亢進症，妊娠中毒症，心筋梗塞，透析患者，ネフローゼ症候群，発作性心房性不整脈，SIADH，原発性アルドステロン症，Cushing症候群，Bartter症候群
- 低値：尿崩症，甲状腺機能低下症，脱水，食塩摂取制限時，副腎機能低下症

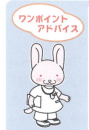

ワンポイントアドバイス

ドライウエイトを評価するときは，hANPのみではなく他の指標もあわせて総合的に判断しましょう．

参考文献

1) 成瀬光栄 他：心房性ナトリウム利尿ペプチド．呼吸と循環 37（4）：376-386, 1989
2) 大石 充 他：ANP/BNP（心房性ナトリウム利尿ペプチド/脳性ナトリウム利尿ペプチド）．medicina 42（12）：354-355, 2005
3) 廣瀬知人：体液量異常の診断に役立つ検査．medicina 60（8）：1226-1229, 2023
4) 西村眞人：体液管理の評価と実際：心胸比，ANP，BNP，バイオインピーダンス含む．腎と透析 92：209-212, 2022
5) 羽深将人：血液透析患者に血圧低下・上昇がみられたら．Hospitalist 11（2）：437-442, 2023
6) 長岡高広：血液透析患者における12誘導心電計より得たQTc間隔の臨床応用．日臨工技士会誌 58：68-76, 2016
7) 上殿英記 他：血液透析患者におけるドライウエイト（DW）のマネジメント．Hospitalist 11（2）：309-318, 2023

8章 透析患者の検査値の意味について

Q88 B型肝炎について教えてください

当施設においてB型肝炎ウイルス（HBV）変異株〔HBs抗原（＋），HBe抗体（－）〕の患者さんがいますが，このときのセロコンバージョンの捉え方と，ウイルスの活動性や感染性について教えてください．

> **A** B型肝炎におけるセロコンバージョンとは，HBe抗原が陰性化しHBe抗体が陽性になることを指します．Hbs抗原（＋）の場合は現在HBVに感染している状態です．Hbe抗体が陽性の場合はウイルス量も少なく感染力は弱いですが，陰性の場合はウイルス量も多く感染力が強い状態と考えられます．
>
> エビデンスレベル Ⅰ

回答者 青木路子

1 B型肝炎

- B型肝炎はB型肝炎ウイルス（HBV）が血液・体液を介して感染し起きる肝臓の疾患で，一過性の感染に終わるもの（一過性感染）とほぼ生涯にわたり感染が継続するもの（持続感染）に分けられます．肝炎が持続すると肝硬変や肝細胞がんに進展する可能性があります．血液透析患者はHBV感染率が健常人と比較して高く，B型肝炎はC型肝炎に比べ感染力が強いため，透析室での針刺し事故や血液曝露等で医療者が感染するおそれがあります．また患者間での感染のリスクもあるため，透析室では感染対策を十分に行う必要があります．

2 セロコンバージョン

- セロコンバージョンとは，抗原が陰性化し抗体が陽性化していることを指し，B型肝炎ではHbe抗原が陰性化しHBe抗体が陽性化している状態です．セロコンバージョン後は一般的にはウイルス量は減少し，感染力の低下と肝機能の改善を認めています．臨床的に肝炎は沈静化していますが，HBVの遺伝子は肝臓から完全に排除されていないため，肝炎再発の可能性があります．HBVの再活性化は免疫抑制・化学療法を行う場合に際に生じることがあります．HBV既往感染者（HBs抗原陰性，HBc抗体陽性，HBs抗体陽性）でもHBV再活性化が起こることがあるため，透析導入時や転院時にはスクリーニング検査が必要です．

3 一過性感染（図1）

- 一過性感染の潜伏期においては，HBs抗原がはじめに出現します．その次にHBe抗原とHBc抗体（IgM）が検出されます．病期になるとHBs抗原とHBe抗原の減少に伴ってHBe抗体と HBc（IgG）抗体が出現してきます．HBs抗原とHBe抗原が陰性化するとHBe抗体とHBc（IgG）抗体が出現してきますが，数ヵ月後にはHBs抗体が出現します．また一過性感染では，IgM型HBc抗体は発症後数ヵ月〜2年で血中から消失します．

4 持続感染（図2）

- 分娩時の胎盤損傷による母子感染や免疫能未発達の乳幼児期における感染によって，無症候性キャリアになりますが，その際HBs・HBe抗原とHBc（IgG）抗体が検出されます．その後の一過性の肝炎期にはHBe抗原が陰性化した後にHBe抗体が出現し，ウイルス量は減少していきセロコンバージョンが成立します．**セロコンバージョン後にはウイルス量の減少と感染力の低下を認め，肝病変は改善します**．HBe抗原の自然陰性化率は1年で数％で，HBs抗原の自然陰性化率は1％未満です．HBVキャリアからの急性発症または慢性肝炎症例では，HBc抗体価が高値となります．

- B型肝炎ウイルスに対してはワクチンがあるため，HBs抗原陽性患者の家族の中でHBs抗体陰性の方はワクチン接種を行うことが必要です．一般的に透

析患者ではALTとASTが低値を示しています．HBs抗原とHBc抗体がともに陰性だった場合でも，今まで正常だった肝機能検査（月1～2回）が原因不明に異常値を示した場合には，臨時でウイルス関連検査を行います．
● 透析患者は健常者に比べて免疫機能が低下しています．その理由としては尿毒症物質の蓄積や低栄養・慢性炎症・糖尿病等合併症が多いことなど様々挙げられます．また近年，透析患者の高齢化も進んでおり，免疫力の低下や低栄養の合併も多く易感染状態にあるため，一度感染症に罹患すると重症化しやすい特徴をもっています．

表1 HBVマーカー

	陽性の場合の意義
HBs抗原	HBVに感染している
HBs抗体	HBVの既感染またはワクチン接種後
HBe抗原	肝炎の活動性が高く，ウイルス量も多い（肝炎活動期）
HBe抗体	肝炎の活動性が低くなり，ウイルス量も少量（肝炎の回復期）
HBc抗体	低力価の場合はHBVの既感染 高力価の場合はHBVの持続感染

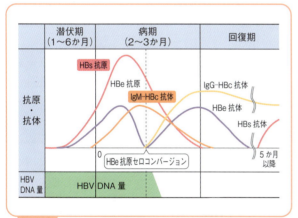

図1 HBV一過性感染　　（文献4より引用）

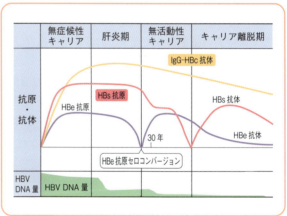

図2 HBV持続感染　　（文献4より引用）

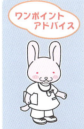

ワンポイントアドバイス

透析室では血液曝露のリスクが高く，針刺し事故による感染のリスクがあります．標準予防策に加えHBV感染予防策も必要で，医療者はB型肝炎ワクチン接種が推奨されています．また透析患者さんには，定期的な感染症スクリーニング検査を継続しましょう．

参考文献

1) 「腎と透析」編集委員会 編：スタンダード透析療法．東京医学社，2011
2) 透析患者の合併症マネージメント2010．mebio 27 (11)，2010
3) 平成11年度厚生科学特別研究事業「透析医療における感染症の実態把握と予防対策に関する研究班（主任研究者　秋葉　隆）報告書「透析医療における標準的な透析操作と院内感染予防に関するマニュアル」（三訂版）
http://www.touseki-ikai.or.jp/htm/07_manual/doc/20080627_kansen.pdf
4) 福本陽平 他監：病気がみえる vol.1 消化器．メディックメディア，pp270-271，2016
5) 藤方史朗 他：外来血液維持透析患者における肝炎ウイルス感染症の現状および対策について．透析会誌 53 (3)：139-145，2020

8章 透析患者の検査値の意味について

Q89 データを見て蛋白質の摂取量を算出する等，効率計算とか役立つ計算式を教えてください

> 前回の透析後と今回の透析前BUN値，透析時間，透析前後の体重から，蛋白異化率（PCR）や標準化透析量（Kt/V）が計算できます．また，尿素除去率，時間平均血中尿素窒素濃度（TAC$_{BUN}$）などでも，透析量を知ることができます．

エビデンスレベルI

回答者
川﨑小百合
栗原　怜

1　蛋白異化率（PCR）

- 血液透析患者での推奨されるエネルギー摂取量は30〜35 kcal/kg/日，蛋白摂取量は1.2 g/kg/日を基準としています．透析患者は男女ともに加齢に伴い，蛋白摂取量が目標を下回る傾向にあります．
- 標準蛋白異化率（normalized protein catabolic rate：nPCR）は1日に産生される体重1 kg当たりの尿素窒素の量であり，食事における蛋白摂取量を反映しています．
- PCRは1日の蛋白摂取量を反映し，目標値は0.9〜1.2 g/kg/日です．PCRは栄養状態のみならず生存率とも関連しており，PCRが低い患者さんでは死亡率が上昇することが知られています（図1）．

2　標準化透析量（Kt/V）

- Kt/Vは尿素がどれくらい除去されたかを表す指標であり，透析量の指標となります．日本透析医学会では，single-pool Kt/Vurea（spKt/V）を尿素の除去指標として用いることを推奨しています．透析量が大きいほど死亡リスクが低下する傾向があり，最低でもspKt/V 1.2を確保し，spKt/V 1.4以上を目指すことが望ましいとされています（図2）．

- いくつかの変法計算式がありますが，spKt/Vの算出方法にはDaugirdasの式がよく用いられます．複雑ですので細かい計算式の提示は省きますが，愛腎協や旭化成ホームページから値を入れるだけで計算できるフォームが閲覧できます．透析前後のBUN値，前後の体重，透析時間からnPCR，Kt/V，尿素除去率が計算できます．

*愛腎協ホームページ https://www.aijinkyo.com/ktv.html
*旭化成メディカルホームページ https://www.am-blood-purif.com/field/dialysis/topics/calculate-ktv/

3　時間平均血中尿素窒素濃度（TAC$_{BUN}$）

- BUN濃度は，透析前が高く，透析後に低下，次の透析までに上昇するということを繰返します．1週間のBUN濃度の平均値（破線）を，TAC$_{BUN}$といいます．正確には週3回の透析前後でのBUN値が必要ですが，実際には**週初めの透析後と週中日の透析前値を用います．55 mg/dL以上では透析不足が考えられます**．十分な食事が摂れていないと値は低値になり，一見透析が十分に行われているようにみえるので注意が必要です（図3）．

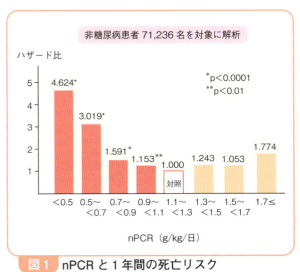

図1 nPCRと1年間の死亡リスク
（文献3を参照して作成）

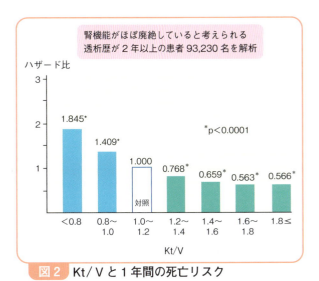

図2 Kt/Vと1年間の死亡リスク
（文献3を参照して作成）

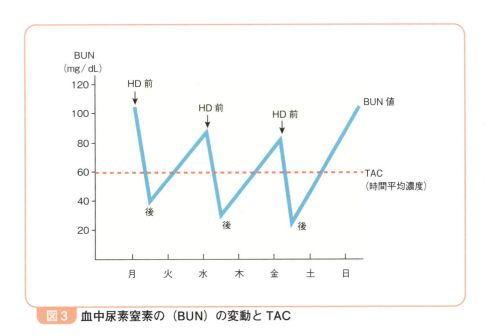

図3 血中尿素窒素の（BUN）の変動とTAC

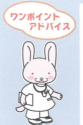

ワンポイントアドバイス

血流量200 mL/分での4.5時間透析と，血流量300 mLでの3時間透析のKtは，それぞれ900で両者とも同じです．しかし同じKt値でも，血流量を増やすより時間を長くしたほうが生命予後の良いことがわかっています．

参考文献

1) 峰島三千男：第3章 血液浄化療法の工学的基礎知識．"血液浄化療法ハンドブック"透析療法合同専門委員会 企画・編集．協同医書出版社，pp 15-38，2023
2) 日本腎臓学会 編：慢性腎臓病に対する食事療法基準2014年版．日腎会誌 56（5）：553-599，2014
3) 日本透析医学会：わが国の慢性透析療法の現況（2001年12月31日現在）．X．血液透析患者の1年生命予後に関与する因子．pp 559-560，2002

9章

透析患者の生活指導
について

9章 透析患者の生活指導について

Q90 排便コントロールの方法を教えてください

排便コントロールがうまくいかない患者さんが多いのですが，よい指導方法がありましたら教えてください．

A 近年，便秘の治療薬が多数開発され選択枝は増えています．詳しい問診を行い適切な方法を選択しましょう．

エビデンスレベルⅡ

回答者 金森成水

1 便秘の診断と分類

- 便秘の診断は Rome Ⅳ[1]などの診断基準を用いることが一般的です（表1）．抜粋すると排便回数（週に3回未満），努責，残便感，性状の異常（兎糞状，硬便等）の有無等で決定されます．ただし不安症などの心理異常が基礎にある場合は，問診をより慎重に行う必要があります（真の便秘症ではないことがあります）．場合によっては，超音波やX線検査等で便塊を確認することが必要になることもあります．
- 便秘と診断した場合には，その原因を探ります．
- 表2に慢性便秘症のおおまかな分類を示します．できるだけ原因を特定しましょう．

2 治療

- 機能性と判断した場合には，最初に食事指導，生活指導を行います．透析患者では食事制限や週3回以上の通院等のために指導を守ることが難しいことが多いのですが，できる範囲で試みるように丁寧に指導しましょう．
- 食物繊維はカリウムを含むことも多く，摂取を安易に勧めることは危険です．含有量をきちんと把握する指導も同時に行ってください．ビフィズス菌や腸内細菌の増殖を助けるビタミン B_1 や B_{12}，オリゴ糖，パントテン酸，ビオチン等をサプリメントで摂取することもある程度は有効です（各商品の成分表で主成分以外のものも必ず確認してください）．

- 直腸や肛門部付近まで便が到達している場合には坐薬（新レシカルボン®坐薬，テレミンソフト®坐薬），グリセリン浣腸を試します（直腸付近まで便が到達していないと効果がないため触診やX線，超音波検査等で必ず確認すること）．
- 薬剤性の場合は，原因薬剤の減量や中止が可能かどうかを考えてみましょう．中止することが難しい向精神病薬やベンゾジアゼピン系睡眠薬などは，その薬理作用で腸管運動を低下させることで便秘となります．この場合には腸管運動を活発化させる大建中湯等が効果的なことがあります．効果が乏しければ上皮機能変容薬（アミティーザ®，リンゼス®），胆汁酸トランスポーター阻害薬（グーフィス®）等を順番に追加してみます．刺激性下剤（センナ含有薬剤に代表される）は大腸黒皮症等の原因になるためできるだけ屯用にとどめることが肝要です（最後の手段にとっておく）．
- その他，糖類下剤，ポリエチレングリコール製剤等を使用してもよいのですが，いずれも腸管内に十分な水分があるという条件で効果を発揮しやすいので，水分制限が必要な透析患者では決定的な効果はあまり期待できないことがあります．
- ドラッグストア等で販売している便秘薬にはマグネシウムが含まれていることがあるため，服用状況の定期的な確認や情報提供が必須です（特に配合薬はわかりにくいので注意）．

表1　慢性便秘症の診断基準（Rome Ⅳ診断基準より）

1. 「便秘症」の診断基準
以下の6項目のうち，2項目以上を満たす．
排便中核症状
・C1（便形状）：排便の4分の1超の頻度で，兎糞状便または硬便（BSFSでタイプ1か2）である．
・C2（排便頻度）：自発的な排便回数が，週に3回未満である．
排便周囲症状
・P1（怒責）：排便の4分の1超の頻度で，強くいきむ必要がある．
・P2（残便感）：排便の4分の1超の頻度で，残便感を感じる．
・P3（用手的介助）：排便の4分の1超の頻度で，用手的な排便介助が必要である（摘便・会陰部圧迫など）．
2. 「慢性」の診断基準
6ヵ月以上前から症状があり，最近3ヵ月間は上記の基準を満たしていること．ただし，「日常診療」においては，患者を診察する医師の判断に委ねる．

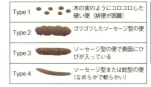
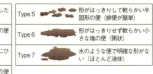

BSFS：ブリストル便形状スケール

(Lacy BE et al：Bowel Disorders. Gastroenterology 150：1393-1407, 2016 より)

表2　慢性便秘症の原因からみた分類

一次性	● 機能性（便秘型過敏性腸症候群等） ● 非狭窄性器質性（形態変化を伴う：大腸瘤等）
二次性	● 薬剤性（オピオイド，抗コリン薬，向精神病薬，ベンゾジアゼピン系睡眠薬，塩酸セベラマー，陽イオン交換樹脂，炭酸カルシウム） ● 症候性（糖尿病，甲状腺機能低下症，パーキンソン病，膠原病） ● 狭窄性器質性（大腸がん，炎症性腸疾患）

（文献2を参照して作成）

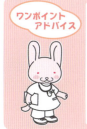

ワンポイントアドバイス
便秘の原因を理解して，それに合った薬剤を選択しましょう．安全に使用できる薬剤からはじめて，作用機序の違う薬剤を組合せてみましょう．

参考文献

1) Lacy BE et al：Bowel disorders. Gastroenterology 150：1393-1407, 2016
2) 日本消化管学会 編：便通異常症診療ガイドライン2023—慢性便秘症. 南江堂, pp4-5, 2023

9章 透析患者の生活指導について

Q91 下剤を拒否される患者さんに対して，排便のコントロールはどのようにしたらよいですか？

A 便秘管理の重要性を説得するのが第一です．次に，食事による管理ですが，透析患者では制約があり，困難なことが多いと思います．そこで，自費にはなりますが，「ダイエタリーファイバー」を使用することを勧めてはいかがでしょうか？

エビデンスレベルⅡ

回答者 吉田　泉

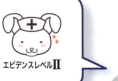

- 透析患者は便秘を含む，何らかの排便異常をきたすことが多いことは周知の事実です．特に高度便秘のときには，腸閉塞，虚血性腸炎による腸管出血，腸管穿孔から汎腹膜炎を発症することさえあります．
- また，腎機能が低下した状態では，カリウムやリン，尿素窒素の便中排泄が重要な役割を果たしていますから，便秘になると容易に高カリウム血症，高リン血症，高尿素窒素血症になることも十分に理解してもらう必要があります．

1 なぜ便秘になりやすい

- 血液透析患者では，消化器系合併症として排便異常がみられますが，下痢よりも便秘が多く認められます．その頻度は，全体の40～70％に及ぶといわれています．
- その要因として，
  ①尿量低下に伴う飲水制限の存在
  ②過剰な除水による急激な体液量変化
  ③カリウム制限に伴い，野菜，果物等の食物繊維不足
  ④腸管内細菌バランスの乱れ
  ⑤特に高齢者などではADLが低下し，腸管蠕動運動の低下
  ⑥腹筋力低下が排便困難を起こしやすい
  ⑦リンやカリウム吸着薬など便秘を誘発しやすい薬物を内服している
  等が挙げられます．

2 注意することは

- 排便異常の際に，結腸，直腸，肛門の器質的疾患，腸管以外の腹部臓器からの影響や，全身性疾患，細菌，ウイルス感染等を除外する必要があります．このため，検便，X線，血液検査，腹部超音波，下部消化管内視鏡検査，注腸造影，CT，MRI検査等を行う必要があります．
- 特に虚血性腸炎については，透析患者には比較的多く認められ，腸管穿孔，大量出血を起こし，緊急開腹手術が必要になることもあるので注意が必要です．透析患者で排便異常に腹痛を伴う場合には，虚血性腸炎を必ず念頭におく必要があります．
- また，腹膜透析歴のある人は，被嚢性腹膜硬化症（EPS）の可能性もあります．

3 便秘にならないために

- まず，便秘を予防するためには**規則正しい生活**を送り，排便習慣を整えることが重要です．
- そのためには，以下のようなことが勧められます．
  ①適度な運動，体操，ヨガ，マッサージ等の理学療法
  ②規則正しい食習慣，排便習慣等，日常生活の改善
  ③制限食の範囲内で食物繊維摂取，含有補助食品摂取
  ④乳酸菌製剤，含有補助食品の摂取
  等です．
- **全身運動**は，反射的に腸蠕動を促す効果があるといわれています．また，腸の動きを機械的に刺激するマッサージも有用と考えられます．リラックス，血液循環の改善による内臓機能向上の効果もあります．
- 日常生活では，睡眠，覚醒のリズムを整え，朝，昼，夕食を規則正しく摂取し，便意の有無に関わらず，毎日決まった時間にトイレに坐る習慣をつけることもよいでしょう．**食物繊維**については後述しま

す.

● 乳酸菌摂取は有用ですが，乳製品摂取では容易に血清リン値上昇をきたすため，**乳酸菌製剤（表1）の内服や，透析患者向けのビフィズス菌含有補助食品等の摂取が勧められます**．乳酸菌は腸内で増殖すると，乳酸や酢酸が作られ，腸内が弱酸性に保たれるため，いわゆる悪玉菌の増殖が抑制され，腸内環境が改善される効果が期待されます．

4 もし，下剤が使えるなら

● ここで，一般的に用いられる下剤の種類，透析患者への投与の適否について表2に示します．実際の使用法や効果的な薬剤の投与方法については，排便習慣の違いや，透析中の便意への不安などの個人差が非常に大きいため，一概に論じることはできませんが，**患者さんとよく相談したうえで，実際に行っている下剤の使用状況を把握し，根気強くアドバイスすることが重要です**．

● また，制吐薬（ナウゼリン®，プリンペラン®，ガスモチン®等）も腸管運動を促進し，便秘の改善効果が得られる場合もあると思われます．

5 漢方薬では

● 漢方薬としては，便秘を弛緩型（腸運動や筋力が低下しているもの），直腸型（排便反射が弱くなっているもの），痙攣型（腸の運動がひきつったようになり，便の通りの悪くなるもの）に分類し，弛緩型では大黄を含まない処方を，直腸型では大黄を含む処方を選択するとされています（表3）．

● また，上記分類の他，肥満者には大柴胡湯や防風通聖散を，過緊張では加味逍遙散，四逆散，柴胡桂枝湯がよい適応になるようです．また，当院では頑固な便秘症の透析患者に対し，乙字湯が有用であった

と報告しています．

6 食物繊維ならば

● 食品添加物としては，「**ダイエタリーファイバー**」が勧められます．

● 「ダイエタリーファイバー」食物繊維は，植物性，動物性由来も含めた人間の消化酵素で消化されない食物中のすべての成分（高分子化合物）と言い換えられます．5大栄養素に次ぐ第6の栄養素とも呼ばれ，便秘解消も含め，様々な有用性が指摘されています．

● 原料から植物性由来，動物性由来，水への溶解性から水溶性食物繊維，不溶性食物繊維に大別されます．

● 透析患者の場合は，不溶性食物繊維では便を硬結させ便秘を助長する恐れがあります．また，**食事からの食物繊維摂取は，野菜，果物，海藻，きのこ類等に多く含まれることから，カリウム制限など食事制限のうえからもお勧めできません**．

● そうすると，透析患者ではどうしても不足しがちな食物繊維をサプリメントなどから摂取することになります．

● 少なくとも，慢性透析患者への投与で便秘に対し有用であるとの報告があるものとして**難消化性デキストリン**が挙げられます．

● これは，焙焼デキストリンに多く存在し，そこから抽出精製した成分（平均分子量，約1600のαグルコースの重合体）です（注：医薬品ではないので，自費になりますし，効能，薬効をうたうものではありません）．

● また，透析患者ではありませんが，高齢長期入院患者で難消化性デキストリンまたはガラクトマンナン（グアーガム，グアー豆種子由来）が便秘の改善，下剤使用量減少効果があったとの報告例がありました．

参考文献

1) 須賀 優：排便異常（下痢，便秘）の原因と対策について教えてください．腎と透析（64）5：625-628，2008
2) 南 浩二 他：透析患者における腸内細菌叢の改善と腐敗産物の産生抑制に対する腸溶性ビフィズス菌製剤の臨床効果．透析会誌 32（5）：349-356，1999
3) 青柳一正：透析医療に必要な薬の使い方，漢方薬．腎と透析 70（4）：676-678，2011
4) 木村美枝子：透析患者の便秘に対する食物繊維（特定保健用食品）の臨床的有用性の検討．機能性食品と薬理栄養 3（5）：347-352，2006
5) 小野量子 他：難消化性デキストリン負荷による糖・脂質代謝，便秘に与える影響の検討．腎臓 28（3）：216-223，2006
6) 巴 美樹 他：高齢入院患者の便秘に対する食物繊維の効果—便性，QOL および医療経費に与える影響—．JJPEN（日本輸液・栄養ジャーナル）23（4）：233-239，2001

表1 乳酸菌製剤

ラクトミン製剤	ビオフェルミン配合散，アタバニン散，ビオラクト原末，ラクトミン（散，末），ビオヂアスミンF-2散，ビオスミン配合散
ビフィズス菌	ビフィスゲン散，ラックビー（微粒N，錠），ビオフェルミン（錠，散）
ビフィズス菌・ラクトミン配合	ビオスミン配合散，レベニンS配合（散，錠）
酪酸菌	ミヤBM（細粒，錠）
酪酸菌配合	ビオスリー（配合散，配合錠，配合OD錠）
耐性乳酸菌	ビオフェルミンR（散，錠），ラックビーR散，エンテロノンR散，レベニン（散，錠）

表2 透析患者に用いる下剤

分類	成分名	主な商品名	透析患者への投与 適否	備考
塩類下剤	酸化Mg	酸化マグネシウム（末，細粒，錠）	×	長期服用でMgの蓄積
	クエン酸Mg	マグコロール（散，内用液）	×	
糖類下剤	ラクツロース	ラクツロースシロップ モニラック（原末，シロップ）	○	保険適応なし，モニラック，ラクツロースシロップが小児便秘症に適応がある
大腸刺激性下剤	ピコスルファートNa	ラキソベロン錠/液 スナイリン（DS），ビコスルファートNa	○	水分吸収抑制作用，習慣性を生じにくいため使いやすい
	センノシド	プルゼニド錠	△	結腸性（弛緩性）便秘のみか
		アローゼン顆粒	△	頓用が原則
浸潤性下剤	ジオクチルソジウムスルホサクシネート，カサンスラノール	ビーマス配合錠	○	腸蠕動亢進+界面活性化作用 授乳婦は授乳しないことが望ましい
炭酸複合体	炭酸水素Na・リン酸2水素Na	新レシカルボン坐剤	×	頓用としての使用が望ましい
膨張性下剤	カルメロースNa	カルメロースNa原末	×	透析患者では飲水制限があり服用できない
IBS治療薬	リナクロチド	リンゼス		少量より開始し量を調節する
上皮機能変容薬	ルビプロストン	アミティーザ		少量より開始し量を調節する．印象としては12μgでも多いように思います
浸透圧性下剤	マクロゴール400	モビコールLD，HD		少量の水に溶解して使用 少量より開始し量を調節する

IBS：過敏性腸症候群　　○：推奨，△：連用を避ける，×：投与を避ける

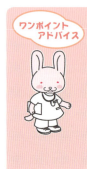

ワンポイントアドバイス
HD患者の便秘は頻度が高いうえに，重篤な合併症も少なくなく，かつ治療に難渋します．便秘に悩む患者さんの身になって，様々な方法を試してみるのが良いのではないかと思います．

表3 便秘に使用される漢方薬

弛緩型	人参湯，六君子湯，大建中湯 （注1：人参を含み腸の血流を増やし腸を動かすとされる．しかし　大建中湯で稀に透析中の血圧低下を招くことがあるという．人参湯は逆に血圧上昇に向かうという）
直腸型	若年者では大黄甘草湯，　高齢者では麻子仁丸，潤腸湯
痙攣型	桂枝芍薬湯，桂枝加芍薬大黄湯

（注2：大黄を含む処方は妊婦または妊娠している可能性のある婦人には投与しないことが望ましい．また，無水ボウショウが含まれている処方は，食塩制限の必要な患者に継続投与する場合は注意を要する．）

9章 透析患者の生活指導について

Q92 透析（HD）中の心負荷は，運動にするとどのくらいですか？

A 血液透析中の心負荷を評価することは困難です．HDが運動負荷として与える影響はごく軽微と考えられますが，心臓に対して質的に異なる大きな負荷がかかっています．バイタルサインなどに注意しましょう．

エビデンスレベル Ⅲ

回答者 下山正博

1 心負荷の評価は難しい

- HD期の末期腎不全患者では糖尿病や動脈硬化の合併が多くみられ，脳心血管疾患等多くの併存疾患が存在します．内シャントの存在による前負荷増大，透析間の体重増加，血圧，心機能，貧血，栄養状態等，患者さんごとに状況が異なり，一概にHD時の負荷を推し量ることはできません．元気な人と体力の落ちた人では，同じ運動でも負荷は大きく異なりますよね．
- 基本的に，心負荷（≒心臓の仕事量）は心機能（左室ポンプ力と拡張能＝柔らかさ）と前負荷（シャント血流，持ってきた体重等），後負荷（肺と血管の硬さや血圧等）の要素で規定されます．
- 心負荷の指標として心拍出量や心係数を測りたいところですが，HD中に検査を行うのは現実的ではありません．
- 代替的に簡便な指標としてdouble product（心拍数×収縮期血圧）というざっくりとしたものがありますが，測定時の一瞬にかかる心負荷はある程度反映するものの，単位時間当たりの負荷量を評価するにはあまり適切な指標ではありません．

2 HDは運動になるか？

- "運動にすると"ということなので，HD治療中の状況を考えてみると，概ね仰臥位で安静を保ち，回路を通じて体外循環を行っている状態です．
- HD時に循環器系に影響を及ぼす要素として，体外循環による前負荷，除水による体液量の変動，血圧変動等が挙げられます．

- 加えて，HDの心臓に対する影響には多くの議論があり，透析中低血圧や無症候性心筋虚血，心筋stunningを繰り返すことによる中長期的な影響等が指摘されています．
- 運動による負荷の指標としてはMETs（安静時を1として何倍の活動強度か）や主観的運動強度としてのBorg Scale，心拍数（カルボーネン法）を用いたりします．より詳細な評価として心肺運動負荷試験を行うこともあります．しかし，いずれも安静臥位での評価を想定したものではありません．多くの場合，HDを開始しても患者さんが呼吸困難感を訴えたり，心拍数が大きく変動するという現象はみられませんので，HDが運動負荷として与える影響はごく軽微なものであると考えられます．

3 安静時エネルギー消費量（REE）

- 呼気を利用した間接熱量計を用いHD患者10名のREEを測定したところ，健常人より増加しておりHD中のREEはさらに軽度増加するという報告があります（図1）[1,2]．
- 一方で55名を対象とした類似研究では健常人と同等であったと報告されています[3]．
- 間接熱量測定（呼気中CO_2）は多くの因子に影響を受け，HD時に吸収される重炭酸イオンの影響も受ける等評価が難しく，高いレベルのエビデンスを得ることは難しそうです．

4 透析患者の心負荷について

- HDそのものが血行動態や心血管系の機能的ストレス因子であり，心筋虚血をきたしやすい状態となり

ます.
- 運動負荷とは質的に異なりますが,HD 中は心臓に大きな負荷がかかっています.
- HD 中のバイタルサインは参考になります.心拍数の増加等があれば心負荷の増大を疑ってよく注意してください.

＊なお,本稿の執筆にあたりましては,本書第 2 版の回答者である黒川　仁先生の原稿を,一部参考にさせて頂きました.

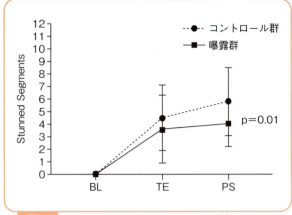

図2　IDE による心筋 stunning の減少
BL：baseline, TE：post exercise, PS：peak stress
（文献 5 を参照して作成）

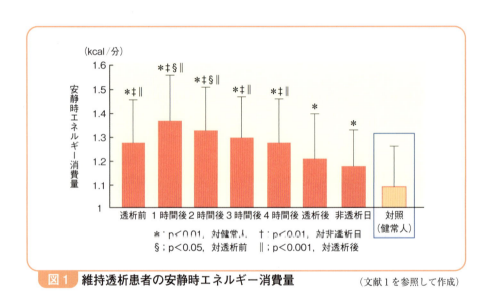

図1　維持透析患者の安静時エネルギー消費量
＊：p＜0.01, 対健常人, †：p＜0.01, 対非透析日
§：p＜0.05, 対透析前　‖：p＜0.001, 対透析後
（文献 1 を参照して作成）

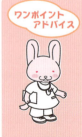

ワンポイントアドバイス

心"負荷"ですが,負荷がよい影響をもたらす場合もあります.最近では IDE（intradialytic exercise：透析中運動）が左室機能を改善する[4],HD に伴う虚血性変化と心筋 stunning を減少させる（図2）[5]など,透析支持療法として運動の有効性が示されています.

参考文献

1) 椿原美治：エネルギーの役割とは.透析ケア 16（1）：25-28, 2010
2) Ikizler TA et al：Increased energy expenditure in hemodialysis patients. J Am Soc Nephrol 7（12）：2646-2653, 1996
3) Kamimura MA et al：Resting energy expenditure and its determinants in hemodialysis patients. Eur J Clin Nutr 61（3）：362-367, 2007
4) Josse M et al：Cardioprotective effect of acute intradialytic exercise：a comprehensive speckle-tracking echocardiography analysis. J Am Soc Nephrol 34（8）：1445-1455, 2023
5) Penny JD et al：Intradialytic exercise preconditioning：an exploratory study on the effect on myocardial stunning. Nephrol Dial Transplant 34（11）：1917-1923, 2019

9章 透析患者の生活指導について

Q93 長期透析・高齢・一人暮らし・認知症が進行している患者さんの服薬・投薬は，どのようにしたらよいですか？

長期透析・高齢・一人暮らしで，認知症が進行し処方薬も正確には内服をしていない状態の患者さんに対し，自施設で対応する場合の対応方法に関して悩んでおります．

A 一包化をはじめ，お薬箱やお薬カレンダーを利用する等の取り組みが基本となります．認知症が進行し，複数回の服薬が困難な場合は，処方を簡素化し，最小限のお薬を1日1回の内服としたり訪問看護師やヘルパーの訪問時に服用したり，週1回製剤を透析室で使用したりすることが必要です．

エビデンスレベル III

回答者 岡本日出数

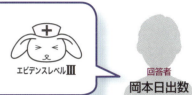

1 透析患者の高齢化と処方の工夫

- 透析患者の高齢化が進むにつれて，長期透析・高齢・一人暮らしの問題は，どこの透析施設でもみられるようになってきています．特に，透析患者では，糖尿病や動脈硬化により，認知症の出現は少なからずとも起こりうる問題です（図1〜8）．高齢の一人暮らしの透析患者が認知症に陥った場合，服薬管理が問題となってきます．

- 処方を一包化するのがまず基本です．どの薬袋をいつ服用するのかがわかるようにします．それには**お薬箱（ピルケース）やお薬カレンダーを利用する**のが一般的です（図9）．お薬カレンダーは，カレンダーの日付の部分に透明のポケットがついていて，1日分のお薬を入れて置けます．本人は勿論，家族や訪問看護師，ヘルパーが確認できます．

2 認知症が進行した透析患者に対する処方・服薬の工夫

- より認知症が進行し，複数回の服薬が困難な場合は，**処方を簡素化し，また配合薬を使用するなどして最小限のお薬を1日1回**，内服するようにします．その場合，訪問看護師やヘルパーの訪問時に服用するようにします．それでも服薬が困難な場合は，**透析室での服薬**に限定するのが得策です．透析患者は一般外来患者とは異なり，週に3回来院しますので，不完全ながらもある程度は対応できます．

また，薬を透析室で管理して，薬袋を日毎，服用時間ごとに紙に貼り付けて，透析日に次の透析日までの薬をお渡しし，次の透析日には薬袋を貼っていた紙を持ってきて戴いて，服薬管理をすることも一つのやり方です．

- 糖尿病を合併する透析患者では，**週1回のDPP4阻害薬**（マリゼブ®，ザファテック®）**の使用**や，内服薬の糖尿病治療薬に代わって，**週1回皮下投与のGLP-1受容体作動薬**（トルリシティ®，オゼンピック®，マンジャロ®）**に変更して透析室内で投与する**のも一つの方法かと思われます．

- インスリンを使用している患者では，認知症が進行するとインスリンの自己注射の手技を行うのは困難になり，家族等の介助が期待できない場合は，**透析日に持効型インスリンを透析室内で投与して，低血糖のリスクも考慮し最低限の血糖コントロールを図る**こともあります．また，透析患者ではインスリン分解や排泄が低下していますから，透析室で持効型インスリンを投与しても，ある程度の血糖コントロールの効果は期待出来ます．最近，週1回皮下投与の持効型インスリンである，インスリン イコデク（アウィクリ®注 フレックスタッチ 総量300単位，同700単位）が製造販売承認されました．実際にインスリン イコデクを投与することが可能になると，週1回透析室で投与することで，血糖変動の少ないよりよい血糖コントロールが可能となることが期待されます．

3 処方の簡素化へ向けた取り組み

- 処方を簡素化し，最小限にするためには，以下のような取り組みが必要です．
  ① ビタミンD製剤や鉄剤など，経口薬から注射薬に変更可能な薬剤は注射薬にする．
  ② ドライウエイトを低めに設定することで降圧薬を最小限にし，また，心不全を起こさないように配慮する．
  ③ 高K血症改善薬や高P血症治療薬は，透析時の血液流量を増加させるなどして，透析量を増加させ（しっかり透析を行い），減量もしくは中止する．

- ただし，「しっかり透析」を行うにあたって，認知症のある患者さんの場合，透析時間を長くすることは安静を保つうえで困難が懸念されます．しかし，先入観にとらわれず，患者さん個々の状態および状況を理解してアプローチすることで，長時間透析も可能となります．

- 高齢患者の服薬管理には，患者さんの背景やADLを理解したうえで，患者さん一人ひとりのケースを考慮した，きめ細かい援助が必要であり，そのためには，透析室の医師，看護師，薬剤師，また，ご家族，訪問看護師，介護ヘルパー，ケアマネージャー，調剤薬局の薬剤師等，多職種との連携・協力が不可欠と考えられます．

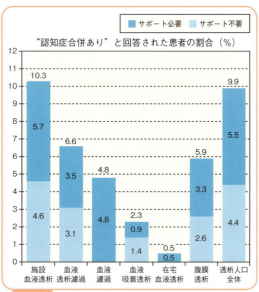

図1 血液浄化療法の種類と認知症
（文献7より引用）

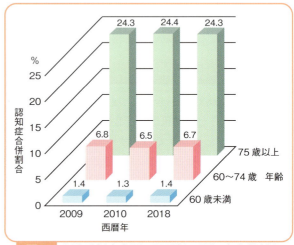

図2 血液透析患者週3回透析の認知症合併割合（年齢別推移．2009，2010，2018年）
患者調査による集計　　　（文献8より引用）

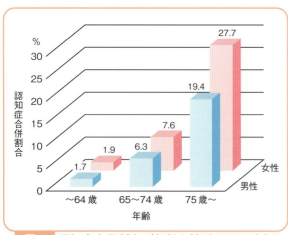

図3 認知症合併割合（年齢と性別．2018年）
患者調査による集計　　　（文献8より引用）

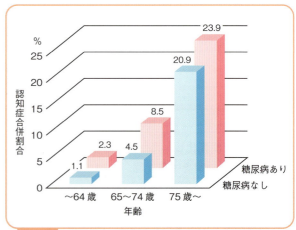

図4 認知症合併割合（年齢と糖尿病の有無．2018年）
患者調査による集計　　　（文献8より引用）

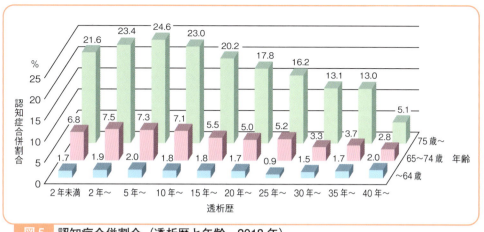

図5 認知症合併割合（透析歴と年齢．2018年）
患者調査による集計　　　　　　　　　　　　　　　（文献8より引用）

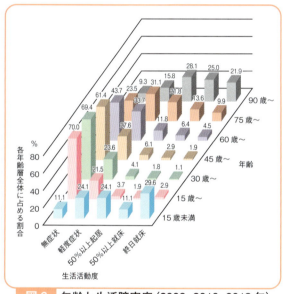

図6 年齢と生活障害度（2009, 2010, 2018年）
患者調査による集計　　（文献8より引用）

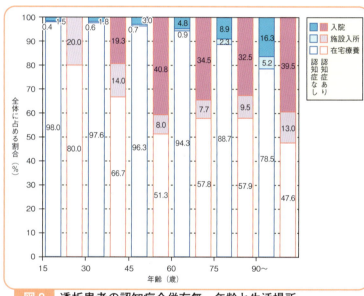

図8 透析患者の認知症合併有無，年齢と生活場所
（文献7より引用）

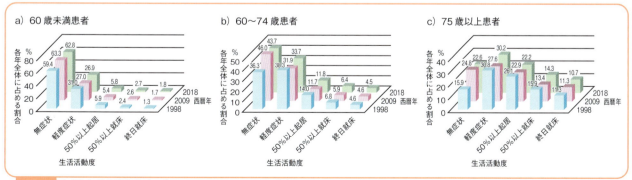

図7 年齢と生活障害度（2009, 2010, 2018年）
患者調査による集計　　　　　　　　　　　　　　　（文献8より引用）

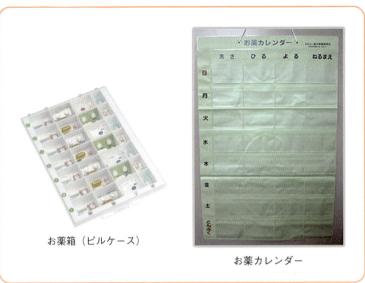

お薬箱（ピルケース）　　お薬カレンダー

図9 お薬箱とお薬カレンダー

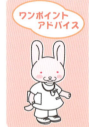

ワンポイントアドバイス　有料老人ホームの中には，入所しながら透析が可能な施設があります．グループホームでも入所しながら透析ができる施設がごく稀に存在しますが，実質上，介護保険と医療保険の問題があり，グループホームで入所しながら透析を行うことは不可能と考えてよいかと思います．高齢者住宅の中には，認知症がある患者さんの身の回りの世話まで行ってくれる所もあり，そのような高齢者住宅では，入所しながら透析を受けることが可能です．

参考文献

1) 田部井　薫：透析患者のより良いケア　高齢者透析患者への診療の要点．腎と透析 50：737-741，2001
2) 水野貴子 他：独居老人患者の外来維持透析に対する援助 服薬指導を中心として．善仁会研究年報 11：9-11，1990
3) 沼尾和枝 他：高齢透析患者の内服管理について〜自己管理を支援した1症例〜．善仁会研究年報 22：57-58，2001
4) 佐藤かおり 他：服薬管理の一例とその効果について．秋田腎不全研会誌 20：86-89，2016
5) Schaffner H et al：Insulin icodec：a novel once-weekly treatment for diabetes. Diabet Med 24：e15414，2024
6) 日本透析医学会：わが国の慢性透析療法の現況（2010年12月31日現在）透析会誌 45（1）：1-47，2012
7) 日本透析医学会：図説 わが国の慢性透析療法の現況（2010年12月31日現在）．日本透析医学会，pp31-40，2011
8) 日本透析医学会：わが国の慢性透析療法の現況（2018年12月31日現在）．透析会誌 52（12）：679-754，2019

10章
その他

10章 その他

Q94 透析にかかる費用について教えてください

1回の透析にかかる1人分の費用は，どのくらいですか？　また，年間いくらぐらい国から助成が出ていますか？

> 1ヵ月の透析治療の医療費は，患者1人につき外来血液透析では約40万円，腹膜透析（CAPD）では30～50万円程度が必要といわれています．よって，年間にすると血液透析では約480万円，腹膜透析（CAPD）では約360～600万円かかることになります．
> エビデンスレベルI

回答者 嶋田カオル

1　人工透析の医療費を抑えるための制度

- 人工透析は，血液透析や腹膜透析，検査や診察・治療費用等を合わせると，患者さん1人当たり年間で約500万～600万円ほどの高額な医療費がかかります．人工透析の医療費助成制度には次のようなものが用意されています．
  - ・重度心身障害者医療費助成制度
  - ・特定疾病療養受療制度
  - ・自立支援医療制度
- 医療費助成制度は，必要な手続きを行わなければ利用できないため，事前にご確認ください．

a) 重度心身障害者医療費助成制度

- 重度心身障害医療費助成制度とは，健康保険に加入している身体障害者手帳1～3級を持つ重度障害者の方の自己負担額を，各都道府県や市区町村が助成してくれる制度です．ただし，入院時の食事代や差額ベッド代，文書料等は助成されません．
- 保存期腎不全について：患者さんの治療コストを考慮し，血清クレアチニン値が5 mg/dL以上またはeGFR 10 mL/min/1.73 m² 未満の方では，医療費負担を0%にできる身体障害者手帳3級を取得していただきます．
- 制度を利用するためには，身体障害者手帳1～3級の交付を受けている必要がありますが，慢性腎臓病により人工透析を受けている患者さんのほとんどは，身体障害者1級の申請ができます．この制度は，制度の名称や助成の対象，所得制限の有無，一部負担金等，都道府県や市区町村によって異なるため，自治体や障害福祉課などで確認できます（参照URL：https://www.zjk.or.jp/kidney-disease/expense/dialysis/upload/20221212-142618-8546.pdf）．
- **公費で負担してくれるもの**：透析医療に要する費用．ただし，各種医療保険等を先に適用します．介護保険法による訪問看護，訪問リハビリテーション，医療機関の通所リハビリテーション，介護療養施設サービスに要する費用（更生医療に関するものに限る）．ただし，介護保険を先に適用します．
- **自己負担しなければならないもの**：医療費は原則1割負担です．入院時の食事代と室料・文書料等，健康保険が使えないものの負担があります．ただし，世帯の所得や疾病等に応じて，自己負担上限月額が設定されます．

b) 特定疾病療養受療制度

- 特定疾病療養受療制度とは，高額な治療を長期間にわたり受けなければならない患者さんで，特定疾病に該当する患者さんが対象の医療費助成制度です．
- 人工透析治療はこの特定疾病に該当するもので，加入している健康保険に申請することで「特定疾病療養受療証」の交付が受けられます．マル長またはマル都といわれています．
- 特定疾病療養受療証を医療機関の窓口に提示することにより，1つの医療機関につき外来・入院それぞれ，透析治療の自己負担額の上限が1ヵ月1万円（所得額によっては2万円）になります．ただし，特定疾病療養受療制度は人工透析治療を受けてからでないと申請することができません．そのため，透

析を開始する前に行うシャントの手術には適用されませんので，ご注意ください．

c）自立支援医療制度

- 自立支援医療制度とは，身体障害者手帳の交付を受けている方の障害を手術等で取り除いたり，軽減させたりできる場合の医療費の自己負担金を助成してくれる制度です．ただし，世帯の所得によっては自己負担が発生する場合があります．
- 人工透析の場合，血液透析や腹膜透析といった透析にかかる医療費や薬代が対象です．助成を受けるためには，身体障害者手帳の交付を受けている（18歳以上），治療を受けている医療機関や調剤薬局が自立支援医療機関の指定を受けている必要があります．
- 特定疾病療養受療制度・重度心身障害者医療費助成制度・自立支援医療制度これらの医療費助成制度を利用することで，人工透析にかかる透析患者さん1人当たりの医療費の自己負担額は，1ヵ月0～2万円に軽減されます．人工透析には高額な医療費がかかりますが，経済的に安心して治療を受けられるように，さまざまな医療費助成制度が用意されています（図1）．

2　国内で透析治療を受ける場合の医療費について

- 仕事や旅行で，他の医療機関で透析を受ける場合には，健康保険証と特定疾病療養受療証を，受付で提示することにより，1医療機関1万円（または2万円）の範囲での自己負担となります．1ヵ月に複数の医療機関で月をまたがる場合には，それぞれの期間で自己負担が発生します．自治体の障害者医療費助成制度を利用する場合には，治療を受けた医療機関でいったん自己負担を支払い，後日，市区町村の窓口で払い戻しの手続きができます．

3　海外で透析をした場合の医療費について

- 渡航先で透析医療を受ける場合，いったん現地で全額の支払い，帰国後に申請を行うと支払った医療費の一部が還付されます．事前に，海外療養費の申請書類を健康保険の窓口で受け取り準備をしましょう．

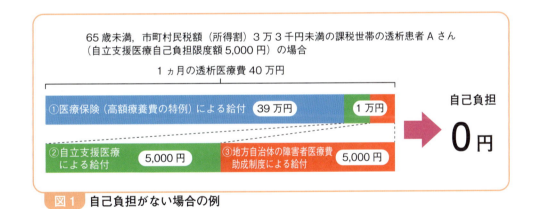

図1　自己負担がない場合の例

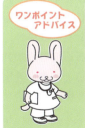

ワンポイントアドバイス

引っ越しや転職の際には，加入している健康保険証・特定疾病療養受療証，身体障害者手帳等，住所変更の手続きが必要となります．給付対象となる期間に間が空いてしまわないよう，早めに手続きを行いましょう．また，通院している透析施設へも新しい証書の提示を忘れずにしてください．

参考文献

1) 全国腎臓病協議会：透析治療にかかる費用
https://www.zjk.or.jp/kidney-disease/expense/dialysis/
2) 井口病院：人工透析にかかる費用は？　活用できる医療費助成制度についても解説
https://www.inokuchi-hp.or.jp/blog/dialysis-medicalbills/

10章 その他

Q95 透析患者が利用できる社会資源について教えてください

地方都市における，透析患者が利用できる公的福祉サービス，介護保険の状況，民間の福祉サービスとサービス内容，および料金と利用率等について教えてください．

> **A** 透析患者に対しては，医療費や生活費に関わる経済的支援，在宅療養や通院に対する介護支援等，総合的な支援計画が必要です．各自治体でも公的保険サービスに加えて，自治体独自の視点から様々な取り組みがなされています．
>
> エビデンスレベル I

回答者
塚田祐子
大塚智秋

1 透析にかかる医療費の助成

a) 高額療養費制度（長期高額疾病にかかる特例）
- 加入している健康保険の窓口に申請して「特定疾病療養受療証」の交付を受けると，透析に関する医療費に高額療養費の特例が適用されます．この制度により自己負担限度額が1ヵ月1万円（人工透析を要する70歳未満の上位所得者は2万円．医療機関別，入院・外来別に負担が発生）になります．

b) 自立支援医療
- 身体障害者福祉法に定められた腎臓機能障害認定基準（1・3・4級）に該当する場合，申請により身体障害者手帳を取得できます．血液透析，腹膜透析および移植にかかる医療費については，同法による自立支援医療の給付が受けられます．ただし，医療保険が優先されますから，特定疾病療養受療証の取得が前提となり，その自己負担限度額の軽減を図れる場合に有効です．

c) 重度障害者への医療費助成制度
- 各自治体では重度の障害者（自治体により異なるが1・2級程度への助成が多い）に対し，医療保険，自立支援医療の自己負担分の助成を行っています．制度の名称，年齢制限・所得制限等の有無，償還払いや現物給付等の利用方法は自治体によって異なります．

2 経済的支援

a) 傷病手当金
- 事業所に雇用され健康保険に加入している人が，業務外のけがや病気で働けず，給与の支払いがない場合に，療養中の所得補償として，休業1日につき標準報酬日額の2/3が支給される制度です．事業所を3日間連続して欠勤した翌日が支給開始日となり，受給期間は支給開始から通算して1年6ヵ月です．

b) 障害年金
- 老齢年金を受ける前に傷病を理由に一定の障害状況になった場合，障害年金を受けることができます．障害年金を受けるためには，障害の原因となった疾病の初診日が公的年金の加入中にあること，障害認定日（初診日から1年6ヵ月，透析施行中の人は透析開始日から3ヵ月を経過した日）の状態が認定基準に該当していること，保険料納付要件を満たしていることが必要です．受給要件を満たし透析施行中の人は，2級またはその他の状況によりさらに上位等級に認定されます．詳細は，初診日に加入していた公的年金の窓口に問い合わせてください．

3 療養生活の支援

a) 介護保険制度
- 介護保険を利用するためには，65歳以上で市区町村から要介護認定を受けることが必要ですが，40歳以上で糖尿病性神経障害や糖尿病性腎症，糖尿病性網膜症等の16疾患（特定疾病）を有する場合にも，同様に利用が可能です．日本透析医会の「2021年度血液透析患者実態報告書」によると，要介護状態にある65歳以上の透析患者で介護保険を申請している人の割合は82.1％となっています．また，介護保険の申請をした透析患者（65歳未満および日

常生活動作に障害のない方も含む）の認定結果は2016年の調査時に比べると介護度が若干上がっています．また，利用しているサービスとしてはホームヘルパーが多くなっています（図1，2）．

b）障害福祉サービス

● 「障害支援区分」の認定手続きを経て，利用するサービスの種類と量が決まります．「サービス等利用計画案」に基づき，介護給付や訓練等給付等の自立支援給付，および日常生活用具の給付や移動支援等の地域生活支援事業を利用することができます．

c）その他のサービス

● 各自治体の主に社会福祉協議会やNPO団体などが中心となった「住民参加型在宅福祉サービス」では，サービス提供者と利用者が会員登録を行い，有償で買い物，外出の付き添い等のサービスが受けられます．その他，自治体によっては，車いすの無料貸し出し，リフト付自動車の貸し出し等の利用ができます．

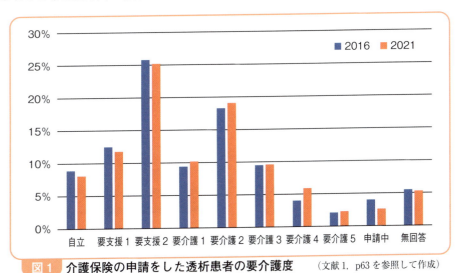

図1 介護保険の申請をした透析患者の要介護度　（文献1，p63を参照して作成）

図2 透析患者の介護保険サービス利用状況　（文献1，p63を参照して作成）

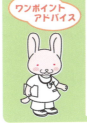

ワンポイントアドバイス
社会資源活用のためには，刻々と変化する諸制度の理解も重要ですが，各申請窓口や諸制度に位置づけられた専門相談員等との連携・協働が不可欠です．多職種の専門性を活かし合い，地域の社会資源を開発していく視点が大切です．

参考文献

1) 日本透析医会「血液透析患者実態調査検討ワーキンググループ」：2021年度血液透析患者実態調査報告書
2) 令和5年度 さいたま市の障害福祉ガイド
3) 鈴木　豊 他編：医療福祉サービスガイドブック2024年度版．医学書院，2024

10章 その他

Q96 通院に利用できるサービスについて教えてください

通院についての質問です．高齢者は，通院しにくい状況が多くみられ，例えばタクシーチケットの交付等は，どの市町村でも行われているようですが十分であるとはいえません．当院では最近になって民間の送迎サービスを利用する等している方もいますが，他の施設ではどのような状況なのか，知りたいです．

> 透析患者の通院を支援するためには，家族の生活スタイルも考慮した計画が必要です．介護保険や自立支援給付，透析施設の送迎サービス，福祉有償運送等を適切に活用し，透析患者の生活の安定を図ることが大切です．

エビデンスレベルⅡ

回答者
塚田祐子
大塚智秋

1 透析患者の通院

- 在宅の透析患者にとって，通院手段の確保は最重要の課題と言えます．日本透析医会の「2021年度血液透析患者実態報告書」では，通院時に付き添い必要とする場合，配偶者による通院介助は42.4％と前回調査と比べ減少しており，透析施設職員や介護保険のホームヘルパーの付き添いを受けている人の割合は34.3％と増加しています．2006年の同調査では配偶者による付き添いが59.3％を占めていたことを踏まえると，一番身近な配偶者という家族以外に依頼できるようになっていることが伺えます．実際，通院手段についても本人や家族送迎が減り，透析施設の送迎利用が増えており，透析施設による送迎が充実してきていることもわかります（図1，2）．

- また，2024年の介護報酬の改定で「特別通院加算」が設けられ，介護福祉施設において透析をしている入所者に対し，施設職員が月12回以上の送迎を行った場合に加算がつくようにもなりました．

- しかし，日本の高齢化率は2023年に29.1％となっており，日本透析医学会の調査でも透析患者の2022年の年末患者平均年齢は69.8歳であり，2000年から8.6歳増加しています．他方，"寝たきりの状態になっても，通院手段を確保し自宅で生活を続けたい"と望む透析患者の割合は2021年度の調査で35％となっており，超高齢化に伴う介護問題が深刻化する中で，透析患者本人の希望をどう叶えていくのかという課題は残ります．

2 通院を支える制度

a）介護タクシーの利用

- 介護タクシーは，介護保険制度の適用対象となるものとならないものの2つに分けられます．介護保険適用対象外の場合の料金は全額自費での負担となりますが，介護保険の要介護1～5に該当する場合は介護保険の適用対象となり，料金は介護保険適用の「通院等乗降介助」と自費で支払う「タクシー料金」となります．通院等乗降介助とは，要介護者の通院等のため，指定訪問介護事業所の訪問介護員等が，自らの運転する車両への乗車または降車の介助を行い，併せて乗車前・後の屋内外での移動等の介助，または通院先・外出先での受診等の手続き・移動等の介助を行うことを指します．

- また，要介護4または5に該当し，通院等乗降介助の前後に連続して相当の所要時間（20～30分程度以上）を要する身体介護を行う場合は，「身体介護中心型」のサービス利用となります．その他，要介護者が通院等に直接関連しない身体介護（入浴介助や食事介助等）を要する場合も身体介護中心型の適用になります．いずれも，総合的な援助の一環としてケアプランに位置づけられている必要があります．

- なお，自費であるタクシー料金に対しては，原則と

して身体障害者手帳による「障害者割引」や「福祉タクシー利用券」を利用することができます．

b）自立支援給付による通院介助

● 介護保険で要支援や自立の場合でも身体障害者手帳を取得していれば，自立支援給付による居宅介護として，通院等乗降介助や身体介護を受けることができます．利用のためには，市区町村の障害福祉担当窓口に申請して障害程度区分の認定を受け，特定相談支援事業者に相談してサービス等利用計画書を作成してもらう必要があります．

c）福祉有償運送

● 各自治体の「福祉有償運送運営協議会」が認めた社会福祉法人やNPO法人等が，介護を要する高齢者や障害者を対象として有償で送迎サービスを実施しています．あらかじめ各登録事業者の利用会員として登録することが必要です．

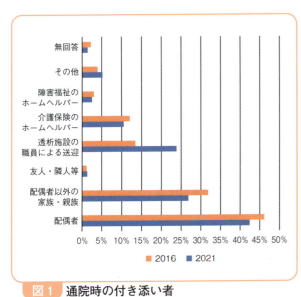

図1　通院時の付き添い者
（文献3, pp55-56 を参照して作成）

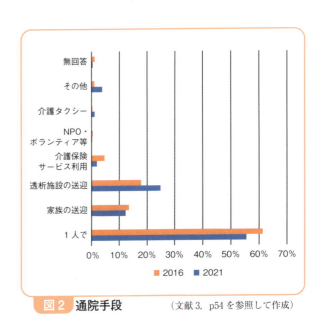

図2　通院手段　　（文献3, p54 を参照して作成）

ワンポイントアドバイス
透析患者の生活支援として，通院手段の確保だけでなく，自宅内の環境整備や福祉用具の利用等も重要です．介護保険のケアプランや障害福祉サービスの利用計画案等に適切に組み込まれるようサポートする視点が大切です．

参考文献

1) 日本透析医学会：わが国の慢性透析療法の現況（2022年12月31日現在）．透析会誌 56 (12)：473-536, 2023
2) 全国腎臓病協議会：2006年度血液透析患者実態調査報告書
3) 日本透析医会「血液透析患者実態調査検討ワーキンググループ」：2021年度血液透析患者実態調査報告書
4) 医学通信社 編：介護報酬早見表2024-26年版．医学通信社，2024

10章 その他

Q97 透析施設のスタッフ数について，何か基準はあるのでしょうか？

患者さん何人に対してスタッフ（Ns，TC，助手）が何人いなければならない，という最低の基準のようなものはありますか？

基準はありません．各施設が公開している透析医療の自主機能評価指標を参考にするとよいでしょう．ただし，それらの数値は施設形態や立地条件（人口や地理的な違い等）を考慮することが必要です．

エビデンスレベル Ⅲ

回答者
金森成水

1 透析室スタッフの種類と数

- 医師，看護師（Ns），臨床工学士が配置されています（基本人員）．施設によっては臨床検査技師，看護助手，医療クラーク等が専任で配置されています（表1）．
- 日本透析医学会は透析施設の適切な管理，運営を目指し，2015年から自主機能評価指標の公開を各施設に要請しています．これらの公開された情報では，Ns 1人当たりの透析ベッド数は3〜10程度とかなり幅があり，あまり参考にはならないようです．ばらつきの原因は，患者のQOL，介護度，年齢分布等に施設間で大きな差があるためと推測できます．
- 表2を参考にして各施設の運営形態ごとの状況を考えてみましょう．病床をもつ透析施設では，都市部，田園部に限らず患者の介護度（重症度），平均年齢が高いことは容易に理解できます．外来透析だけの施設から合併症や原疾患の悪化で入院透析のある施設に紹介されることが多いためと考えられます．
- このような施設（特にベッドタウン等に位置する場合）では午前中，昼間，夜間と透析を行っている場合も多く，透析室は1つのベッドを1日で2〜3回使用（2〜3クール）することも多くあります．この場合には看護師1人当たりのベッド数は標準数としての参考にはなりません．
- 一方，都市部で外来透析のみ行っている施設の場合には就業している患者が多く，必然的に介護度（重症度）が低くQOLが高い傾向にあります．つまり1日2〜3クールの透析を行っても，看護師1人当たりが管理できる患者数は多い傾向にあります．

2 適正数を判断するためにはどうすればよいのか

- 表1に透析診療にかかわる職種を書き出してみました．基本的には基本人員がいれば透析施設として成立します．しかし透析室の業務には「医療の仕事」以外に様々な「他の仕事」があります．透析日（時間帯），送迎スケジュールの管理，検査データの整理，透析液，ダイアライザー等の物品管理，透析機器のメンテナンス，処方箋やレセプトの管理，電話応対，ベッドメイキングや清掃等多岐にわたります．
- 表題の質問は，透析室を効率よく運営できるスタッフの数は？ と置き換えてみます．その一案として「医療の仕事」に直接携わる職種には純粋に医療に特化させ，「他の仕事」は医療クラーク，看護助手等の職種を増やし対応させることができます．
- 例えば穿刺開始や終了回収の忙しい時間帯の電話対応を，看護師が行うのではなく，医療クラークに担当してもらい，医師や看護師の対応が必要な場合にだけ，それぞれに取次する，等です．物品管理も担当の事務職員を教育することにより，看護師が行っていた物品の管理を行い，期限切れや在庫過剰等を極力少なくすることが可能になることもあります．また，電子カルテとレセプトコンピュータ（レセコン），看護記録を一体化することにより過剰な転記

を避けることができる例もあります．つまりは**適切な人数は？** という考え方よりもよりも適切な配置は？ という考え方が肝腎です．

表1	透析室スタッフの種類
基本スタッフ	医師 看護師 臨床工学士
補助スタッフ	臨床検査技師 看護助手 医療クラーク 物品管理など担当事務員

表2	透析施設の分類

①老健施設などの付属
②基幹病院の付属
③都市部の外来透析
④都市周辺部の外来透析
⑤中規模病院の透析施設（非都市部に多い）

都市分類
1) 大都市（人口100万人程度かそれ以上）：②③　　　介護度：低＞高
2) 中都市（人口10万人以上）：①②④⑤　　　　　　介護度：低≒高　または低＜高
3) 小都市（人口10万人以下）：①⑤　　　　　　　　介護度：低＜高

都市の定義（総務省：地方財政白書より）と住民の要介護率（政府統計：国民生活基礎調査より）から上記のように分類してみました．患者の介護度は都市の規模と施設形態によって変わります．

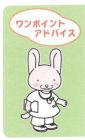

ワンポイントアドバイス
患者の介護度や施設形態によって必要な医療スタッフの数は変化します．補助スタッフを活用することにより，よりよい透析管理を行うことができます．

10章 その他

Q98 感染者の扱い（対応，消毒）について教えてください

感染症の患者に対しては感染経路の遮断が必要となります．感染を媒介する可能性のある医療従事者は適切な手指衛生とユニバーサルマスキングの実施に加えて，状況に応じたアイガード（フェイスシールドまたはゴーグル），エプロンやガウン等の個人防護具の着用を行う標準予防策が推奨されます．また器具の消毒も必要となります．

エビデンスレベル I

回答者 佐藤留美子

1 標準予防策

- 感染症の有無に関わらずすべての人に対して，血液，体液，汗を除く分泌物，排泄物，損傷した皮膚，粘膜等の湿性生体物質は，感染の可能性があるとみなして対応する方法を標準予防策といいいます．

2 感染経路

- 感染経路としては接触感染，飛沫感染，空気感染等があります．透析患者は一般の人と比べて感染に対する抵抗力が低下しているため，感染症に罹りやすい状態にあります．また，ブラッドアクセス等のカテーテル留置は感染の侵入経路となります．透析室は様々な環境的要因から院内感染が起こりやすい現場であるため，標準予防策に加えて感染経路別予防策を徹底することが重要です．

3 感染症対策

a）ウイルス性肝炎

- ウイルス性肝炎は，A，B，C，D，E型等があり，透析患者で問題となるのはB型とC型が主です．血液媒介感染であり，対策として肝炎ウイルス陽性患者は透析ベッドの固定，専用の透析（監視）装置や透析関連物品（聴診器・体温計・血圧計等）を使用することを推奨します．

b）HIV

- 血液媒介感染であるが，感染力は弱く加熱や消毒により容易に不活化されます．標準予防策と血液媒介感染予防策を遵守して透析を実施していれば，透析ベッドの固定，個室隔離の必要はありません．

c）新型コロナウイルス

- 透析患者では新型コロナウイルス感染症（COVID-19）に罹患すると重症化リスクが高いため，新型コロナワクチンの接種を推奨しています．COVID-19は飛沫およびエアロゾルにより伝播するため，個室隔離透析を行うか，時間的または空間的隔離を行うことが望ましいです．

d）インフルエンザ

- 透析患者はインフルエンザのハイリスク群であり，インフルエンザ流行前に患者と職員のインフルエンザワクチンを接種しておくことを推奨します．飛沫感染であり，他患者への伝播を防止するために個室隔離透析を行うか，時間的または空間的隔離を行うことが望ましいです．

e）結 核

- 透析患者は一般人と比べて，約2～25倍結核感染のリスクが高いとされます．飛沫核感染（空気感染）であり，排菌している結核の透析患者は陰圧の空調を有する専用の隔離透析室で行うことが望ましいです．また，結核患者の発生を直ちに最寄りの保健所に届け出る必要があります．

f）MRSA

- MRSAは健康な人や合併症のない元気な透析患者では問題になることは少ないですが，重い合併症のある透析患者や高齢透析患者，術後の透析患者が感染すると難治化し重篤になることがあります．感染経路としては接触感染であることが多いですが，喀痰や塵埃による飛沫感染もあります．MRSA感染症を発症している場合は隔離透析が理想ですが，透析ベッドの固定でも可とし必要に応じて患者のベッ

ド間にパーテイションを使用することが望ましいです．保菌者に対しては隔離の必要はありません．透析関連物品（聴診器・体温計・血圧計等）は専用とするのが望ましいです．

g) ノロウイルス

- ノロウイルスは冬に大流行し感染力は非常に強く，わずかなウイルスが口に入るだけで感染します．ノロウイルス感染患者に対しては接触予防策を行うことを推奨します．また，嘔吐物や便の処理時には，接触予防策に加えて飛沫予防策を行うことを推奨します．個室隔離透析が望ましいですが，できない場合は時間的または空間的隔離を行うことで対応，あるいは患者のベッド間にパーテイションを使用することを推奨します．

表1 各種病原体の感染経路別分類

感染経路	代表的な病原菌
血液媒介感染	B型肝炎ウイルス，C型肝炎ウイルス，HIV等
接触感染	黄色ブドウ球菌（MRSA），緑膿菌（MDRP），腸球菌（VRE），腸内細菌科（ESBL産生菌（AmpC型β-ラクタマーゼ産生菌，カルバペネム耐性腸内細菌科細菌：CRE）等），アシネトバクター属菌（多剤耐性アシネトバクター：MDRA）ノロウイルス，ロタウイルス，アデノウイルス，疥癬等
飛沫感染	インフルエンザウイルス，新型コロナウイ別ルス，ムンプスウイルス，風疹ウイルス，髄膜炎菌，百日咳菌，インフルエンザ菌，肺炎マイコプラズマ，肺炎クラミジア等
空気感染	結核菌，麻疹ウイルス，水痘ウイルス

（文献1 p36より引用）

表2 主な消毒剤が有効な微生物

	消毒剤	細菌					真菌		ウイルス			
		一般細菌	MRSA	緑膿菌・セラチアなど	結核菌	細菌芽胞	酵母（様）真菌	糸状菌	エンベロープウイルス*1	ノンエンベロープウイルス*2	HBV*3	HCV*3	HIV
高水準	グルタラール	○	○	○	○	○	○	○	○	○	○	○	○
	フタラール	○	○	○	△	○	○	○	○	○	○	○	○
	過酢酸	○	○	○	○	○	○	○	○	○	○	○	○
中水準	次亜塩素酸ナトリウム	○	○	○	△	△	○	△	○	○	△	○	○
	エタノール	○	○	○	○	×	○	△	○	△	△	△	○
	イソプロパノール	○	○	○	○	×	○	△	○	×	×	×	○
	ポビドンヨード（ヨードホール）	○	○	○	○	△	○	△	○	○	○	○	○
低水準	クロルヘキシジングルコン酸塩	○	△	△	×	×	△	×	△	×	×	×	×
	第四級アンモニウム塩 ベンザルコニウム塩化物 ベンゼトニウム塩化物	○	△	△	×	×	△	×	△	×	×	×	×
	両性界面活性剤 アルキルジアミノエチルグリシン塩酸塩	○	△	△	△	×	△	×	△	×	×	×	×

○：有効，△：十分な効果が得られないことがある，×：無効
*1 エンベロープウイルス（脂質膜を含む）：インフルエンザウイルス，ヘルペスウイルス，コロナウイルス等
*2 ノンエンベロープウイルス（脂質膜を含まない）：アデノウイルス，エンテロウイルス（コクサッキーウイルス等），ノロウイルス，ロタウイルス等
*3 HBV・HCV：評価にバラつきがみられる記載があるものは△とした

（丸石製薬：消毒の"きほん"「消毒剤全般」より引用）

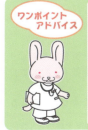

ワンポイントアドバイス
感染症の発症を予防するには，標準予防策と感染経路別予防策が重要となります．

参考文献

1) 日本透析医会「透析施設における標準的な透析操作と感染予防に関するガイドライン」改訂に向けたワーキンググループ：透析施設における標準的な透析操作と感染予防に関するガイドライン（六訂版）．2023
2) 菊地　勘：透析室の感染対策管理．臨床透析 39（13）：53-58, 2023
3) 透析療法合同専門委員会 企画・編集：血液浄化療法ハンドブック2024．協同医書出版社，2024

10章 その他

Q99 腎移植後の残存腎について教えてください

腎移植後，いらない腎臓はそのまま体内に残しますが，その後人体に影響は全くないのでしょうか？

腎移植時，固有腎は残します．腎臓を移植する場所の確保が困難な場合や嚢胞や尿路感染症の原因になる場合は摘出します．移植後も移植前と同様に難治性感染や悪性化があれば摘出します．

エビデンスレベルⅠ

回答者 下山博史

1 腎移植について

- 近年，新しく開発された様々な免疫抑制薬の導入と手術手技の確立により，腎移植の手術成績は向上しています．本邦では，2019年に初めて年間2,000件を超えました．新型コロナウイルス感染症の影響を受け，一時的には減少しましたが，その後は徐々に回復傾向にあります（図1）．
- 腎移植の内訳ですが，2021年に実施された腎移植1,773例のうち，生体腎移植が1,648例である一方，献腎移植は125例（心停止19例，脳死106例）でした．献腎登録者数は13,000人を超えているものの，本邦における腎移植は，献腎移植よりも生体腎移植が多いのが現状です．臓器提供が少なく，腎移植待機年数は約15年に及ぶこともあります．
- 最近では，移植腎生着率や腎移植後生存率が良好であるとの理由で，維持透析を導入せずに先行して移植を行う，先行的腎移植（PEKT）が増加しています．
- また，超高齢社会である本邦では，腎移植を受ける患者の高齢化も進行しています．生体，献腎移植ともに40～50歳代の方が中心ですが，生体腎移植では，60歳以上の方の移植も年々増加傾向にあり，70歳以上のレシピエントも存在します（図2）．高齢者では，手術自体が身体の負担になり得ますが，心機能等，腎不全を除く合併症の問題がなければ，厳密な年齢制限はなくなりつつあります．
- 上記の他にも本邦の腎移植の特徴として，夫婦間の移植やABO血液型不適合移植が多いこと等が挙げられます．

2 腎移植後の残存腎，移植後管理について

- 慢性腎臓病（CKD）は，末期腎不全へと進行すると腎萎縮をきたします．末期腎不全状態では，多嚢胞化萎縮腎（ACDK）が多く合併しますが，その一部に腎がんを併発することがあります．そのため腎移植後であっても，**残存腎にがんが発生した場合は摘出の必要があります．さらにCKDの原因が多発性嚢胞腎である際，残存腎を原因として尿路感染症が繰り返される場合等には，残存腎を摘出する必要があります．**
- 移植後は，原則的に終生，免疫抑制剤を内服する必要があります．免疫抑制に伴い，普段の臨床であまり経験しないウイルス感染を認めることがあります（表1）．また，悪性腫瘍に関しても，一般の人より発生率が高いのが現状です．腎移植レシピエントの

表1 腎移植後の主なウイルス感染症

サイトメガロウイルス	（CMV）	腎移植後最も多い感染症
水痘帯状疱疹ウイルス	（VZV）	脳炎を起こし重症化することがある
Epstein-Barrウイルス	（EBV）	リンパ球の腫瘍化を起こすことがある
アデノウイルス	（ADV）	出血性膀胱炎を起こす
BKウイルス	（BKV）	移植腎機能低下を起こすことがある
B型，C型肝炎	（HBV, HCV）	再活性化をすることがある

（文献2を参照して作成）

主な死亡原因には，悪性腫瘍，心疾患，感染症，脳血管疾患等があります．腎移植後の合併症や併存疾患は，早期に診断して，早期治療を行うことが大切です．
- 1つの腎臓を移植された状態の腎移植後は，レシピエントの腎機能がCKDステージG3〜4程度となることが多く，経過によって，貧血や血圧の管理が必要となります．他にも，糖尿病や脂質異常症等の生活習慣病を伴うこともあり，移植した腎臓の機能を喪失しないためには，腎移植後としての通院加療だけでなく，食事療法や日常生活も含め，十分な自己管理が大切です．

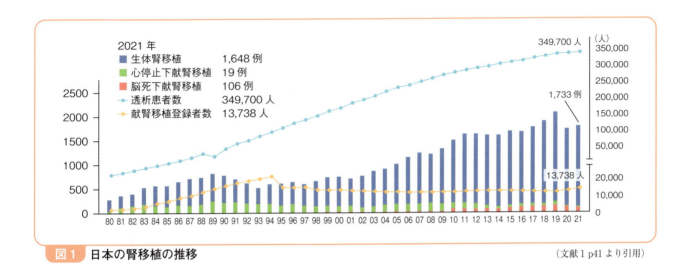

図1 日本の腎移植の推移 （文献1 p41より引用）

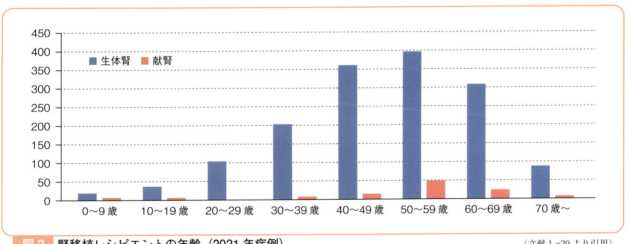

図2 腎移植レシピエントの年齢（2021年症例） （文献1 p39より引用）

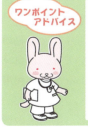

ワンポイントアドバイス

腎代替療法には，血液透析，腹膜透析，腎移植があります．メリットとデメリットを理解したうえで，個々の患者に合った治療法を考えましょう．そのため透析療法だけでなく，腎移植について理解を深めることも大切です．

参考文献

1) 日本移植学会：2022 臓器移植ファクトブック
   https://www.asas.or.jp/jst/pdf/factbook/factbook2022.pdf
2) 海上耕平 他：ウイルス感染症．腎と透析 76 増刊号：667-671, 2014
3) 中川由紀：COVID-19感染症下での腎移植の動向．腎と透析 95（6）：716-720, 2023

10章 その他

Q100 補体，サイトカイン，活性酸素種（ROS）についてくわしく教えてください

> 補体系，サイトカイン，活性酸素種（ROS）は免疫反応等において生体内で重要な役割を担っています．透析患者では，血液と透析膜の接触により，補体の活性化，サイトカインやROSが産生され，透析合併症の原因になります．

回答者 笠井昭男

1 補 体

- 補体は生体防御反応や炎症を促進する働きを担っています．主な役割は，オプソニン化，アナフィラトキシンとしての白血球の誘導および活性化と膜侵襲複合体（MAC）の形成です．
- 主要な補体蛋白は9つあり，発見順にC1〜9までの番号がついています．
  - ・活性化：補体系は，古典経路，レクチン経路，代替経路の3つの経路で活性化されます．いずれの経路もC3をC3aとC3bに分割します．C3bはC5転換酵素を作り，C5を分割します．
  - ・オプソニン化：C3bはオプソニンとして働きます．病原体を標識して，食細胞に貪食されやすくします．
  - ・アナフィラトキシン：C3aとC5aはアナフィラトキシンとして，炎症性サイトカインやケモカインの放出を促し，免疫細胞を感染部位に引き寄せます．
  - ・MAC：補体経路の最終段階はC5b-9で作られる膜侵襲複合体（MAC）です．MACは病原体の細胞膜に穴をあけて，溶解させます（図1）．
- 血液透析膜でも血液との接触により補体が活性化されています．

2 サイトカイン

- サイトカインは低分子の蛋白で，種々の細胞（リンパ球，マクロファージ，NK細胞，肥満細胞，間質細胞）から分泌されます．サイトカインは細胞表面の特異的レセプターを介して，炎症の調節，細胞増殖，分化やアポトーシスに働きます．主なサイトカインを表1に示します．
- 炎症誘発性サイトカイン：TNF-α，IL-1，IL-6は炎症を誘発します．感染，組織障害，補体の活性化（C3a，C5a）によって放出されます．
- 抗炎症性サイトカイン：IL-10，TGF-βは炎症反応を抑えて，組織の修復を促します．
- 血液と透析膜の相互作用で炎症誘発性サイトカインが活性化されますが，発熱や低血圧の原因になるだけでなく，睡眠障害，ESA低反応性貧血にも関与しています．その活性化の程度は，透析膜の素材により異なり，生体適合性の指標とみなされます[2]．

3 活性酸素種（reactive oxygen species：ROS）

- ROSは酸素原子を含む反応性の高い化合物です．これらは主にミトコンドリアでの代謝や白血球でNADPHオキシダーゼによって産生されます．
- まず生体反応でスーパーオキシド（$O_2\bullet-$）が作られ，スーパーオキシドジスムターゼにより過酸化水素（H_2O_2）になります．過酸化水素はカタラーゼにより，水と酸素に分解されますが，電子を受け取るとヒドロキシラジカル（$\bullet OH$）になります[3]．
- ROSは，生体内でシグナル伝達に関与し，細胞増殖，分化，アポトーシスを調節しています．白血球は，ROSを生成し，病原体を殺傷するために利用しています．
- 過剰なROSは細胞膜の脂質を酸化し，細胞膜の機

能を損ないます．DNA損傷や酵素を失活させます．体内には，ROSからの損傷を防ぐための抗酸化防御システムがあり，過剰なROSからの損傷を防いでいます．ROSの産生が過剰になり，抗酸化防御システムで中和できない状態を酸化ストレスと呼んでいます．酸化ストレスは，慢性炎症を惹起し，心血管病の原因になります[4]．透析患者では，尿毒症物質により酸化ストレスが過剰になり，抗酸化物質も減少しています[5]．

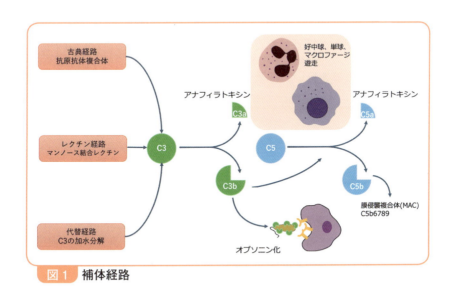

図1 補体経路

表1 主なサイトカイン

サイトカインの種類	作用	例
インターロイキン（ILs）	免疫反応の調整	IL-1, IL-2, IL-6, IL-10
インターフェロン（IFNs）	ウイルス感染防御，免疫応答調整	IFN-α, IFN-β, IFN-γ
腫瘍壊死因子（TNFs）	炎症，アポトーシス	TNF-α
形質転換増殖因子（TGFs）	細胞増殖，分化，免疫応答，組織修復	TGF-β
コロニー刺激因子（CSFs）	血球産生，分化，増殖	G-CSF, M-CSF, EPO
ケモカイン	細胞遊走	IL-8, RANTES

（文献1より引用）

補体系の活性化，サイトカインとROSの過剰産生は透析合併症の発生とも関わりの深い分野です．透析患者さんのQOLの向上のためにも，これらの抑制を標的にした新しい技術の進歩が期待されます．

参考文献

1) Turner DM et al：Cytokines and chemokines：at the crossroads of cell signaling and inflammatory disease. Biochimica et Biophysica Acta 1843（11）：2563-2582, 2014
2) Petrosa G et al：Clinical relevance of cytokine production in hemodialysis. Kidney Int suppl 76：S-104-S-111, 2000
3) 今田伊助：生体における活性酸素・フリーラジカルの産生と消去. 化学と生物 37（6）：411-419, 1999
4) Skinner CS et al：Hemodialysis-related complement and contact pathway activation and cardiovascular risk：a narrative review. Kidney Med （4）：607-618, 2021
5) Liakopoulos V et al：Oxidative stress in hemodialysis patients：a review of the literature. Oxid Med Cell Longev 2017（1）：3081856, 2017

10章 その他

Q101 スタッフの災害時の心得について教えてください

A 自分と家族の安全確保が最優先です．患者さんに対しては，次回の透析を確保し伝えられるように努めてください．やむなく自宅から離れる場合は，表2に示した所持品を携帯するように説明しましょう．塩分やカリウム制限等を行い，体重管理に配慮できるように指導してください．

エビデンスレベルⅠ

回答者
雨宮守正

1 災害時の行動

a）もし透析中であったら

- 地震であれば，**スタッフはまず自分の身を守ってください．患者さんは回路が抜けてしまわないようにしっかり握りしめ，柵につかまり，布団を被り身を守ることが大切です**．血液はバッテリーで回収することができるので，慌てないように声かけをしてあげてください．回収後の避難は，**事前に役割分担を決めておき**，冷静な誘導をお願いします．そのためにも事前に**避難練習**をしておくことが大切です．

b）患者さんが透析施設以外にいる場合

- 患者さんから**施設に連絡**をとってもらい，安否と今後の連絡方法を確認しましょう．停電や断水により施設で透析ができない場合も含め，**次回の透析をいつどこで受けるかの指示**をしてあげてください．
- 災害直後で連絡がつきにくい場合については，事前に相談しておくとよいでしょう．よく利用されるのは**災害伝言ダイヤル**です．可能であれば施設に直接来院してもらうという手段もあります．
- 最悪でも，最寄りの避難所や透析施設に行き，透析患者さんであることを名乗り出れば，必ず透析ができるように手配してくれることも知らせておいてください．
- **腹膜透析を受けている患者さんは，メーカーに連絡**がつけば必ず指示が得られます．

2 災害後の透析と食事

- 透析時間が短縮されたり，不規則になったりする可能性があります．限られた資源を譲り合わなければいけないことを想定し，患者さんには**塩分摂取を控え，体重管理を厳格にするように説明ください．カリウム制限も大切です**．可能ならばカリウムを下げる薬を渡してください．反面カロリーの不足は体力を低下させ，高カリウム血症を誘発することもあります．飲食については事前に説明しておくとよいでしょう．

3 他施設で透析を受けるために

- 自施設で透析を受けられない場合は，代わりに透析をしてくれる**施設を探し，医療情報の提供**をする必要があります．日頃から地元の透析医会などと連絡が取れるようにしておき，アドバイスが仰げるようにしておいてください．
- 一方，患者さんにはいざという場合などに備え，必要な**情報（表1）を携帯**してもらうことが重要です．可能ならいつもの**穿刺部位と針の向き，自身のドライウエイトは記憶**しておいてもらえるとよいでしょう．

4 災害時の薬について

- 一時的であれば服用しなくても病状に別状ないものと，毎日服用すべきものがあります．**お薬手帳とともに最低3日分**は持ち出せるように指導しておいてください．お薬手帳は，手近にあるスマートホンなどで撮影しておくと便利です．

5 災害時に持っていたいもの

- 日用品に加え，表2にまとめたものを参考してください．

238

には，モルヌピラビルは有効性が示されており，頻回に使用されています．最近ではエンシトレルビルの有効性も確立されつつあります．また酸素投与を必要とする場合は，入院の上レムデシベルや副腎皮質ステロイドの使用を検討します．

表1　埼玉県のアンケート調査

対象透析患者数	6,109人
累計コロナ罹患患者数	1,630人
感染時隔離方法（複数回答あり）	
個室隔離	83%
時間的隔離	24%
空間的隔離のみ	1施設のみ
発熱，呼吸器症状時の事前連絡あり率	63%
ワクチン未接種率	4.3%

（文献1より引用）

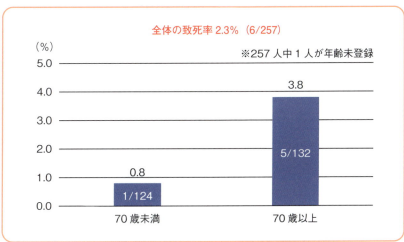

図1　透析患者における新型コロナウイルス感染症の致死率（2023年5月25日～9月12日時点まで（計256人））
（日本透析医会新型コロナ感染症対策ワーキンググループ委員長　菊地　勘　先生の許可を得て引用）

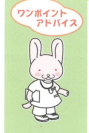

ワンポイントアドバイス

咽頭の違和感から，咽頭痛や嗄声，発熱と進行するまでには，半日くらいかかることがあります．違和感のみでは，まだ感染かどうかの判断はつきません．しかし，もしコロナなら感染性はあります．この時点からのお互いの周囲への気遣いは大切です．

参考文献

1) 雨宮守正　他：埼玉県における新型コロナ感染に関する透析施設向けアンケート調査．第67回日本腎臓学会学術総会（横浜市），令和6年6月28-30日にて発表
2) 菊地　勘：オミクロン株XBB系統流行後の透析患者における重症度と致死率について．日本透析医会新型コロナウイルス感染対策ワーキンググループ，令和5年9月22日
3) Sibbel S et al：Real-World Effectiveness and Immunogenicity of BNT162b2 and mRNA-1273 SARS-CoV-2 Vaccines in Patients on Hemodialysis. J Am Soc Nephrol 33：49-57, 2022

索　引

英数・欧文

β₂-MG 除去カラム ·············· 122, 127
β₂-ミクログロブリン ········ 25, 27, 64,
　　　　　　　70, 120, 122, 124, 126
β遮断薬 ···································· 90, 92

A

ACP ·· 142
ACT ·· 68
ARCD ·· 6
AVF ··· 44, 46
AVG ·· 46

B

B型肝炎 ·· 206

C

CGA 分類 ··· 4
CKD ·· 4, 234
CKD 分類 ··· 3
CKD-MBD ····························· 193, 195
CKM ·· 76
CPV ··· 202
CTA ·· 27

D

DW ························ 13, 48, 50, 96, 168

E

ECUM ································· 66, 70, 73
eGFR ·· 4
EPO ··· 198
ESA 製剤 ································ 198, 200

G

GFR ·· 2

H

hANP ··· 204
HD ····························· 7, 39, 61, 70
HDF ··························· 37, 39, 70, 127
HF ··· 61, 70
HIF-PH 阻害薬 ······················ 198, 200
HPM ·· 25

I

IFEHD ··· 23
I-HDF ·· 37
intact PTH ····································· 195
IRLSSG の診断基準 ···························· 134

K

KDIGO ·· 193
Kt/V ··· 208

M

MIA 症候群 ····································· 171

P

PCR ··· 208
PEPA 膜 ·· 29
PES 膜 ·· 29
PEW ··· 173
PS 膜 ··· 29
PTA ·· 42
PTH ··· 195
PVP ······································· 29, 116
PWI ······························· 52, 189, 202

R

REE ··· 217
restless legs syndrome ····················· 134
RLS ··· 134
RO 装置 ··· 35
ROD ··· 193
ROS ··· 236

S

SDM ··· 140
SHPT ·· 195

T

TACBUN ································ 208

TMP ··························· 18, 21

TP ································· 202

TSAT ······················ 198, 201

U

UFR ······························· 23

和文

あ

アシドーシス ····················· 159

後希釈法 ······················ 39, 61

アミノ酸 ························· 173

アメジニウムメチル硫酸塩 ········· 92

アルカリ化剤 ······················ 31

アルコール摂取量の目安 ········· 182

アルブミン ··············· 25, 27, 70

アルブミンふるい係数 ············· 29

安静時エネルギー消費量 ········· 217

い

易感染傾向 ························ 78

生きがい ························ 157

維持透析 ························· 76

異所性石灰化 ····················· 130

一過性低血圧症 ··················· 88

入口圧 ··························· 20

医療費 ·························· 224

飲酒 ···························· 182

インスリン製剤 ··················· 175

インフルエンザ ··················· 232

う

運動療法 ························· 64

え

栄養指導 ························· 164

栄養障害 ············· 164, 171, 173

栄養不足 ························· 189

エネルギー摂取量 ················· 175

エネルギー必要量 ················· 162

エネルギー補助食品 ··············· 177

エリスロポエチン ················· 198

エンドトキシン ··················· 35

塩分制限 ········· 15, 50, 147, 149, 151

お

嘔気 ···························· 84

お薬カレンダー ··················· 219

お薬手帳 ························· 238

オフラインHDF ················ 39, 61

オンラインHDF··· 37, 39, 61, 103, 122

か

介護タクシー ····················· 228

介護保険制度 ····················· 226

拡散 ···························· 70

活性型ビタミンンD製剤
·················· 70, 106, 108

活性酸素種 ······················ 236

カテーテルアブレーション ········· 94

カフ型カテーテル ················· 46

か

かゆみ ······················ 78, 100

カリウム ················ 31, 149, 162

カルシウム濃度 ··················· 31

間歇補充型血液透析濾過 ··········· 37

肝硬変 ·························· 206

患者協働 ························· 140

関節痛 ·························· 136

感染経路別予防策 ················· 232

感染症 ······················ 98, 147

感染症対策 ······················ 232

漢方薬 ·························· 215

き

偽性高カリウム血症 ··············· 166

共同意思決定 ····················· 140

虚血性心疾患 ··················· 48, 64

虚血性腸炎 ······················ 214

起立性低血圧 ····················· 88

く

クリットラインモニター法 ········· 82

け

経口昇圧薬 ······················ 105

経腸栄養剤 ······················ 177

経皮経管的血管形成術 ············· 42

下剤 ···························· 215

血圧管理 ······················ 66, 86

血圧低下 ············· 59, 63, 73, 122

血圧変動 ························· 120

血液検査 ························· 189

血液再循環 ······················ 59

血液浄化膜 ······················ 126

血液適合性 ……………………………… 29
血液透析 …………………… 8, 39, 61, 78
血液透析濾過 ……………… 37, 39, 61
血液濃縮 …………………………………… 39
血液量モニタ …………………………… 39
血液濾過 ……………………………… 39, 61
血液濾過透析 ………………………… 127
血管痛 …………………………………… 44
血管抵抗指数 …………………………… 43
血行動態の適正化 …………………… 13
血漿再充満 …………………………… 202
血漿浸透圧 …………………………… 73
血清ナトリウム値 ………………… 145
血清フェリチン値 ……………… 198, 201
血糖コントロール ………………… 175
血流量 …………………………… 43, 57
限外濾過 …………………………… 70
限外濾過率 ………………………… 23

こ

降圧薬 …………………………… 12, 48
高額療養費制度 ………………… 226
高カリウム血症 …………… 94, 114, 149,
　　　　　　　159, 166, 170, 186, 191
高カルシウム血症 ……… 71, 78, 108
抗凝固薬 ……………………… 68, 116
高血圧 …………………………… 11
高血圧症 …………………………… 86
高血糖による口渇 ………………… 176
合成高分子系膜 …………………… 27
後天性嚢胞性腎疾患 ……………… 6
行動変容 ………………………… 164
高ナトリウム血症 ……………… 189
高尿酸血症 ……………………… 190
公費 …………………………… 224

後腹膜出血 ……………………………… 9
高リン血症 ……………… 108, 170, 187
高齢透析患者 ………………… 149, 157
骨折リスク ……………………… 193
骨代謝 …………………………… 189
こむらがえり ………………… 82, 157

さ

災害後の透析 ………………… 238
サイコネフロロジー ……………… 140
再循環率 ……………………… 43
サイトカイン ………………… 236
サルコペニア ………… 64, 149, 173
残腎機能 ……………… 8, 13, 189
残存腎 ……………………… 234

し

時間平均血中尿素窒素濃度 ……… 208
色素沈着 ……………………… 102
色素沈着の原因 ……………… 102
糸球体障害 ……………………… 2
糸球体濾過量 …………………… 2
自己血管使用動静脈瘻 ………… 44
自己決定 ……………………… 156
自己負担 ……………………… 224
脂質代謝 ……………………… 114
事前指示書 ………………… 143, 156
シナカルセト塩酸塩 …………… 110
シャント合併症 ……………… 42
シャント狭窄・閉塞の好発部位 … 42
シャント痛 …………………… 54
シャント瘤 …………………… 42
重炭酸 ………………………… 190

重度心身障害者医療費助成制度
　　　　　　　　　　　224, 226
終末腎 …………………………… 5
循環血液量 ………………… 202
循環血液量変化率 ………… 82
循環血液量モニタリング …… 51
昇圧薬 …………………………… 90
障害年金 ……………………… 226
障害福祉サービス …………… 227
消化管出血 ………………… 159
消化器症状 ………………… 110
消化態栄養剤 ……………… 177
常時低血圧 ………………… 88
傷病手当金 ………………… 226
静脈圧 …………………… 18, 20, 43
食塩 …………………………… 162
食塩制限 …………………… 145
食事療法 ………………… 149, 164
食物繊維 …………… 214, 171, 212
除水 …………………………… 15, 168
除水速度 …………………… 82
処方・服薬の工夫 ………… 219
処方の簡素化 ……………… 220
徐脈性不整脈 ……………… 94
自立支援医療制度 …… 224, 226
自律神経機能障害 ………… 116
自律神経失調症 …………… 132
腎移植 ………… 78, 124, 127, 234
心因反応 …………………… 100
心拡大 ……………………… 96
新型コロナウイルス感染症
　　　　　　　　　　　232, 240
腎がん …………………………… 9
心機能低下 ………………… 116
腎機能低下 …………………… 4
心胸比 ……………………… 96

人工血管 ……………… 42		低カルシウム血症 …………………187
人工濃厚流動食 ………………177	**た**	低血圧 ……………………… 48, 57
心疾患 ……………………204	ダイアライザー ……20, 25, 27, 29, 116	低血糖 ……………………178
腎性骨異栄養症 ………………193	体液依存性高血圧 …………… 11	低ナトリウム血症
腎性貧血 …………78, 198, 200	体液過剰 …………………… 11, 92	……………145, 148, 186, 189
腎臓の機能 …………………… 2	体液管理 …………………… 50, 66	出口圧 …………………… 20
心停止 …………………186, 191	ダイエタリーファイバー …………215	テタニー …………………187
浸透圧性脱髄 ………………186	体外式透析療法 …………… 70	鉄欠乏性貧血 …………… 134, 198
心負荷 ……………………217	体質性低血圧 …………… 88	鉄代謝 ……………………200
腎不全 …………5, 134, 136	体重増加 ……… 15, 84, 147, 151	鉄補充療法 ………………198
心房性ナトリウム利尿ペプチド …204	体重増加率 …………………168	テナパノル塩酸塩 ………………112
	多囊胞化萎縮腎 …………… 9	電解質異常 ………………191
	炭酸カルシウム剤 …………………108	
す	炭酸ランタン水和物 …………………112	
水分制限 ………… 48, 50, 145, 162	単独限外濾過法 …………… 66	**と**
水分摂取量 ………………145	蛋白異化率 …………………208	
スチール症候群 …………… 44	蛋白質 ……………………149	動悸 …………………… 94
ステロイド ………………128	蛋白質摂取量 ………………173	糖新生 ……………………178
		透析アミロイドーシス ……25, 27, 61,
		64, 98, 120, 122, 126
	ち	透析アミロイド症 …………………124
せ	中分子蛋白質 …………… 27	透析液 ……………………… 31, 116
静水圧 …………………… 23	長期透析症候群 ………………136	透析液圧 …………………… 18, 21
生体適合性 …………… 27, 29	長時間透析 …………………103	透析間体重増加 …………… 86
成年後見制度 ………………142	超速効型インスリン製剤 …………178	透析関連低血圧 …………… 64, 116
成分栄養剤 ………………177	貼付用局所麻酔薬 …………… 54	透析継続の拒否 ………………153
セベラマー塩酸塩 ………………110		透析効率 …………………… 63, 189
セルフヘルプグループ ……… 140, 157		透析困難症 …………… 58
セルローストリアセテート膜 ……… 27		透析時血圧低下 …………… 53
セロコンバージョン ………………206	**つ**	透析室スタッフの種類 …………231
穿刺時痛 …………………… 54	通院に利用できるサービス …………228	透析心 …………………… 96
	つれ …………………… 82	透析中止 …………………155
		透析低血圧 ………… 84, 87, 88, 90, 92
そ		透析導入期の尿量減少 …………… 15
	て	透析導入の拒否 ………………153
ソアサム症候群 …………… 44		透析前収縮期血圧 …………… 11
総蛋白濃度 ………………202	低栄養 ……………………164	透析膜 …………………… 27
	低カリウム血症 ………………149	

245

透析見合わせ ……………………… 155
透析用水作製装置 ……………… 35
透析用ダブルルーメンカテーテル
　………………………………… 66
糖尿病性腎症 ………… 5, 86, 151, 175
糖尿病透析患者 ………………… 177
動脈圧 ……………………… 18, 20
動脈硬化 ………………………… 130
特定疾病療養受療制度 …………224
ドプス® …………………………… 104
ドライウエイト ………13, 48, 50, 67,
　　　　　　　86, 90, 96, 168, 204
トランスフェリン飽和度 …… 198, 201
ドロキシドパ …………………… 104

な

内部濾過促進型血液透析 ………… 23
ナトリウム ………………… 15, 31
ナトリウム静注 ………………… 59
難消化性デキストリン …………215

に

二次性起立性低血圧症 …………… 88
二次性副甲状腺機能亢進症……110, 195
日本人の食事摂取基準 …… 162, 173
乳酸菌製剤 ……………………215
尿酸 ……………………………… 190
尿素窒素 ………………………… 186
尿毒症 …………………… 76, 78
尿毒症性心筋症 ………………… 96
認知症 …………………………… 157

の

脳循環 …………………………… 88
嚢胞出血 ………………………… 9

は

肺水腫 …………………………… 78
ハイパフォーマンス透析膜 ………103
排便コントロール ………………212
バスキュラーアクセス再循環 …… 39
発熱 ……………………………… 98
半消化態栄養剤 …………………177

ひ

ピアサポート ……………… 140, 157
ビタミンD ……………………… 106
ビタミンD製剤 ………………… 195
皮膚掻痒症 ………………… 100, 187
皮膚の菲薄化 …………………… 100
標準化透析量 …………………… 208
標準予防策 ……………………… 232
貧血 …………… 120, 122, 187, 189
頻脈性不整脈 …………………… 94

ふ

不安 …………………………… 140
副甲状腺機能亢進症 ……………… 71
副甲状腺ホルモン ……………… 195
腹膜透析 ……………………8, 78
フサン® ………………………… 114
不整脈 ……………… 94, 186, 191
不明熱 ………………………… 98

プラズマリフィリング
　……………………… 73, 82, 90, 202
フレイル ………… 64, 149, 171, 173
プレドニン® ……………………128
粉末型透析液 …………………… 33

へ

ヘパリン ………………… 68, 114
便秘 ………………… 159, 212, 214

ほ

保存的腎臓療法 …………………… 76
補体 ……………………………… 236
ボタンホール穿刺 ……………… 42, 54
ポリビニルピロリドン ……………116

ま

前希釈法 …………………… 39, 61
膜間圧力差 ………………… 18, 21
マグネシウム …………………… 190
マクロファージ ………………… 2
末期腎不全 ……………………… 234
末梢神経障害 …………………… 78
慢性腎臓病 ………… 4, 193, 195, 234
慢性腎不全 ……………………… 103
慢性便秘症 ……………………… 212

み

ミネラル代謝 …………………… 189

む

無酢酸透析 ················ 48

無酢酸透析液 ················ 32

無酢酸バイオフィルトレーション··· 32

め

メサンギウム細胞 ················ 2

メラニン ················102

免疫不全 ················128

よ

溶血性貧血 ················159

抑うつ ················140

り

リクセル® ················120, 122

リサーキュレーション ················ 59

リズミック® ················ 92, 105

リビングウィル ················142, 156

リン ················162

れ

レニン ················ 11

ろ

濾過率 ················ 66

＊本書籍の訂正などの最新情報は，当社ホームページ（https://www.sogo-igaku.co.jp）をご覧ください．

そこが知りたい
透析ケアQ&A 第3版
―透析現場からの質問102―

2006年10月 1 日発行	第1版第1刷
2013年 4 月18日発行	第2版第1刷
2024年11月25日発行	第3版第1刷 Ⓒ

編集者　田部井　薫（たべい　かおる）

発行者　渡　辺　嘉　之

発行所　株式会社　総合医学社
　　　　〒101-0061　東京都千代田区神田三崎町1-1-4
　　　　電話 03-3219-2920　FAX 03-3219-0410
　　　　URL：https://www.sogo-igaku.co.jp

Printed in Japan　　　　シナノ印刷株式会社
ISBN978-4-88378-944-3

・本書の複製権・上映権・譲渡権・公衆送信権（送信可能化権を含む）は株式会社総合医学社が保有します．

・ JCOPY ＜出版者著作権管理機構　委託出版物＞
本書の無断複写は著作権法上での例外を除き禁じられています．複写される場合は，そのつど事前に，出版者著作権管理機構（電話 03-5244-5088，FAX 03-5244-5089，e-mail：info@jcopy.or.jp）の許諾を得てください．